Coordenação editorial
Márcia Lyra
Viviane Wisnievski

NEUROMODULAÇÃO NÃO INVASIVA

Literare Books
INTERNATIONAL
BRASIL · EUROPA · USA · JAPÃO

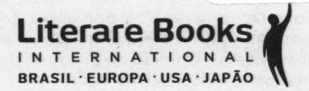

PRESIDENTE
Mauricio Sita

VICE-PRESIDENTE
Alessandra Ksenhuck

DIRETORA EXECUTIVA
Julyana Rosa

DIRETORA COMERCIAL
Claudia Pires

DIRETORA DE PROJETOS
Gleide Santos

EDITOR
Enrico Giglio de Oliveira

CAPA
Lucas Uchima

DIAGRAMAÇÃO
Luargraf

ASSISTENTE EDITORIAL
Felipe de Camargo Benedito

REVISORES
Sérgio Ricardo Nascimento e Débora Zacharias

IMPRESSÃO
Gráfica Paym

Dados Internacionais de Catalogação na Publicação (CIP)
(eDOC BRASIL, Belo Horizonte/MG)

L992n Lyra, Márcia.
Neuromodulação não invasiva: da teoria à prática clínica / Márcia Lyra, Viviane Wisnievski. – São Paulo, SP: Literare Books International, 2024.
336 p. : 16 x 23 cm

Inclui bibliografia
ISBN 978-65-5922-791-4

1. Doenças mentais – Tratamento. 2. Estimulação cerebral – Uso terapêutico. 3. Neuromodulação. I. Wisnievski, Viviane. II. Título.
CDD 616.891

Elaborado por Maurício Amormino Júnior – CRB6/2422

LITERARE BOOKS INTERNATIONAL LTDA.
Rua Alameda dos Guatás, 102
Vila da Saúde — São Paulo, SP. CEP 04053-040
+55 11 2659-0968 | www.literarebooks.com.br
contato@literarebooks.com.br

SUMÁRIO

PREFÁCIO

É com grande satisfação que aceitei o convite para prefaciar o livro *Neuromodulação não invasiva* que aborda temas de extrema relevância nas áreas da neurociência e neuropsicologia. Cada capítulo deste livro mergulha profundamente em questões cruciais relacionadas ao uso de técnicas de estimulação cerebral e neurofeedback em contextos diversos. É uma obra que mergulha nas profundezas do entendimento humano e desvenda os segredos do cérebro por meio da simulação computacional.

A neuromodulação é a convergência fascinante entre neurociência e a simulação computacional, oferecendo um olhar inédito sobre o órgão mais complexo e enigmático do corpo humano.

Ao longo das páginas que se seguem, o leitor será conduzido por um fascinante percurso, por meio do vasto território que abrange desde os fundamentos teóricos até as aplicações práticas da neuromodulação. Os autores, com maestria, guiam-nos por um labirinto de conceitos científicos e técnicas computacionais, proporcionando uma compreensão profunda da interação entre neurônios, sinapses e circuitos cerebrais.

A neuromodulação representa uma revolução na forma como abordamos o estudo do cérebro. Ao empregar modelos computacionais, somos capazes de simular fenômenos complexos, explorar cenários hipotéticos e, assim, aprofundar nossa compreensão das intrincadas redes neuronais que sustentam nossas experiências e comportamentos. Este livro é uma ferramenta indispensável para estudantes, pesquisadores e profissionais que buscam desvendar os mistérios da mente humana.

A complexidade do cérebro humano, com seus bilhões de células nervosas interconectadas, torna a neuromodulação uma abordagem crucial para a compreensão de doenças neurológicas, o desenvolvimento cognitivo e, até mesmo, para a criação de inteligência artificial inspirada na biologia. Os avanços tecnológicos e científicos descritos nestas páginas não apenas iluminam os caminhos da pesquisa, mas também abrem portas para possibilidades extraordinárias nos campos da saúde, educação e tecnologia.

À medida que nos aprofundamos na era da neuromodulação, este livro emerge como um farol, orientando-nos por entre os desafios e descobertas desse campo em constante evolução. Os autores não apenas compartilham conhecimentos aprofundados, mas também inspiram, diante das maravilhas do cérebro humano e das infinitas possibilidades que a neuromodulação oferece.

Que esta obra sirva como um convite à reflexão, à exploração e ao avanço contínuo no entendimento do cérebro humano. Que os leitores se deixem envolver por este mergulho nas profundezas da neuromodulação, conduzidos por uma narrativa que mistura ciência, tecnologia e uma paixão ardente pelo conhecimento. Este livro não é apenas uma adição valiosa à literatura científica, mas também um convite para embarcar em uma jornada emocionante e reveladora das complexas sinuosidades do pensamento humano.

Os capítulos representam uma ampla gama de aplicações da neuromodulação em contextos clínicos específicos, refletindo a diversidade de desafios que podem ser abordados por meio de metodologias inovadoras, que perpassam pela neurociência cognitiva, emocional. Cada contribuição destaca o potencial transformador na promoção da saúde mental e no tratamento de condições neuropsiquiátricas.

Capítulo 1. Neuromodulação: aventure-se nesta jornada (Tales Sales).

Neste capítulo introdutório, Tales Sales explora as origens e a evolução da neuromodulação, traçando uma jornada desde suas raízes históricas até as aplicações modernas. Descubra como a compreensão da modulação neuronal progrediu ao longo do tempo, fornecendo uma base sólida para os desenvolvimentos futuros nesse campo dinâmico.

Capítulo 2. A orquestra cerebral: relação entre as técnicas neuromodulatórias e a neuroplasticidade (Viviane Wisnievski).

A renomada especialista Viviane Wisnievski nos guia por um mergulho profundo no fascinante mundo da neuroplasticidade e sua relação intrínseca com a neuromodulação. Este capítulo oferece uma visão aprofundada dos mecanismos adaptativos do cérebro e mostra como a neuromodulação pode potencializar essas capacidades incríveis.

Capítulo 3. Integrando saberes: o olhar interdisciplinar na prática clínica (Ana Carolina Palermo e Cyntia Minardi).

As coautoras conduzem uma exploração da avaliação multiprofissional como uma bússola essencial para orientar estratégias eficazes de neuromodulação. É fundamental entender como a colaboração entre diferentes profissionais pode proporcionar uma abordagem holística para otimizar os resultados clínicos.

Capítulo 4. O córtex pré-frontal e o HEG (Ubirakitan Maciel e José Menezes).

Neste capítulo, os autores exploram o córtex pré-motor, vital para o equilíbrio emocional e atividades complexas, destacando os seus desafios. Ao final, introduzem o neurofeedback com tecnologia HEG, uma inovação que permite a visualização e autorregulação da atividade cerebral, orientando o usuário a como buscar um desempenho cerebral otimizado por intermédio dessa tecnologia.

Capítulo 5. Resultados após a terapia com HEG (Nathália de Castro).

Nathália de Castro nos conduz pelo universo da hemoencefalografia (HEG) e suas aplicações práticas na clínica. Importante descobrir como essa técnica pode oferecer insights valiosos sobre o fluxo sanguíneo cerebral, contribuindo para diagnósticos mais precisos e intervenções personalizadas.

Capítulo 6. Neurofeedback como recurso de atuação neuropsicopedagógica (Márcia Lyra).

Márcia Lyra apresenta uma análise abrangente do papel do neurofeedback na prática neuropsicopedagógica. Explora como essa técnica inovadora pode ser aplicada para melhorar os desempenhos cognitivo e emocional, oferecendo *insights* valiosos para profissionais dedicados à educação e ao desenvolvimento humano.

Capítulo 7. Neurofeedback e desempenho acadêmico do TDAH (Fabrício Cardoso).

Fabrício Cardoso examina a intersecção entre neurofeedback, transtorno de déficit de atenção e hiperatividade (TDAH) e desempenho acadêmico. Este capítulo destaca como a neuromodulação pode ser uma ferramenta valiosa para melhorar a atenção e o desempenho cognitivo em crianças e adolescentes com TDAH.

Capítulo 8. tDCS: a revolução na educação de pessoas com dificuldades de aprendizagem (Daniela Rech).

Daniela Rech explora as inovações trazidas pela estimulação transcraniana por corrente contínua (tDCS) na educação, focalizando sua aplicação revolucionária para pessoas que enfrentam dificuldades de aprendizagem. Este capítulo revela como a tDCS pode oferecer uma abordagem promissora para melhorar a capacidade de aprendizado de forma não invasiva.

Capítulo 9. Neuromodulação não invasiva por tDCS em crianças com alteração neuromotora secundária à paralisia cerebral (Jamaica Araújo).

Neste capítulo, Jamaica Araújo oferece uma visão detalhada de como a neuromodulação não invasiva pode ser aplicada para abordar alterações motoras em crianças com distúrbios do neurodesenvolvimento. Explore as intervenções eficazes que podem melhorar a qualidade de vida dessas crianças, promovendo desenvolvimento motor e funcional.

Capítulo 10. Intervenção cognitiva e neurofeedback: uma abordagem multidisciplinar (Rafael Pereira e Murillo Lima).

Neste capítulo, os autores exploram a integração do neurofeedback em práticas multidisciplinares, destacando sua aplicação no treino cognitivo por meio de programas como o PEC (Programa de Estimulação Cognitiva) e o PEA (Programa de Estimulação da Atenção). Analisamos como essa abordagem colaborativa oferece melhorias significativas nas capacidades cognitivas, atencionais e emocionais, abrindo novos caminhos nos campos da saúde mental e da educação.

Capítulo 11. Neurofeedback: novas perspectivas para intervenção no transtorno da linguagem (Patrícia Stella e Priscila Palomin).

Patrícia Stella e Priscila Palomin exploram novas perspectivas no uso do neurofeedback para a intervenção em transtornos da linguagem, apresentando um estudo de caso que destaca a eficácia dessa abordagem inovadora.

Capítulo 12. Altas habilidades/superdotação (AH/SD): psicopedagogia e as contribuições do neurofeedback (Camila Bertaglia).

Camila Bertaglia nos instiga a investigar as relações entre altas habilidades e o neurofeedback, fundamentando como o neurofeedback pode ser aplicado para potencializar as capacidades cognitivas em indivíduos com altas habilidades, abrindo caminho para intervenções personalizadas.

Capítulo 13. A contribuição da neuromodulação para sintomas relacionados ao TOD e transtornos associados (Diana Belló).

Diana Belló analisa a contribuição específica da neuromodulação para sintomas relacionados ao transtorno opositivo-desafiador (TOD) e transtornos associados, proporcionando uma compreensão aprofundada das intervenções neuromoduladoras nesse contexto clínico.

Capítulo 14. Terapias de integração sensorial: suas disfunções e neuromodulação (Sônia Alencar).

Sônia Alencar mergulha nas complexidades das terapias de integração sensorial e suas conexões intrínsecas com a neuromodulação. Este capítulo explora como as disfunções sensoriais podem ser abordadas eficazmente, oferecendo *insights* valiosos para profissionais de saúde e educadores.

Capítulo 15. Neurofeedback e os transtornos do neurodesenvolvimento que impactam a aprendizagem (Manuella Martins e Ulisses Lopes).

Os autores abordam as implicações do neurofeedback nos distúrbios de aprendizagem, oferecendo uma perspectiva valiosa sobre como essa técnica pode ser aplicada para melhorar as habilidades cognitivas e acadêmicas em casos desafiadores.

Capítulo 16. Neuromodulação e desempenhos de alta performance: potencializando pessoas (Denise Ribeiro e Christiane Navarra).

As autoras abordam a relação entre neuromodulação e desempenho de alta performance, destacando como estratégias específicas podem potencializar as habilidades cognitivas e emocionais das pessoas. Este capítulo proporciona *insights* valiosos para aqueles que buscam atingir níveis excepcionais de rendimento em diversas áreas da vida.

Capítulo 17. Técnicas de neuromodulação não invasiva na otimização do desempenho profissional (Rita Brum).

Rita Brum explora as aplicações e os avanços da neuromodulação não invasiva que favorecem a excelência profissional nesse campo em constante evolução. Este capítulo oferece uma visão abrangente das práticas não invasivas e seu impacto na busca pela otimização da saúde cerebral.

Capítulo 18. A neuromodulação no esporte e a melhora do rendimento esportivo (Patrícia Marluce).

Patrícia Marluce concentra-se na aplicação da neuromodulação no contexto esportivo. O capítulo explora como técnicas neuromodulatórias podem ser empregadas para aprimorar o desempenho atlético e contribuir para a melhoria do rendimento esportivo.

Capítulo 19. Neurociência cognitiva: despertando a alta performance da aprendizagem (Léia Flauzina).

Léia Flauzina explora a sinergia entre neurociência e neurofeedback, revelando como essa interface pode ser uma ferramenta poderosa para potencializar a alta performance cognitiva. Descubra como as estratégias baseadas na compreensão cerebral podem impulsionar a excelência mental.

Capítulo 20. Neuromodulação e equilíbrio hormonal (Rosana Oliveira).

A dra. Rosana Oliveira explora a intersecção entre neuromodulação e equilíbrio hormonal, oferecendo uma visão esclarecedora sobre como esses dois domínios fundamentais podem ser abordados de maneira integrada para promover a saúde global.

Capítulo 21. Psicoterapia e neurofeedback: em busca da saúde mental (André Schelling).

Neste capítulo, André Schelling explora o papel transformador do neurofeedback na psicoterapia e nos mostra como a integração da tecnologia pode potencializar as abordagens terapêuticas, promovendo o bem-estar mental e fornecendo novas perspectivas para o tratamento de condições psicológicas.

Capítulo 22. Cultivando a felicidade por meio da neuromodulação (Rosangela Belini).

Rosangela Belini aborda a neuromodulação como uma ferramenta para promover a felicidade, explorando as conexões entre o estado emocional e as intervenções neuromoduladoras. Este capítulo oferece uma perspectiva única sobre como a ciência pode contribuir para o bem-estar emocional.

Capítulo 23. tDCS: terapêutica neuromodulatória não invasiva no tratamento da depressão (Patrícia Cenísio).

Patrícia Cenísio explora a aplicação da tDCS (Estimulação Transcraniana por Corrente Contínua) como uma abordagem inovadora no tratamento da depressão. Aborda os fundamentos teóricos e práticos dessa técnica, destacando seu potencial impacto na gestão e alívio dos sintomas depressivos.

Capítulo 24. Eficácia do neurofeedback no transtorno da ansiedade e ataques de pânico: um estudo de caso (Simone Mombrine).

Simone Mombrine explora a aplicação da neuromodulação no tratamento da ansiedade e ataques de pânico. Descubra como essa abordagem inovadora pode ser uma ferramenta eficaz para gerenciar sintomas, restaurar o equilíbrio emocional e oferecer suporte vital aos indivíduos que enfrentam essas condições desafiadoras.

Capítulo 25. Neuromodulação não invasiva e sua contribuição no tratamento dos transtornos de ansiedade (Cíntia Mota).

Cíntia Mota mergulha nas complexidades da neuromodulação no tratamento da ansiedade. Este capítulo oferece *insights* valiosos sobre como as abordagens não invasivas podem modular circuitos neurais relacionados à ansiedade, proporcionando alívio e melhorando a qualidade de vida dos pacientes.

Capítulo 26. Neurofeedback no tratamento da dor crônica e aspectos psicológicos associados (Vanessa Dillshneider).

Vanessa Dillshneider explica sobre a dor crônica, oferecendo uma compreensão aprofundada dos aspectos neuromodulatórios envolvidos no manejo dessa condição, abrangendo estratégias terapêuticas que utilizam a neuromodulação para aliviar e controlar a dor crônica.

Capítulo 27. Neurofeedback no autismo e na ansiedade generalizada: uma jornada de transformação (Mari Santana).

Mari Santana apresenta uma jornada de transformação por meio do neurofeedback, explorando sua aplicação tanto no transtorno do espectro autista (TEA) quanto na ansiedade generalizada. Este capítulo oferece uma compreensão profunda de como intervenções personalizadas podem impactar positivamente esses desafios de saúde mental.

Capítulo 28. Neurofeedback como possibilidade para o autismo na vida adulta (Mara Jackeline).

Mara Jackeline compartilha experiências e estratégias de neuromodulação após o diagnóstico tardio de autismo, fornecendo uma visão abrangente sobre como essa abordagem pode ser valiosa para a intervenção e a melhoria da qualidade de vida.

Capítulo 29. Neuromodulação aplicada ao TDAH: do diagnóstico ao tratamento, uma análise dos aspectos favoráveis na regulação das disfunções neuropsicológicas (Maria da Paz).

Maria da Paz apresenta um estudo de caso abrangente, que explora o processo de aplicação da neuromodulação, desde o diagnóstico até o tratamento, em casos de transtorno do déficit de atenção e hiperatividade (TDAH). Este capítulo fornece *insights* práticos sobre como personalizar abordagens para lidar com o TDAH.

Capítulo 30. Os benefícios da neuromodulação para pessoas com TDAH (Kareen Lima).

Kareen Lima explora, de forma abrangente, os benefícios da neuromodulação para indivíduos que enfrentam o desafio do TDAH. O capítulo destaca como intervenções específicas podem ser personalizadas para atender às necessidades únicas dessas pessoas, proporcionando melhorias significativas em diversos aspectos de suas vidas.

Capítulo 31. Perspectivas terapêuticas da neuromodulação em distúrbios neuropsicológicos em idosos (Thiago Marcos).

Thiago Marcos apresenta perspectivas terapêuticas da neuromodulação em distúrbios neuropsicológicos que afetam idosos, e explora possíveis intervenções neuromodulatórias e seu potencial para melhorar a saúde cognitiva em indivíduos mais velhos.

Capítulo 32. Os benefícios do neurofeedback no tratamento da doença de Parkinson (Josiane Garbari).

Josiane Garbari, analisa os benefícios do neurofeedback no contexto do tratamento da doença de Parkinson. Este capítulo oferece *insights* sobre como essa abordagem pode contribuir para atenuar sintomas específicos e melhorar a qualidade de vida dos pacientes com Parkinson.

Capítulo 33. Inovações na reabilitação pós-AVE no SUS: integrando técnicas físicas e neuromodulação (Márcia Kanatto).

Márcia Kanatto, apresenta uma abordagem sobre o uso do biofeedback na reabilitação física de pessoas que sofreram um acidente vascular encefálico (AVE). Este capítulo destaca como o biofeedback pode ser uma ferramenta valiosa na recuperação física após um evento vascular cerebral.

Capítulo 34. Neurofeedback como instrumento de tratamento após oito anos de AVE (Andréa Cuscan).

Andréa Cuscan explora o uso do neurofeedback como abordagem terapêutica no tratamento pós-acidente vascular encefálico (AVE). Este capítulo destaca como o neurofeedback pode contribuir para a recuperação neurológica após um episódio de AVE.

Capítulo 35. Estimulação cognitiva: neurofeedback/neuromodulação na reabilitação neuropsicológica pós-acidente vascular encefálico (AVE) (Lucineide Santana).

A autora Lucineide discute o papel do neurofeedback na reabilitação neuropsicológica de indivíduos após um acidente vascular encefálico (AVE). O capítulo explora como essa técnica pode ser empregada para melhorar as funções cognitivas e a qualidade de vida em pacientes que enfrentam essa condição.

Capítulo 36. Psicoterapia pós-pandemia: o que foi preciso mudar na clínica (Mônica Cirino).

Mônica Cirino fecha o compêndio, nos conduzindo por uma reflexão profunda sobre as transformações necessárias na prática psicoterapêutica em resposta aos desafios pós-pandêmicos; e nos revela as adaptações essenciais na clínica e como a neuromodulação pode desempenhar um papel vital na promoção da saúde mental nesse novo cenário.

Esta obra representa uma valiosa contribuição para a compreensão e aplicação das tecnologias de neuromodulação e neurofeedback em diversas áreas da saúde e educação. Esperamos que os leitores encontrem, nestas páginas, um rico conjunto de informações e perspectivas que os inspirem a continuar explorando o vasto território do cérebro humano e suas potencialidades terapêuticas e educacionais.

Boa leitura e bons estudos!

Profa. Dra. Marta Relvas

Professora de biologia, neuroanatomia, psicofisiologia. Pesquisadora na área de neurociência aplicada à aprendizagem cognitiva e emocional no desenvolvimento humano. Doutora. Honoris Causa em Educação. Doutora e mestra em psicanálise. Neurocientista da aprendizagem, psicopedagoga, neuropsicopedagoga, especialista em psicologia escolar, fisiologia humana, bioética aplicada, neuropsicomotricidade e didática do ensino superior. Membra efetiva da Sociedade Brasileira de Neurociência e Comportamento, do Conselho Regional de Biologia – RJ e Vice Presidente da ABPp – RJ. Membra efetiva da Sociedade Brasileira de Neuropsicopedagogia. Tem certificação no *Program Aproch Study* em Reggio Emília, na Itália; e *Title the Education of Neuroscience* – Eramus Europa, Portugal. Tem livros publicados no Brasil e em Portugal.

PARTE 1
RAÍZES E CONCEITOS: A BASE DE TUDO

01

NEUROMODULAÇÃO

AVENTURE-SE NESTA JORNADA

Neste capítulo introdutório à neuromodulação, abordamos, inicialmente, a evolução histórica da neuromodulação, destacando as descobertas pioneiras e os avanços tecnológicos que marcaram a trajetória e moldaram o entendimento atual dessa área. Em seguida, procedemos à classificação dos diferentes tipos de neuromodulação, diferenciando-os conforme suas metodologias, mecanismos de ação e aplicações clínicas. Por fim, exploramos as perspectivas futuras da neuromodulação, contemplando as inovações em desenvolvimento, as tendências emergentes e o potencial impacto destas na área da saúde e na qualidade de vida dos pacientes. Este panorama oferece uma compreensão sólida sobre o estado da arte da neuromodulação e uma visão antecipada das transformações que estão por vir no campo da neurociência aplicada.

TALES SALES

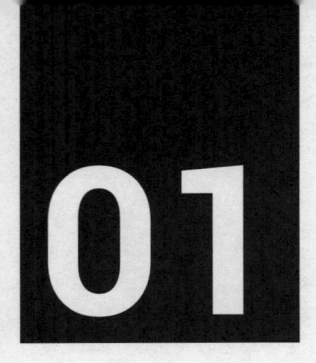

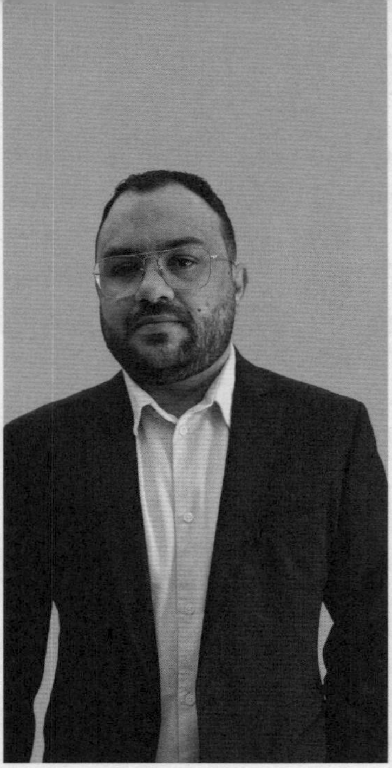

Tales Sales

CEO da Neurowork Brasil – Tecnologias Avançadas em Saúde e Educação. Psicólogo especializado em avaliação psicológica, trazendo uma abordagem única, voltada à neuromodulação, já que atua há dez anos na formação de profissionais em biofeedback e neurofeedback. Atualmente, mestrando em tecnologias na saúde; sua liderança visionária impulsiona a inovação na intersecção entre psicologia e tecnologia, promovendo soluções que transformam positivamente o bem-estar mental e emocional.

Contatos
www.neurowork.com.br
tales@neurowork.com.br

Desvendando os mistérios da neuromodulação: uma jornada pelos rios da história

No epicentro da medicina, o cérebro humano, outrora envolto em mistério e encarado como uma caixa preta impenetrável, tornou-se o foco de uma exploração incessante. Ao longo dos séculos, a busca incessante pelo alívio do sofrimento e a melhoria da qualidade de vida tem sido constante nas práticas médicas e terapêuticas. Refletindo essa busca, o desenvolvimento de terapias fundamentadas no cérebro se ergue como um dos pilares mais significativos da medicina moderna. Esse avanço não apenas testemunha a crescente compreensão das intricadas redes neurais do cérebro humano ao longo da história, mas promete revolucionar o tratamento de distúrbios neurológicos e psiquiátricos em nosso presente em constante evolução (JANGWAN, 2022).

A neuromodulação, uma disciplina que abraça uma miríade de terapias destinadas a alterar diretamente a atividade nervosa, desenha suas origens desde tempos ancestrais até os confins tecnológicos contemporâneos. Se retrocedermos aos primórdios da cirurgia, deparamo-nos com a trepanação, uma das mais antigas práticas realizadas por seres humanos em tempos pré-históricos. Essa técnica, aparentemente primitiva para os padrões modernos, revela uma busca ancestral por entender e manipular os fenômenos bioelétricos para fins terapêuticos (FARIA, 2015).

Civilizações antigas, como os egípcios e os gregos, incorporavam peixes elétricos em uma forma rudimentar de eletroterapia. Os gregos, por exemplo, utilizavam as descargas elétricas produzidas por raias no manejo de condições como a gota e a dor de cabeça (KELLAWAY, 1946). Embora essas práticas sejam interpretadas como primitivas, ecoam uma tentativa inicial de compreender e manipular os fenômenos bioelétricos para fins terapêuticos.

No desenrolar da história, Luigi Galvani emerge como uma figura crucial, conduzindo experimentos que desembocaram na descoberta da "eletricidade animal". Observando a contração muscular de pernas de rãs ao tocar seus nervos com um escalpelo, Galvani deu início a uma revolução na eletrofisiologia, propondo a eletricidade como uma força vital nos tecidos biológicos (GALVANI, 1791).

O limiar entre o final do século XX e o início do século XXI testemunhou um crescimento exponencial no campo da neuromodulação, impulsionado pelo avanço tecnológico que reconfigurou fundamentalmente nossa compreensão do cérebro. Esse período viu o desenvolvimento de tecnologias inovadoras, como implantes cocleares para surdez, dispositivos de estimulação da medula espinhal para dor crônica e sistemas de neurofeedback para tratamento de condições neuropsiquiátricas (KRAMES, 2009).

Assim, a neuromodulação transcendeu de intervenções primitivas para técnicas altamente sofisticadas, prometendo transformar o tratamento de uma gama de condições médicas.

Explorando os labirintos da neuromodulação: um mergulho profundo no conceito

A neuromodulação, situada na confluência da neurociência, engenharia biomédica e psicologia, revela-se como uma fronteira fascinante e dinâmica. O espectro de técnicas, que vão desde estímulos elétricos sutis até intervenções químicas precisas, redefine as possibilidades no tratamento de distúrbios neurológicos e psiquiátricos, ao mesmo tempo que desvela oportunidades para aprimoramento de funções cognitivas e físicas (HAMANI *et al.*, 2017).

No cerne da neuromodulação está a compreensão de que o sistema nervoso central (SNC) e o sistema nervoso periférico (SNP) operam por complexos padrões de transmissão de sinais elétricos e neuroquímicos. Modulando esses sinais, somos capazes de influenciar a rede de comunicação neural, permitindo o tratamento de uma variedade de distúrbios (KRAMES, 2009).

A neuromodulação abraça um espectro de técnicas diferenciadas pelo modo de operação, sendo invasivas ou não, regulatórias ou autorregulatórias. Essa escolha meticulosa depende da condição específica a ser tratada, da resposta do paciente às terapias convencionais e de considerações sobre riscos e benefícios. Os métodos de neuromodulação podem ser:

- **Invasivos:** envolvem a penetração da pele ou das membranas mucosas, ou a entrada em cavidades corporais. Estes geralmente requerem instrumentos como agulhas, cateteres ou bisturis.
- **Não invasivos:** não envolvem corte na pele ou entrada em cavidades corporais.
- **Regulatórios:** processo em que uma intervenção externa é aplicada para ajustar ou modificar a atividade do sistema nervoso.
- **Autorregulatórios:** capacidade do sistema nervoso de regular a sua própria atividade.

À medida que avançamos, este capítulo oferecerá uma exploração detalhada de algumas das técnicas mais significativas de neuromodulação não invasiva.

Tipos de neuromodulação não-invasiva

Estimulação transcraniana por corrente contínua (ETCC ou TDCS)

A estimulação transcraniana por corrente contínua (ETCC), também conhecida como tDCS (do inglês "*transcranial Direct Current Stimulation*"), é uma forma de neuromodulação não invasiva que utiliza correntes elétricas de baixa intensidade para estimular áreas específicas do cérebro. O procedimento é realizado por meio da colocação de eletrodos no couro cabeludo do paciente; um eletrodo serve como ânodo (polo positivo) e outro como cátodo (polo negativo) (LEFAUCHEUR, 2017).

A corrente contínua que flui entre os eletrodos é suficientemente suave para não causar a contração muscular, mas é capaz de alterar o limiar de excitabilidade dos neurônios na região do cérebro onde é aplicada. O ânodo tende a aumentar a excitabilidade cortical, facilitando a atividade neuronal, enquanto o cátodo pode ter o efeito oposto, diminuindo a excitabilidade neuronal (NITSCHE; PAULUS, 2000).

O objetivo da ETCC é modular a plasticidade sináptica, o que significa que pode potencialmente melhorar ou diminuir a atividade de circuitos cerebrais específicos, dependendo da configuração da estimulação. Isso tem implicações clínicas para uma variedade de condições.

Neurofeedback (biofeedback de EEG)

Neurofeedback é uma técnica que envolve o treinamento do cérebro, baseada nos princípios do condicionamento operante e plasticidade sináptica.

Essa técnica permite que indivíduos aprendam a alterar a atividade elétrica do seu próprio cérebro para melhorar a função cognitiva, emocional e comportamental (COHEN, 20202).

Durante uma sessão de neurofeedback, eletrodos são colocados no couro cabeludo do paciente para medir a atividade elétrica cerebral, ou as ondas cerebrais, em tempo real. Essa atividade é apresentada ao paciente por feedback visual ou auditivo. Por exemplo, a pessoa pode estar assistindo a um filme que só continua a ser exibido quando o cérebro está produzindo os padrões de ondas desejados, ou jogando um videogame controlado pelo estado de ativação cerebral.

O objetivo do neurofeedback é treinar o cérebro para regular suas próprias ondas cerebrais. Ao receber essa informação instantânea sobre a sua atividade cerebral, o paciente aprende, gradualmente, a controlar funções cerebrais que normalmente não são conscientemente acessíveis. Com o tempo, essas mudanças se tornam duradouras, resultando em melhorias em diversas condições (DEMOS, 2019).

A estimulação auricular do nervo vago

A estimulação auricular do nervo vago (também conhecida como VNS auricular ou taVNS, do inglês "transcutaneous auricular vagus nerve stimulation") é uma forma de terapia que visa estimular o nervo vago de maneira não invasiva. O nervo vago é o décimo nervo craniano e tem uma ampla distribuição no corpo humano, afetando uma variedade de funções biológicas, incluindo controle cardíaco, digestivo, e modulação de processos inflamatórios e do humor.

O procedimento de taVNS envolve o uso de um dispositivo que emite pequenos impulsos elétricos, os quais são aplicados na orelha, tipicamente no trago ou cimba conchae, que são áreas onde o ramo auricular do nervo vago é acessível. A ideia é que a estimulação elétrica desses pontos na orelha pode ativar o nervo vago, que então transmite sinais ao cérebro e pode influenciar várias redes neuronais (GEORGE; ASTON-JONES, 2010).

Fotobiomodulação

A fotobiomodulação (FBM) é uma terapia que emprega luz de baixa potência para estimular reparo e regulação celular, sem causar aquecimento ou danos aos tecidos. Essa técnica, que inclui a terapia a laser de baixa intensidade (LLLT), usa comprimentos de onda específicos para ativar processos fisiológicos, como aumento da produção de ATP, modulação da inflamação, melhora na circulação e oxigenação dos tecidos, estímulo à regeneração celular e redução da dor (HAMBLIN, 2017).

Estimulação infravermelho bionasal

A estimulação infravermelha bionasal é uma forma de fotobiomodulação que envolve a aplicação de luz infravermelha pelas das narinas. O procedimento é não invasivo e tem como objetivo usar o comprimento de onda da luz infravermelha para estimular o metabolismo celular e promover diversos benefícios terapêuticos (HENESSY; HAMBLIN, 2016).

A luz infravermelha, quando aplicada à mucosa nasal, pode penetrar no tecido e ser absorvida por células localizadas próximas à área de aplicação. Assim como em outras formas de fotobiomodulação, acredita-se que a luz infravermelha afete as mitocôndrias, aumentando a produção de ATP e promovendo a bioestimulação celular. A absorção da luz infravermelha pelo citocromo c oxidase mitocondrial é o mecanismo mais aceito para explicar os efeitos biológicos observados (SALTIMARCHE, 2017).

O horizonte promissor da neuromodulação: desbravando caminhos para o futuro

Contemplando-se o futuro, a neuromodulação se destaca como uma fronteira promissora na medicina. Esse campo emergente tem o potencial de abordar condições neurológicas e psiquiátricas resistentes, renovando esperança nos pacientes. Com avanços na neurociência e neuroimagem, prevemos tratamentos mais personalizados, elevando eficácia terapêutica e reduzindo efeitos colaterais.

Dispositivos de neuromodulação tornam-se mais sofisticados, compactos, eficientes e sem fio, ampliando o conforto do paciente e simplificando o processo terapêutico. Enquanto isso, surge a perspectiva empolgante das interfaces cérebro-computador (BCI), prometendo restaurar funções em pacientes com lesões neurológicas e abrir caminhos para a recuperação da mobilidade e comunicação.

O avanço dessa tecnologia não ocorre em um vácuo. É imperativo considerar dimensões éticas, sociais e regulatórias. Garantir acesso equitativo e promover responsabilidade no uso dessas inovações torna-se uma missão fundamental.

Ao concluir este capítulo, vislumbramos um horizonte onde a neuromodulação não é apenas uma intervenção terapêutica, mas uma poderosa aliada na promoção da saúde cerebral. Com a promessa de tratamentos mais eficazes, dispositivos avançados e considerações éticas sólidas, a neuromodulação se firma como um farol luminoso, guiando-nos a um futuro em que a cura é mais que uma possibilidade; é uma realidade palpável e transformadora.

Referências

COHEN, M. P. *Neurofeedback 101: Rewiring the Brain for ADHD, Anxiety, Depression and Beyond (without Medication)*. Center for Brain Training, 2020.

DEMOS, J. N. *Getting started with neurofeedback*. WW Norton & Company, 2019.

FARIA, M. A. Neolithic trepanation decoded-A unifying hypothesis: Has the mystery as to why primitive surgeons performed cranial surgery been solved? *Surgical neurology international*, v. 6, 2015.

GALVANI, L. *De Viribus Electricitatis in Motu Musculari Commentarius*. [S.l.]: [S.n.], 1791.

GEORGE, M. S.; ASTON-JONES, G. Noninvasive techniques for probing neurocircuitry and treating illness: vagus nerve stimulation (VNS), transcranial magnetic stimulation (TMS) and transcranial direct current stimulation (tDCS). *Neuropsychopharmacology*, v. 35, n. 1, p. 301-316, 2010.

HAMANI, C. *et al. Neuromodulation in Psychiatry*. [S.l.]: Wiley-Blackwell, 2017.

HAMBLIN, M. R. Mechanisms and applications of the anti-inflammatory effects of photobiomodulation. *AIMS biophysics*, v. 4, n. 3, p. 337, 2017.

HENNESSY, M.; HAMBLIN, M. R. Photobiomodulation and the brain: a new paradigm. *Journal of optics*, v. 19, n. 1, p. 013003, 2016.

JANGWAN, N. S. *et al.* Brain augmentation and neuroscience technologies: current applications, challenges, ethics and future prospects. *Frontiers in Systems Neuroscience*, v. 16, p. 1000495, 2022.

KELLAWAY, P. The part played by electric fish in the early history of bioelectricity and electrotherapy. *Bulletin of the History of Medicine*, v. 20, n. 2, p. 112-137, 1946.

KRAMES, E. S. *Neuromodulation*. [S.l.]: [S.n.], 2009.

LEFAUCHEUR, J-P. *et al.* Evidence-based guidelines on the therapeutic use of transcranial direct current stimulation (tDCS). *Clinical Neurophysiology*, v. 128, n. 1, p. 56-92, 2017.

NITSCHE, M. A.; PAULUS, W. Excitability changes induced in the human motor cortex by weak transcranial direct current stimulation. *The Journal of physiology*, v. 527, n. Pt 3, p. 633, 2000.

SALTMARCHE, A. E. et al. Significant improvement in cognition in mild to moderately severe dementia cases treated with transcranial plus intranasal photobiomodulation: case series report. *Photomedicine and laser surgery*, v. 35, n. 8, p. 432-441, 2017.

02

A ORQUESTRA CEREBRAL

RELAÇÃO ENTRE AS TÉCNICAS NEUROMODULATÓRIAS E A NEUROPLASTICIDADE

Entre, escolha sua poltrona, a peça já vai começar. O repertório escolhido conta com a analogia da orquestra representando o cérebro, os músicos representando os neurônios, embalados pelas notas musicais entrelaçadas pelas mais recentes referências cientificas. Aqui as palavras técnicas sedem lugar ao prazer da leitura.

VIVIANE WISNIEVSKI

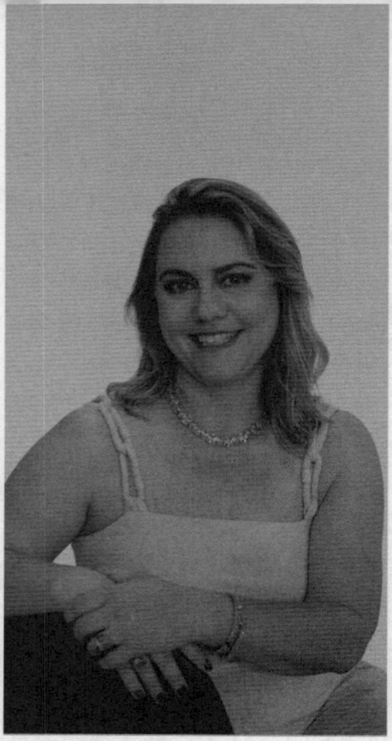

Viviane Wisnievski

Psicóloga (2002). Doutoranda em psicologia, com especializações em psicopedagogia (2010) e neuropsicologia (2012). Formadora de profissionais em técnicas avançadas de neuromodulação. Apaixonada por desbravar os caminhos da mente, minha trajetória inclui a cofundação da maior empresa de tecnologias aplicadas do país, a Neurowork. Como coordenadora dos cursos de pós-graduação em Neurofeedback e Neurociências, aplico minha *expertise* na vanguarda das tecnologias aplicadas à saúde e à educação. Em minha prática clínica, emprego diversas técnicas neuromodulatórias, sempre buscando aprimorar a qualidade de vida dos meus pacientes.

Contatos
neurowork.com.br
psicologavivianewis@gmail.com
Instagram: @vivianewis
Facebook: Viviane Wisnievski
LinkedIn: Viviane Wisnievski
41 99604 5292

Imagine uma orquestra. Cada músico, concentrado e habilidoso, segura seu instrumento, pronto para entoar uma melodia que ressoará pelo teatro. No entanto, não é apenas a presença dos músicos que cria a harmonia; é a direção invisível do maestro que unifica, orienta e modula a performance para transformá-la em arte.

Nosso cérebro é uma orquestra complexa, em que 86 bilhões de neurônios são os músicos, cada um com seu papel singular na criação de pensamentos, memórias, sensações e movimentos. E assim como uma orquestra precisa de um maestro, nosso cérebro conta com sistemas de neuromodulação para dirigir e harmonizar sua sinfonia interna (Von Bartheld; Bahney; Herculano-Houzel, 2016).

A neuromodulação refere-se a um conjunto de métodos e tecnologias que podem influenciar e alterar os padrões de atividade neural. Utilizando diferentes técnicas, como estimulação elétrica ou magnética, é possível não apenas "conversar" com o cérebro, mas também "ensiná-lo" novas formas de operar. Isso é possível graças à neuroplasticidade – a habilidade inerente do cérebro de modificar sua estrutura e função em resposta a experiências e estímulos (Dufor; Iohof; Sherrard, 2023).

Agora você é um maestro e sua batuta é uma ferramenta de neuromodulação. Com um movimento, você pode acalmar os trompetes da ansiedade ou elevar os violinos da atenção. Com outro, você pode silenciar o caos das convulsões ou compor uma nova linha melódica para substituir os padrões perdidos pelo acidente vascular cerebral. Você não está mudando os músicos; está alterando como eles tocam juntos. Isso é a essência da neuromodulação: uma condução invisível, mas poderosa, que reescreve a partitura cerebral, nota por nota, experiência por experiência.

Mas como isso ocorre na prática? Como podemos, de fato, "conversar" com o cérebro? Vamos nos aprofundar nessas técnicas, que são tão variadas quanto os gêneros musicais, cada uma com sua particularidade, mas todas com o objetivo comum de restaurar a harmonia perdida ou de compor novas melodias para a vida.

Como já bem explanado no capítulo anterior, as técnicas de neuromodulação podem ser invasivas ou não invasivas. As invasivas incluem implantes profundos, que são como microfones colocados estrategicamente entre os músicos para amplificar ou atenuar sua música. Já as não invasivas, como a estimulação magnética transcraniana, são como varinhas mágicas que, ao passar sobre a cabeça do músico, podem incentivar ou desencorajar sua contribuição para a peça (Stengel, *et al.*, 2022).

A neurofeedback é outra técnica fascinante, um pouco como dar aos músicos um *espelho* para que possam se ver e ouvir, ajustando seu desempenho em tempo real. Nessa modalidade, as pessoas aprendem a alterar suas próprias ondas cerebrais, o que pode ter efeitos benéficos em várias condições, desde o transtorno de déficit de atenção e hiperatividade até a insônia (Marins; Tovar-Moll, 2022).

Se a neuromodulação é o maestro que orienta a orquestra, a neuroplasticidade é a habilidade dos músicos de aprender novas partituras, de improvisar e de se adaptar a diferentes estilos musicais. Essa capacidade de mudança e adaptação é, em muitos aspectos, a essência do aprendizado e da memória, e é o que torna a neuromodulação tão eficaz (Stengel *et al.*, 2022).

Para entender a neuroplasticidade, imagine que cada música tocada pela orquestra é uma trilha neural no cérebro. Algumas são clássicas e bem ensaiadas, como andar ou falar. Outras são novas composições, como aprender um idioma estrangeiro ou tocar um instrumento musical. Quando aprendemos algo novo, estamos, na verdade, criando uma nova trilha, uma nova partitura que será tocada pela orquestra cerebral.

A neuroplasticidade é o que permite aos músicos – ou aos neurônios – formar novas conexões, fortalecer as já existentes e, às vezes, até mesmo silenciar aquelas que desafinam. Essa plasticidade é visível em diferentes escalas: desde a mudança na força das conexões entre dois neurônios até a reorganização de redes inteiras dentro do cérebro.

Quando um músico aprende uma nova melodia, ele começa lentamente, nota por nota. Com repetição e prática, a melodia se torna mais fluida, mais rápida, até que finalmente é tocada com confiança e precisão. No cérebro, isso equivale à potenciação de longa duração – um fenômeno em que a repetição do sinal entre dois neurônios aumenta a eficiência da transmissão futura (Cooke, 2006).

No entanto, assim como na música, nem todas as trilhas devem ser reforçadas. Às vezes, é necessário silenciar uma parte para que a harmonia geral possa prevalecer. Na neuroplasticidade, isso é conhecido como depressão de longa duração – o processo pelo qual as conexões ineficientes ou desnecessárias são enfraquecidas ou eliminadas (Cooke, 2006).

Em um artigo de 2023, os autores entendem o conceito de neuroplasticidade como um ciclo contínuo do comportamento humano que altera as conexões neurais, que, então, influenciam o comportamento humano, sendo que todos os aspectos da neuroplasticidade se influenciam mutuamente (Wallace; Olson, 2023).

A neuroplasticidade é a base de como a neuromodulação pode ser tão transformadora. Quando aplicamos uma técnica de neuromodulação, estamos essencialmente pedindo à orquestra para tocar uma melodia diferente, talvez uma que nunca tenha sido tocada antes ou que tenha sido esquecida. Estamos incentivando a formação de novas trilhas e o fortalecimento de outras, tudo com o objetivo de melhorar a funcionalidade e a qualidade de vida.

É também por isso que a repetição é uma parte crucial da neuromodulação. Assim como um músico não pode aprender uma sinfonia em uma única tentativa, o cérebro precisa de tempo e prática repetida com as novas "partituras" que a neuromodulação apresenta. Cada sessão de neuromodulação é como um ensaio, no qual os neurônios são guiados pela nova melodia, reforçando-a um pouco mais a cada vez (Wallace; Olson, 2023).

Na nossa orquestra cerebral, após a afinação dos instrumentos proporcionada pela neuroplasticidade, é hora de ver a neuromodulação orquestrando sua grande apresentação. É a hora em que a magia acontece, em que as técnicas de neuromodulação mostram o seu poder de transformar a sinfonia cerebral e, com isso, a vida dos indivíduos.

Imagine que a orquestra está pronta para tocar uma sinfonia desafiadora. As partituras estão distribuídas, os músicos estão atentos, e o maestro está com a batuta em mãos. No entanto, em vez de uma performance habitual, ele decide introduzir uma variação na melodia. É uma mudança sutil, mas que tem o potencial de transformar a sinfonia inteira.

Da mesma forma, a neuromodulação pode introduzir variações sutis nas redes neurais, que podem ter efeitos profundos. Por exemplo, na depressão – uma condição que pode ser imaginada como uma orquestra tocando uma melodia melancólica incessantemente –, a estimulação magnética transcraniana pode ser a variação que interrompe esse *loop*, permitindo que a orquestra comece a tocar uma música mais esperançosa (Wallace; Olson, 2023).

Essas variações não são aleatórias; elas são baseadas em uma compreensão profunda de como a orquestra funciona. Assim como o maestro conhece cada instrumento, e o que é necessário para trazer o melhor neles, os profissionais que aplicam a neuromodulação entendem os circuitos cerebrais e como influenciá-los para promover a saúde e o bem-estar (Jangwan *et al.*, 2022).

Além disso, o efeito da neuromodulação sobre a neuroplasticidade pode ser comparado ao ensaio de uma nova peça. No início, a nova melodia pode parecer estranha e os músicos podem resistir à mudança. Mas com prática e orientação constante, a nova composição começa a tomar forma. Os neurônios, como músicos, começam a se adaptar, formando novas conexões e fortalecendo as existentes, para acomodar a nova peça.

Imagine que você encontra um pergaminho antigo com uma partitura musical. A música é linda, mas com o tempo o pergaminho desgastou-se e algumas notas desapareceram. Usando as técnicas modernas de restauração, você começa a reconstruir as partes perdidas, adicionando novas notas que se harmonizam com as originais. Isso, em essência, é o que acontece no cérebro quando implementamos mudanças estruturais por meio da neuromodulação (Cirillo *et al.*, 2017).

Essas mudanças não são meras abstrações, são respostas tangíveis e mensuráveis às intervenções que realizamos, sejam elas aprendizado, prática ou neuromodulação terapêutica.

Outras técnicas, como a terapia cognitivo-comportamental combinada com a neuromodulação, podem ajudar na reestruturação de redes cerebrais que contribuem para transtornos como a ansiedade e a depressão. É como se estivéssemos compondo uma nova seção para a partitura, uma que permita que a orquestra toque de uma maneira mais equilibrada e harmoniosa (Rogan; Wilkinson, 2023).

Mas essas mudanças estruturais não acontecem da noite para o dia. Assim como restaurar um antigo pergaminho de música requer paciência e habilidade, o processo de mudança estrutural no cérebro é gradual e precisa de um ambiente propício para ocorrer. A repetição e a consistência são fundamentais, tal como a prática contínua é essencial para um músico que deseja aperfeiçoar sua técnica.

Após adicionar novas notas à partitura, o próximo passo é ensaiar a nova versão da música. Este é o momento em que as mudanças estruturais começam a se traduzir em mudanças funcionais – uma mudança na maneira como a orquestra toca a música (Loriette; Ziane; Hamed, 2021).

No cérebro, as mudanças funcionais referem-se a alterações na atividade cerebral: como os neurônios se comunicam entre si durante diferentes tarefas ou estados de repouso. A neuromodulação pode induzir mudanças na atividade de regiões específicas do cérebro, melhorando a função cerebral em áreas que podem estar com a performance comprometida.

Por exemplo, se uma parte da orquestra não está tocando em sincronia com o resto, isso afeta a qualidade da performance geral. Da mesma forma, se uma área do cérebro não está se comunicando efetivamente com outras, isso pode resultar em vários desafios cognitivos ou emocionais. A neuromodulação pode ajudar a restabelecer esse ritmo, garantindo que todas as partes do cérebro estejam trabalhando juntas, em harmonia (Wallace; Olson, 2023).

Depois de uma apresentação arrebatadora, o eco da última nota toca suavemente através do teatro. O público, imerso na experiência, continua a sentir a ressonância muito depois de o concerto ter terminado. Este é o poder dos efeitos a longo prazo da neuromodulação no cérebro, uma sinfonia que continua a vibrar nas estruturas neurais e influencia o comportamento e a saúde mental por um tempo extenso após o término das sessões de tratamento. As mudanças induzidas pelas técnicas de neuromodulação tornaram-se duradouras na partitura cerebral dos pacientes.

Referências

CIRILLO, G. D. P. G. *et al.* Neurobiological after-effects of non-invasive brain stimulation. *Brain stimulation*, v. 10, n. 1, p. 1-18, 2017.

COOKE, S. F.; BLISS, Timothy VP. Plasticity in the human central nervous system. *Brain*, v. 129, n. 7, p. 1659-1673, 2006.

DUFOR, T.; LOHOF, A. M.; SHERRARD, R. M. Magnetic stimulation as a therapeutic approach for brain modulation and repair: Underlying molecular and cellular mechanisms. *International Journal of Molecular Sciences*, v. 24, n. 22, p. 16456, 2023.

JANGWAN, N. S. *et al.* Brain augmentation and neuroscience technologies: current applications, challenges, ethics and future prospects. *Frontiers in Systems Neuroscience*, v. 16, p. 1000495, 2022.

LORIETTE, C.; ZIANE, C.; HAMED, S. B. Neurofeedback for cognitive enhancement and intervention and brain plasticity. *Revue Neurologique*, v. 177, n. 9, p. 1133-1144, 2021.

MARINS, T.; TOVAR-MOLL, F. Using neurofeedback to induce and explore brain plasticity. *Trends in Neurosciences*, 2022.

ROGAN, T.; WILKINSON, S. T. The Role of Psychotherapy in the Management of Treatment-Resistant Depression. *Psychiatric Clinics*, 2023.

STENGEL, C. *et al.* Things you wanted to know (but might have been afraid to ask) about how and why to explore and modulate brain plasticity with non-invasive neurostimulation technologies. *Revue Neurologique*, 2022.

VON BARTHELD, C. S.; BAHNEY, J.; HERCULANO-HOUZEL, S. The search for true numbers of neurons and glial cells in the human brain: A review of 150 years of cell counting. *Journal of Comparative Neurology*, v. 524, n. 18, p. 3865-3895, 2016.

WALLACE, R.; OLSON, D. E.; HOOKER, J. M. Neuroplasticity: The Continuum of Change. *ACS Chemical Neuroscience*, v. 14, n. 18, p. 3288-3290, 2023.

03

INTEGRANDO SABERES

O OLHAR INTERDISCIPLINAR NA PRÁTICA CLÍNICA

O todo indivisível

Se o alvo é um processo terapêutico bem-sucedido, seja ele qual for, e aqui contextualizado nas diversas técnicas de neuromodulação existentes, o primeiro passo é reconhecer a complexidade inerente ao ser humano, que fará com que a decisão de expandir a visão em saúde, contemplando a dimensão multifacetada do indivíduo, seja o divisor de águas.

ANA CAROLINA PALERMO E CYNTIA MINARDI

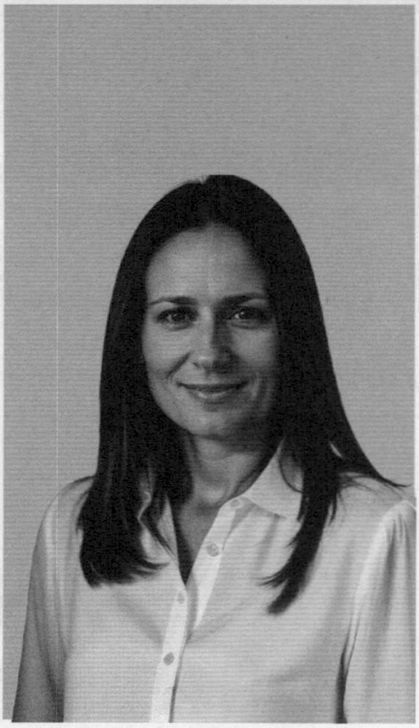

Ana Carolina Palermo

Nutricionista. Psicomotricista relacional. Formações em neurofeedback, HEG, tDCS, fotobiomodulação e TVNS. Pós-graduanda em neurociências e tecnologias aplicadas, neuropsicopedagogia e saúde mental. Experiência de dez anos como coordenadora de equipe interdisciplinar. Supervisora em neuromodulação. Integrante da equipe de investigação diagnóstica da Clínica Vivere (Curitiba/PR).

Contato
carol.palermo@gmail.com

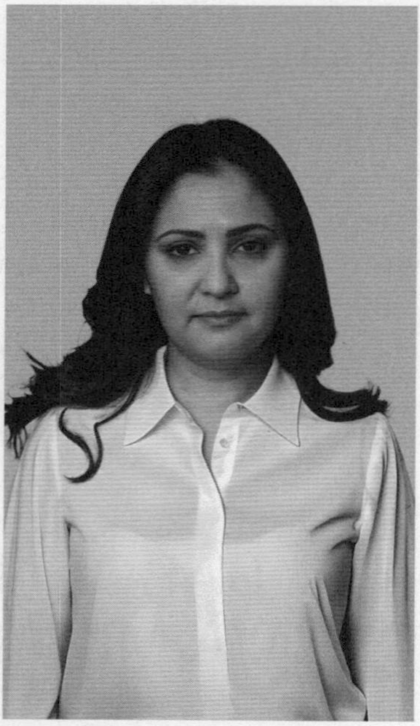

Cyntia Minardi

Fonoaudióloga com aprimoramento nas áreas de linguagem infantil, processamento auditivo, transtornos de aprendizagem e transtornos motores da fala. Formações em neurofeedback, HEG e tDCS. Pós-graduanda em análise do comportamento aplicada. Experiência de 15 anos como coordenadora de equipe interdisciplinar. Integrante da equipe de investigação diagnóstica da Clínica Vivere (Curitiba/PR).

Contato
cyntiaminardi@gmail.com

Dentre os diversos caminhos que podemos percorrer dentro da neuromodulação como conduta escolhida, qual ou quais serão aqueles que melhor nos conduzirão ao destino desejado em menor tempo?

A chave para essa resposta justifica esta breve explanação, que não tem nenhuma pretensão de lançar um conceito, ou quebrar paradigma, sobre o tema proposto. A ideia é despertar para o todo, reforçando a importância de agregar conhecimentos já existentes, para atingirmos resultados mais excelentes, àqueles que se achegam a nós com todas as suas angústias e expectativas.

Ao longo dos anos de nossa prática clínica, evidenciou-se a necessidade de enfatizar a importância do olhar mais amplo para esse todo indivisível e complexo que é o ser humano, para que, partindo desse pressuposto, possamos estar aptos a ofertar, dentro da gama de técnicas e procedimentos que estiverem disponíveis, aquilo que, de fato, terá mais chances de transportar o sujeito ao nível de qualidade de vida esperado ou próximo dele, trazendo mais assertividade e otimização no processo.

As técnicas de neuromodulação vêm emergindo como um campo promissor no tratamento de diversas condições. No entanto, as pesquisas têm mostrado que a variabilidade nas respostas dos pacientes a essas intervenções é significativa, o que sugere a influência de uma complexa rede de fatores que não pode ser desconsiderada.

Nessa linha, pensando além do horizonte normativo restrito dos sistemas de saúde existentes, qual é a importância de se agregar mais de uma área do conhecimento em um único olhar quando o ponto de análise principal é o sujeito humano que se apresenta?

A natureza multifacetada da complexidade humana

Podemos comparar o cuidado com a saúde com a atividade de cultivar um jardim, no qual precisamos considerar não apenas as plantas individualmente, mas também o solo, o clima e o ecossistema em que elas vivem. A fisiologia nos ensina que o corpo humano é um sistema de sistemas, em que cada parte, desde o batimento cardíaco até a respiração, trabalha em conjunto para que a vida aconteça. Dessa forma, cada aspecto do ser humano é uma parte do todo, e, para prosperar, esse todo deve ser devidamente nutrido em sua plenitude.

Aprofundando-se um pouco mais nesse conceito, a teoria do desenvolvimento do ciclo de vida, proposta pelo psicólogo alemão Paul B. Baltes, fornece um quadro amplamente aceito para entendermos os fatores que compõem o desenvolvimento humano ao longo da vida, e se fundamenta basicamente em sete princípios:

1. O desenvolvimento é *vitalício*. Um processo de mudança que ocorre durante toda a vida, com cada fase tendo seu próprio valor, sendo influenciada pelas fases anteriores e influenciando as subsequentes.
2. O desenvolvimento é *multidimensional*. Desbobrando-se ao longo das várias dimensões biológicas, psicológicas e sociais que se entrelaçam, podendo evoluir em ritmos distintos. Uma mulher de meia-idade, por exemplo, que enfrenta a menopausa, com alterações hormonais e físicas, lidando também com emoções mistas devido ao "ninho vazio" após a saída de seus filhos de casa, e que, socialmente, busca novas conexões e desafios, ampliando sua rede de contatos e considerando mudanças na carreira.
3. O desenvolvimento é *multidirecional*. Isso quer dizer que envolve ganhos e perdas, simultâneos ou não, em diferentes áreas, (p. ex., o crescimento em habilidades físicas durante a adolescência ao mesmo tempo que pode haver o declínio da facilidade de aprender novas línguas).
4. O desenvolvimento sofre *influências das mudanças biológicas e culturais*. Tanto fatores biológicos quanto culturais moldam também o desenvolvimento ao longo do ciclo da vida, com uma dinâmica relevante. Um homem está sentindo os efeitos físicos do envelhecimento, como menor força e resistência. Contudo, ele está se apoiando em programas de exercícios e atividades educacionais ofertados por sua comunidade para se manter ativo e engajado, equilibrando, assim, as mudanças biológicas com o suporte cultural.
5. O desenvolvimento envolve a *mudança na alocação de recursos*. Ao longo da vida, as pessoas gerenciam a alocação de seus próprios recursos, como tempo, energia, talento, dinheiro ou apoio social, que podem ser direcionados para o crescimento, conservação ou recuperação, ou adaptação às

perdas, quando não é possível mais manter ou recuperar. Essa distribuição de recursos nesses três estados citados é dinâmica ao longo de toda a vida.

6. O desenvolvimento envolve *plasticidade*. Há potencial para, por exemplo, melhorar habilidades como memória e força física em qualquer idade por meio de treino e prática; contudo, sabemos que essa capacidade de mudança tem limites. As pesquisas em desenvolvimento têm como um de seus principais focos descobrir até que ponto determinados tipos de desenvolvimento podem ser modificados nas diversas idades.

7. O desenvolvimento é influenciado pelo *contexto histórico e cultural*. Aqui temos as duas vias em que o desenvolvimento é profundamente afetado pelo contexto histórico e cultural em que a pessoa vive, e este, por sua vez, é também influenciado e moldado pelos indivíduos que o constituem. Desenrola-se, então, o desenvolvimento em múltiplos contextos, circunstâncias ou condições, definidas em parte pela maturação e em parte pelo tempo e lugar.

Assumindo e entendendo que todas essas alterações ao longo do tempo influenciam a saúde global do indivíduo, aprofundar a sua compreensão dentro da prática clínica pode ajudar-nos e ampliar nosso campo de visão e perspectiva, dando adeus a qualquer ideia que ainda persista sobre sistemas separados, e modificando profundamente a extensão de nossa influência enquanto profissionais. É para esse ponto-chave que queremos chamar a atenção e abrir uma porta para a transformação. Não estaremos mais limitados e andando errantes diante da tarefa de cultivar um jardim, mas instrumentalizados e confiantes ao cuidar desse sistema dinâmico de equilíbrio, que é constantemente influenciado pelos fatores que o compõem.

Aspectos da interdisciplinaridade no modelo sistêmico de saúde

E quando o objetivo envolve cuidar desse sistema dinâmico que é o ser humano, ambos os conceitos de interdisciplinaridade e modelo sistêmico de saúde nos ajudam a ampliar o que já desenvolvemos até aqui, uma vez que o princípio da interdisciplinaridade se tornou um componente-chave no modelo sistêmico de saúde, trazendo mais eficácia e abrangência aos cuidados ofertados.

A interdisciplinaridade reconhece que a saúde e o bem-estar são influenciados por uma variedade de fatores que podem ser biológicos, psicológicos, sociais, ambientais e espirituais, e que nenhum campo isolado tem todas as respostas para promover e gerenciar a saúde de maneira efetiva.

A noção de sistema do conceito de modelo sistêmico de saúde visa incorporar também o todo, com a contribuição de diferentes elementos do ecossistema no processo saúde-doença, fazendo um contraponto importante aqui à visão unidimensional e fragmentada do modelo biomédico.

Isso quer dizer que, por mais que seja imprescindível que nossa mente e raciocínios se expandam em conhecimentos de diversas áreas, o olhar interdisciplinar que queremos enfatizar aqui nos fará entender que, sozinhos, enquanto profissionais, talvez não consigamos suprir todas as demandas e, na maioria das vezes, não estaremos habilitados para isso.

Podemos voltar a pensar aqui em nosso jardim. Um jardim é normalmente diversificado e complexo. Para cultivá-lo de maneira eficiente, *o olhar interdisciplinar* nos fará buscar uma equipe composta por diversos jardineiros, cada um desempenhando uma função específica. Temos desde o paisagista, que tem a visão geral do jardim e planeja onde cada planta deve ficar, até os especialistas em solo, que estão atentos a qualquer situação que possa afetar o crescimento das plantas, preparando o terreno e auxiliando no seu fortalecimento. O importante é que esse sistema trabalhe em harmonia, respeitando o ciclo natural das plantas e as condições do ambiente, para que o jardim atinja seu pleno potencial.

Nesse contexto, a interdisciplinaridade no modelo sistêmico de saúde torna-se uma resposta viável e assertiva à crescente complexidade dos cuidados de saúde, em que os desafios, na maioria das vezes, transcendem os limites de uma única disciplina. O trabalho em conjunto de diferentes áreas pode atender melhor às necessidades do indivíduo e contribuir para um sistema de saúde mais integrado, inteligente e eficiente.

Desafios e considerações na prática clínica

Analisando toda essa teia emaranhada e complexa que nos dispomos a apresentar, é indissociável que a prática clínica seja tão multifacetada quanto os indivíduos tratados. Para atender a essa demanda, as abordagens personalizadas são vitais e podem ter seu primeiro olhar, e talvez o mais importante de todos, para uma avaliação multidimensional criteriosa, que se fundamente em uma anamnese completa, indo além do histórico médico do paciente, contemplando todos os aspectos de vida do indivíduo, tais como os já mencionados neste capítulo. Isso exige empatia, olhar, tempo e escuta, e é a base para a construção de um raciocínio clínico preciso, que norteará e definirá todo o tratamento.

Com esse primeiro passo bem dado, o processo subsequente será mais otimizado e realmente direcionado às necessidades individuais apresentadas. Se considerado importante, temos a opção da realização de exames físicos, bioquímicos e/ou neurológicos, que proporcionam um panorama das condições atuais do paciente, podendo identificar sinais que não estão muito evidentes na anamnese, mas que são também cruciais para o diagnóstico e a escolha de conduta.

Questionários e escalas podem também ser implementados para fornecer dados quantificáveis e comparáveis ao longo do tempo. Esses instrumentos ajudam a mapear sintomas, qualidade de vida e funções cognitivas, e são essenciais para avaliar a progressão do paciente de maneira objetiva.

Ainda podemos, e devemos, contar com os diferentes profissionais, que, ao contribuir com suas expertises específicas, avaliando e aplicando diferentes protocolos validados, irão complementar esse olhar mais amplo, que é fundamental para refinar a resposta terapêutica, estabelecendo uma comunicação mais fluida e coordenada. É por meio de um esforço conjunto que se pode adaptar as intervenções às necessidades que surgirão durante o processo e parametrizar seus ganhos.

Após todo o mapeamento do sujeito, a seleção das técnicas de neuromodulação poderá ser realizada com maior segurança e eficiência. Essa escolha não será embasada apenas nas informações colhidas, mas também em todos os estudos já validados e disponíveis na literatura científica.

Cabe ressaltar que, se estamos defendendo uma perspectiva mais elevada por parte dos profissionais, precisamos considerar que, no campo dinâmico e em rápida evolução da neuromodulação, as atualizações e formações continuadas são primordiais. A complexidade do tratamento e a singularidade dos pacientes demandam um conhecimento que esteja em constante renovação e expansão. Profissionais que se dedicam ao aprendizado contínuo desenvolvem melhor discernimento, raciocínio clínico e habilidades ao longo do tempo, que são essenciais dentro de uma prática clínica bem-sucedida.

O arquiteto do bem-estar

Nesse ponto, torna-se evidente que qualquer prática clínica eficaz transcende a aplicação isolada de técnicas, exigindo a integração de saberes, com um olhar interdisciplinar, para que se possa reconhecer e nutrir toda a complexidade inerente ao ser humano.

A colaboração entre diferentes especialidades, o compromisso com a educação continuada e a adaptação personalizada de tratamentos baseados em uma compreensão profunda do paciente são fundamentais para atingir resultados superiores.

Nesse cenário, cabe aqui uma reflexão. Embora o assunto abordado seja um tema recorrente, de raciocínio relativamente simples, reconhecemos a complexidade de sua implementação e reforçamos que, ao o elencarmos como prioridade em nossa prática clínica diária, estaremos um passo à frente, pois o profissional preparado para integrar conhecimentos e tecnologias em prol do bem-estar do indivíduo será realmente o agente de uma verdadeira transformação na qualidade de vida do sujeito que se apresenta.

Referências

ALMEIDA FILHO, N.; ROUQUAYROL, M. Z. *Introdução à epidemiologia*. Rio de Janeiro: Guanabara Koogan, 2006.

BALTES, P. B.; SCHAIE, K. W. Life-*Spam Developmental Psychology: Personality and Socialization*. Burlington: Elsevier Science, 2013.

HAN, J. *et al.* Treatment efficacy of tDCS and predictors of treatment response in patients with post-traumatic stress disorder. *Journal of Affective Disorders*, v. 318, p. 357-363, 2022.

PAPALIA, D. E; MARTORELL, G. *Desenvolvimento humano*. 14. ed. Porto Alegre: Artmed, 2022.

POMBO, O.; GUIMARÃES, H.; LEVY, T. (1993). *Interdisciplinaridade: reflexão e experiência*. 2. ed. Lisboa: Texto Editora, 1994.

04

O CÓRTEX PRÉ-FRONTAL E O HEG

Neste capítulo, exploramos o córtex pré-motor, vital para o equilíbrio emocional e atividades complexas, destacando os seus desafios. Ao final, introduzimos o neurofeedback com tecnologia HEG, uma inovação que permite a visualização e a autorregulação da atividade cerebral, orientando o usuário a como buscar um desempenho cerebral otimizado por intermédio dessa tecnologia.

UBIRAKITAN MACIEL
JOSÉ MENEZES

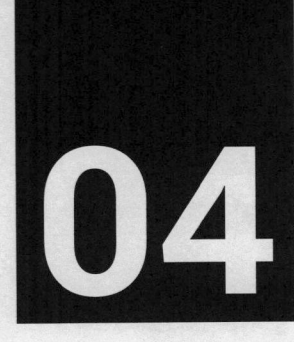

Ubirakitan Maciel

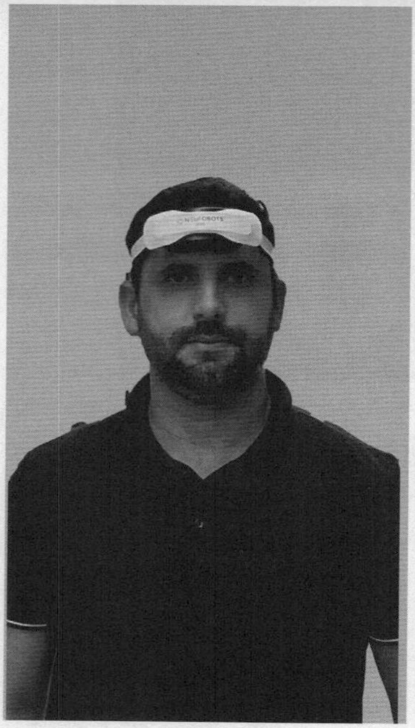

Diretor de inovação da Neurobots, fundador da NeuroUP e professor da Especialização em Neurociências da UFPE. É mestre em Neurociências pela UFPE e possui graduação em Fisioterapia pela UFPE, com período sanduíche na UCAM (Espanha).

Contatos
www.neurobots.com.br
contato@neurobots.com.br
Instagram: @neurobots.br
@neurobira

José Menezes

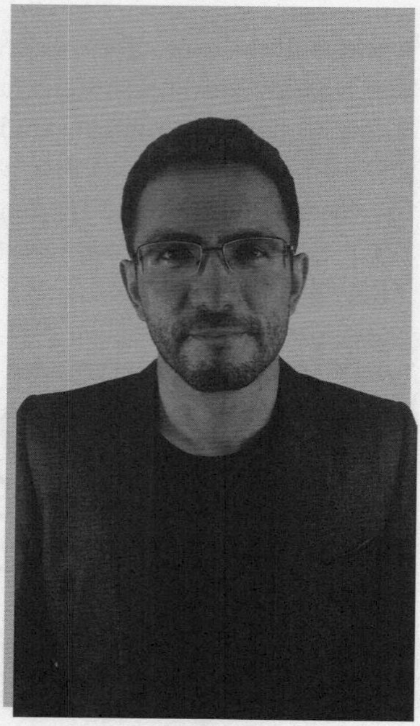

Diretor de tecnologia na Neurobots, liderou a área de P&D durante anos, na qual desenvolveu produtos em interface cérebro-máquina e neurofeedback. Formado em ciência da computação pela UFRPE (2013); com mestrado em Inteligência Artificial pela UFRPE (2016) e doutorado em Neuroengenharia pela Escola Politécnica da UPE (2023).

Contatos
www.neurobots.com.br
contato@neurobots.com.br
Instagram: @neurobots.br

Você já parou para refletir sobre o quão bem se conhece? Pode ser que você seja alguém com um notável autoconhecimento, ou talvez nunca tenha dedicado muito tempo a esse assunto. Seja como for, iniciaremos nossa exploração falando sobre você sob certo aspecto: o seu "eu neurológico".

Você é uma pessoa com uma rotina diária, equilibrando as demandas do trabalho, relacionamentos e autodesenvolvimento? Enquanto navega pelas complexidades de sua vida cotidiana, seu cérebro está ali para te ajudar (ou atrapalhar). Ter um cérebro humano é muito bom, isso te dá possibilidades para além daquilo que os outros animais fazem. Te faz apreciar a cultura e buscar a felicidade de maneiras interessantes. Também pode te trazer alguns problemas. O cérebro te torna capaz de ter alguns sofrimentos específicos, o tipo de coisa que só um ser humano pode ter.

Seu cérebro é uma ferramenta fantástica, mas que precisa de uma boa organização.

O maestro que conduz esse espetáculo é o seu córtex pré-frontal. Pela manhã, quando você se depara com a lista de tarefas do dia, é seu córtex pré-frontal que assume o comando. Essa região do cérebro é como o arquiteto mestre, traçando planos meticulosos, priorizando objetivos e orquestrando as nuances do pensamento estratégico. Ele é o responsável por te guiar na tomada de decisões, desde escolhas práticas até as mais sutis, moldando a narrativa de sua jornada diária.

Durante as interações sociais, o córtex pré-frontal desempenha um papel crucial na decodificação das complexidades emocionais. Ao interpretar expressões faciais, tons de voz e gestos, ele permite que você ajuste suas respostas de maneira sensível, contribuindo para relacionamentos saudáveis e conexões interpessoais significativas.

À medida que o dia avança, o córtex pré-frontal é desafiado a manter o equilíbrio emocional diante de situações estressantes. Seu trabalho é regular as reações emocionais, proporcionando uma resiliência que te permite enfrentar os altos e baixos com clareza. Essa interação dinâmica entre suas funções cognitivas superiores e suas experiências diárias destaca a importância desse córtex na moldagem da sua vida.

O córtex pré-frontal

O córtex pré-frontal é uma região do cérebro humano localizada na parte frontal, logo atrás da testa. Esta área desempenha um papel crucial em várias funções cognitivas superiores. Uma das características distintivas do córtex pré-frontal é sua conexão com a chamada "função executiva", que engloba habilidades como o planejamento, a organização e a regulação do comportamento. Essas funções são essenciais para enfrentar desafios do dia a dia.

Além disso, o córtex pré-frontal está intimamente ligado ao processamento emocional. Ele desempenha um papel fundamental na regulação das emoções, permitindo-nos lidar com situações estressantes de maneira mais eficaz e manter o equilíbrio emocional.

Estudos científicos indicam que o córtex pré-frontal continua a se desenvolver até a idade adulta jovem, o que significa que as experiências e aprendizados ao longo da vida podem moldar e aprimorar suas funções. No entanto, essa região cerebral também é suscetível a fatores externos, como o estresse crônico, que pode prejudicar seu funcionamento e afetar negativamente o pensamento e o comportamento (KENWOOD; KALIN; BARBAS, 2022).

Diversas condições psiquiátricas, como transtornos de ansiedade e depressão, estão associadas a disfunções no córtex pré-frontal. Compreender melhor essa região pode ser crucial para o desenvolvimento de tratamentos mais eficazes para esses transtornos.

Em resumo, o córtex pré-frontal é uma peça fundamental no quebra-cabeça da cognição humana. Seu papel na função executiva e na regulação emocional destaca sua importância para o funcionamento saudável da mente adulta. Entender como essa região opera é fundamental para promover a saúde mental e o bem-estar ao longo da vida.

O córtex pré-frontal e seu papel na regulação do estresse

O estresse é algo bem presente em nossa rotina, mas muitas pessoas não sabem que ele por si só não é uma doença. Ele é uma resposta fisiológica saudável, que acontece com todo organismo. Se não fosse o estresse, a nossa espécie não teria nem evoluído.

Por mais que pareça estranho, o estresse só é prejudicial para uma pessoa se ele for causado de modo constante, durante longos períodos de tempo, ou quando você estiver sentindo-o sem que haja nada de errado acontecendo consigo. Então, o que é o estresse na prática?

O estresse é uma resposta fisiológica do nosso corpo, que começa a reagir sempre que nós estamos sendo expostos a algo que ameace a nossa própria integridade ou a de pessoas próximas que nós gostamos. Sempre que você tem algum perigo iminente, algum risco, o corpo começa a se preparar. Então, a sua pupila dilata para você começar a enxergar melhor o ambiente. A sua boca fica seca, os líquidos são direcionados para os músculos, o sangue também é direcionado para os músculos, ou seja, o seu corpo começa a se preparar para reagir de maneira rápida, mas não necessariamente da forma mais efetiva. E quais são as implicações disso?

Observemos a sua capacidade de estudar, por exemplo. No momento de estresse, o seu cérebro começa a priorizar alguns comportamentos em detrimento de outros. O córtex pré-frontal é uma área que foi mais desenvolvida pela evolução, mas por isso consome muito mais energia. Então é muito mais custoso para você mantê-lo ativo. O cérebro começa a priorizar a ativação de regiões mais profundas, que são as regiões que consomem menos energia, porque elas têm comportamentos que são automáticos.

Curiosamente, mais de 50% do nosso dia costuma transcorrer no piloto automático. As atividades cotidianas, como dirigir, andar ou navegar nas redes sociais, frequentemente ocorrem sem uma atenção real ao presente. Estamos, na verdade, repetindo hábitos e comportamentos já adquiridos no passado, optando pelo que é mais familiar e recompensador. Em situações de estresse, essas ações automatizadas são mais fáceis de serem executadas. Por exemplo, ao chegar em casa à noite, após um longo dia de trabalho, sabemos que precisamos estudar. Contudo, o estresse acumulado e a baixa energia tornam menos provável a realização de tarefas que não proporcionam recompensas imediatas. É comum, nesse momento, desistir de atividades como ir à academia, pois a recompensa imediata parece menos atraente diante do cansaço e da tensão.

É comum criar justificativas para evitar certas tarefas. “Não vou estudar hoje. Já trabalhei demais. Não é o momento ideal”. No entanto, é interessante observar como nossos hábitos mudam, até mesmo na escolha de alimentos. Quem pede comida por *delivery* de manhã? Geralmente, durante esse período, estamos cheios de energia e nosso cérebro está pronto para reagir. À noite, a fadiga se instala, afetando nosso raciocínio. Nesse estado de cansaço, a parte inconsciente do cérebro muitas vezes prevalece, influenciando nossas decisões.

Cada escolha, seja relacionada a estudar ou a qualquer outra atividade, envolve uma interação entre a parte racional e a emocional do cérebro. Quando o componente racional está em baixa, o emocional prevalece. Em momentos de estresse, o racional, que consome muita energia, desliga-se completamente. Em outras palavras, ocorre uma redução na capacidade de raciocínio, de inibição de impulsos, seja relacionada à alimentação, a redes sociais, maratonas de séries ou qualquer comportamento que não esteja alinhado com o que se sabe ser necessário de modo racional.

Ao abordarmos o estresse, é comum associá-lo a um excesso de atividade cerebral.

A sensação de estar estressado muitas vezes está relacionada não ao cérebro como um todo, mas sim a regiões específicas intensamente ativas. O cérebro profundo, a ínsula e o sistema límbico – todas as áreas mais vinculadas às emoções e a comportamentos automáticos – estão em plena atividade, enquanto a parte mais racional (sim, a parte do córtex pré-frontal, responsável pela tomada de decisão) parece desligada. Como podemos, então, superar essa batalha entre a parte irracional e a parte racional do nosso cérebro?

O desafio do córtex pré-frontal na adolescência

Na adolescência, o córtex pré-frontal entra em um estágio crucial de desenvolvimento. Esse período é caracterizado por mudanças significativas na estrutura e na conectividade dessa região cerebral, o que pode influenciar profundamente o comportamento e as habilidades cognitivas dos jovens.

A saúde mental é essencial para o desenvolvimento pleno de cada indivíduo, moldando suas capacidades. Uma saúde mental frágil pode ser um obstáculo significativo. Um dado alarmante é que entre 11% e 30% dos jovens brasileiros enfrentam disfunções mentais (TSZESNIOSKI *et al.*, 2015), desde TDAH, ansiedade e depressão até ideação suicida. A vulnerabilidade nessa fase é atribuída ao processo de maturação cerebral, que estudos indicam completar-se por volta dos 25 anos (ARAIN *et al.*, 2013).

O problema é que essa área, além de demorar mais para se desenvolver, também é a parte do nosso cérebro que mais consome energia. Em um transtorno psicológico, o córtex pré-frontal é ainda mais afetado. Por exemplo, estudos mostram que a depressão causa uma redução metabólica e até morfológica dessa região (HARVEY *et al.*, 2005). O que torna isso ainda mais crítico para adolescentes que estão com depressão ou sintomas depressivos. Isso faz que as pessoas tenham uma redução no nível de energia, na capacidade de se concentrar em estímulos, como na sala de aula e na capacidade de regular suas próprias emoções.

Mas será que esse processo é irreversível? Será que existe alguma forma de estimular para que o córtex pré-frontal se desenvolva com algum tipo de treinamento ou de estimulação cerebral?

O neurofeedback de HEG

O cérebro humano possui uma incrível capacidade conhecida como neuroplasticidade, a qual persiste ao longo de toda a vida, desde o nascimento até qualquer fase posterior. Essa habilidade significa que o cérebro está continuamente apto a assimilar novos conhecimentos. Ao estimular o cérebro de maneira adequada, é possível promover o desenvolvimento de áreas específicas, permitindo sua ativação com maior eficácia.

Embora frequentemente foquemos nos neurônios do cérebro, é crucial reconhecer que o cérebro não se resume apenas a essas células. Existem substâncias vitais que fornecem a energia e a capacidade necessárias para a reação cerebral. Um sistema circulatório cerebral bem desenvolvido desempenha um papel fundamental ao proporcionar um suprimento sanguíneo adequado a essa região. Uma estratégia eficaz para otimizar esse sistema é o neurofeedback, uma técnica utilizada globalmente há décadas para aprimorar o desempenho e desenvolver a atividade cerebral das pessoas.

Para isso, empregam-se sensores, dispositivos capazes de mensurar a atividade cerebral. Um exemplo notável é o HEG, ou hemoencefalograma, que incorpora um sistema de LED infravermelho. Esse mecanismo emite luz no córtex pré-frontal, enquanto um sensor identifica variações significativas no fluxo sanguíneo. Sua operação é bastante simples; basta posicionar o dispositivo adequadamente na região da testa. Assim, ele coleta essas informações e as transmite em tempo real para um sistema de feedback.

O objetivo é que você compreenda quais estratégias são eficazes e quais são inadequadas. Se lhe perguntarem: "Como você pode controlar a atividade cerebral?" Naturalmente, você não tem ideia de como fazer isso porque não recebe nenhum feedback. Ao contrário de mover um braço, quando você vê o movimento acontecendo, para ativar o cérebro, você não tem esse tipo de retorno. Como você sabe se o córtex pré-frontal está ativado ou não? O neurofeedback fornece essa informação. Quando você se concentrar e ultrapassar o ponto desejado, ele o alertará. Quando você for eficaz, ele também o informará.

Dessa forma, você compreenderá verdadeiramente seus padrões. Conseguirá atingir um estágio de alta performance cerebral, e, então, o seu córtex pré-frontal irá se adaptar. Ele se preparará para que, na próxima sessão, você possa alcançar um nível ainda mais elevado. Uma verdadeira academia para o cérebro. A neuroplasticidade sendo estimulada com a ajuda da neurotecnologia.

É maravilhoso que isso seja possível!

Referências

ARAIN, M. *et al.* Maturation of the adolescent brain. *Neuropsychiatric Disease and Treatment*, p. 449-461, 2013.

HARVEY, P.-O. *et al.* Cognitive control and brain resources in major depression: an fMRI study using the n-back task. *Neuroimage*, v. 26, n. 3, p. 860-869, 2005.

KENWOOD, M. M.; KALIN, Ned H.; BARBAS, H. The prefrontal cortex, pathological anxiety, and anxiety disorders. *Neuropsychopharmacology*, v. 47, n. 1, p. 260-275, 2022.

TSZESNIOSKI, L. de C. *et al.* Construindo a rede de cuidados em saúde mental infantojuvenil: intervenções no território. *Ciência & Saúde Coletiva*, v. 20, p. 363-370, 2015.

05

RESULTADOS APÓS A TERAPIA COM HEG

O neurofeedback, uma técnica de treinamento cerebral, não invasiva, tem como objetivo a autorregulação neurofisiológica. O HEG é uma modalidade mais recente do neurofeedback, criado em 1995, que tem como foco o incremento intencional da oxigenação e perfusão sanguínea. A presente revisão tem como objetivo apresentar a técnica de neurofeedback hemoencefalográfico utilizada no pré-frontal, modulando funções de outras áreas cerebrais.

NATHÁLIA VIVEIROS DE CASTRO

Nathália Viveiros de Castro

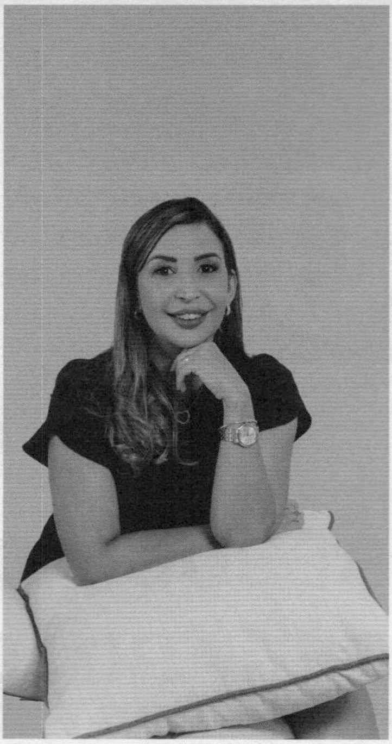

Diretora administrativa da rede Inn Health Center Brasil e USA . Mestre em Gerontologia pela Universidad del Atlântico. Mestre em Psicologia Comportamental pela ACU (Absolut Christian University). Doutora em Ciências da Saúde pela ACU (Absolut Christian University). Especialista em Neuropsicopedagogia pela Candido Mendes. Especialista em Orientação Educacional e Pedagógica pela FETAC. Graduada em Pedagogia pela FETAC. Graduada em normal superior pela Universidade Candido Mendes (2008). Graduanda em Psicologia pela UNIFACISA. Associada a SBNEC (Sociedade Brasileira de Neurociências e Comportamento), autora dos livros: *Neuropsicopedagogia: recebi meu primeiro paciente e agora?*, *Caderno neuróbico: atenção e memória* e *Neurofeedback: fundamentos básicos*.

Contatos
nathaliaoliveir1986@gmail.com
Instagram: @nah.castro.2022

A técnica de neurofeedback (HEG) tem trazido grandes contribuições para a área de saúde, neurologia, fisiologia, psicologia e outras áreas. O neurofeedback é um procedimento/treinamento não invasivo e não medicamentoso, realizado por eletrodos ligados a um computador e fixados no couro cabeludo do paciente. Os eletrodos realizam uma leitura da atividade elétrica cerebral (EEG) dos neurônios de áreas e estruturas cerebrais que se deseja treinar, ou seja, áreas comprometidas que se deseja modificar a atividade cerebral para alcançar a normalidade.

Um sistema computadorizado, com parâmetros de treino estabelecidos, monitora a atividade cerebral captada pelos eletrodos e conduz essas áreas a ondas de normalidade.

Essa é a chamada natureza do condicionamento operante da atividade eletroencefalográfica, ou simplesmente neurofeedback.

Compreende-se que o neurofeedback pode ser eficiente no tratamento de diversos distúrbios psicológicos e comportamentais, incluindo convulsões, ansiedade, drogadicção, insônia, ineficiências cognitivas, traumas, desordens de humor, transtorno obsessivo-compulsivo (TOC), desordens de personalidade, traumatismos cerebrais, dor crônica, artrite, epilepsia, dores de cabeça e enxaqueca, TDAH e demais distúrbios neurológicos e cerebrais.

Na atualidade, as modalidades de neurofeedback disponíveis para a clínica são a eletroencefalografia (EEG) e a hemoencefalografía (HEG), em que o EEG se baseia em atividades de monitoramento e retroalimentação da atividade elétrica cerebral e HEG se baseia, conforme estudos atuais, na técnica de monitoramento e retroalimentação do fluxo sanguíneo cerebral, a qual colabora para o controle voluntário da oxigenação em módulos cerebrais especificamente escolhidos.

Tendo como ponto alvo o córtex pré-frontal, o equipamento de HEG é composto de uma faixa fixada por um velcro, em que sensores realizam a leitura do fluxo sanguíneo cerebral; a faixa se posiciona nas regiões orbitais da testa, destaca-se as regiões giro orbitofrontal, córtex pré-frontal ventromedial e ventrolateral (Fp1, Fp2, Fpz, F7).

O objetivo da técnica é desenvolver, no paciente, a habilidade de controlar voluntariamente o fluxo sanguíneo na área em treinamento, com a finalidade de ativar uma área do cérebro, especificamente, que consome mais oxigênio, o que permitirá a ativação voluntária do exercício cerebral, incrementando a sinaptogênese e a angiogênese na região estimulada.

Destaca-se a grande facilidade na operação dessa técnica; sendo assim, o neurofeedback HEG é indicado como a solução ideal para treinar o córtex pré-frontal.

O HEG (Hemoencefalografia) é uma técnica de neurofeedback relativamente nova. Inicialmente, temos como base o neurofeedback, uma técnica específica de biofeedback, que surgiu em 1963, quando o professor Joseph Kamiya, da Universidade de Chicago, desenvolveu estudos treinando um voluntário com objetivo de reconhecer as ondas cerebrais alfa, e, posteriormente, alterar essas ondas (Siever, 2008).

Na mesma época, Hershel Toomim, realizava estudos de medição de ondas cerebrais com mecanismos de biofeedback em seu laboratório recém fundado, o Biofeedback Laboratories e o Biocomp Research Institute. Em 1994, Hershel Toomim, acidentalmente descobriu o controle consciente do fluxo sanguíneo cerebral. Dessa maneira, ele desenvolveu um dispositivo para aferir essas medidas, que chamou de sistema de hemoencefalografia de espectrofotometria de infravermelho próximo, que, somente em 1997, foi nomeado Hemoencefalografia. (Siever, 2008)

O HEG pode ser realizado em duas modalidades, o HEG de espectroscopia por infravermelho próximo (NIR – *Near InfraRed*) e o HEG por infravermelho passivo (PIR – *Passive InfraRed*).

O NIR foi desenvolvido pelo pesquisador Dr. Hershel Toomim; ele é capaz de medir as mudanças no nível local de oxigenação do sangue, ou seja, uma luz infravermelha incide na camada superficial do cérebro, ultrapassando os tecidos da pele e do crânio para avaliar a coloração do tecido cerebral, medindo, então, comprimentos de onda de 650 a 1000 nm e mudanças no nível local de oxigenação do sangue. O HEG NIR afere o quão vermelho está o sangue circulante na região pela emissão de um fecho de luz infravermelha que penetra no crânio e processa os dados que reflete, retornando ao equipamento. A luz capturada pelo NIR é medida e apresenta os níveis de saturação de oxigênio na região, sendo assim, o nutriente verificado é o oxigênio.

> A partir dessas informações obtidas, elas são enviadas para um computador, e as sessões de neurofeedback possibilitam a manipulação consciente desse sinal. O computador através de um sistema que realiza e expressa as leituras cerebrais realizadas, apresenta em vermelho o sangue arterial oxigenado, e em azul o sangue venoso desoxigenado. A partir das informações obtidas sobre a cor e a temperatura do tecido pode-se entender a excelência do metodo de neurofeedback para treinamento da área pré-frontal. (Londero; Gomes, 2014)

Os equipamentos de neurofeedback HEG utilizados para o treinamento são de certa maneira simples. Não exigem uma preparação prévia da pele ou um produto adicional (como aplicação do gel), basta apenas que os eletrodos sejam colocados de maneira correta sob a região que será treinada, no caso, a testa do paciente. As áreas prioritariamente treinadas com HEG neurofeedback são os sítios pré-frontais (Fp1, Fpz e Fp2) e frontais (F7 e F8, ver lobos frontais). Na Figura 1 destaca-se as áreas de treinamento do HEG, que são cinco pontos na região da testa.

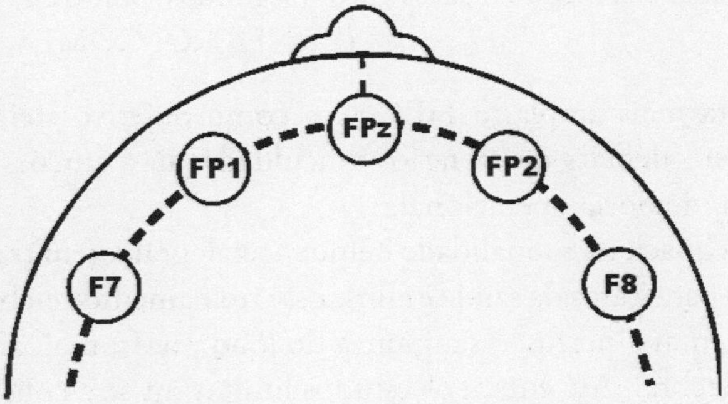

Figura 1: Áreas treinadas com HEG – pré-frontais (FP1, FPz e FP2) e frontais (F7 e 8).
Fonte: (CARMEN, 2004).

O HEG por infravermelho passivo, também conhecido por PIR, foi desenvolvido pelo Dr. Jeffrey Carmen, de Nova York. O HEG PIR é uma junção das técnicas do NIR aliadas a uma técnica conhecida como termoscopia, em que se detecta a luz de uma faixa estreita do espectro infravermelho, que corresponde à quantidade de calor que está sendo gerada por uma região cerebral ativa, bem como ao nível local de oxigenação do sangue.

Um fato interessante é que o calor detectado pelo HEG PIR é proporcional à quantidade de açúcar a ser queimado para manter o aumento da taxa metabólica necessária para abastecer a atividade neuronal elevada.

É importante entender como aumentar um determinado indicador. A resposta mais simples seria dizer ao nosso paciente: "Faça subir esse indicador" e, após alguns minutos, haverá um aumento significativo.

Lobos frontais

Grande é a importância dos lobos frontais nas funções executivas. Sabemos que essas funções se localizam nos lobos frontais direito e esquerdo. O córtex pré-frontal é o responsável pela avaliação do sucesso ou fracasso das ações dirigidas a objetivos estabelecidos. Segundo Londero e Gomes (2014, p. 45):

> O incremento voluntário da perfusão sanguínea proporcionada pelo treinamento com HEG neurofeedback (tipo NIR) nas áreas pré-frontais tem como objetivo "forçar" o sistema de irrigação cerebral a ampliar a quantidade de vasos capilares nessa região, de forma a aperfeiçoar o funcionamento metabólico e, por consequência, melhorar suas funções segundo o ponto de vista cognitivo. (LONDERO; GOMES, 2014, p. 45).

De maneira mais ampla, o HEG tem como objetivo treinar pacientes que apresentem déficits de atenção, dificuldades nas funções executivas e problemas na memória operacional.

O neurofeedback na modalidade hemoencefalografia tem trazido grandes contribuições para a área da saúde e afins. Esse treinamento cerebral tem como objetivo aumentar a perfusão sanguínea do lobo pré-frontal, aumentando a oxigenação cerebral. Até então, os estudos limitavam-se a considerar que os benefícios da técnica se davam apenas nas áreas treinadas; hoje novos estudos têm demonstrado que o aumento da oxigenação cerebral traz efeitos elétricos benéficos para outras áreas cerebrais.

Sendo assim, o hemoencefalografia é um método não invasivo que afere as mudanças no fluxo sanguíneo no cérebro, fornecendo informações sobre a atividade metabólica das áreas cerebrais. O neurofeedback, por sua vez, consiste em um treinamento cerebral baseado no princípio de que o cérebro pode aprender a autorregular-se por meio do feedback em tempo real.

Durante uma sessão de neurofeedback com HEG, sensores são colocados na cabeça para detectar as alterações no fluxo sanguíneo cerebral. Esses dados são, então, convertidos em sinais visuais ou auditivos que são apresentados ao paciente.

Ao receber esse feedback instantâneo, o paciente aprende a reconhecer os padrões de atividade cerebral associados às suas condições específicas. Com o tempo e a prática, o paciente pode aprender a modificar esses padrões e melhorar seu funcionamento cognitivo e emocional.

O cérebro, com sua sincronia que comunica diversas áreas, funciona como uma orquestra, todas as áreas precisam estar harmônicas; quando uma área tem uma falha, outras tentam dar suporte para que a sinfonia não seja perdida, contudo, às vezes, perdem o potencial e falham. Sendo assim, se mudamos o sistema hemodinâmico do lobo frontal, alcançamos resultados em outras áreas cerebrais.

Hoje, dados demonstram essas modificações de atividade elétrica alcançadas em várias outras áreas do cérebro após treino de HEG nas áreas pré-frontais.

Em 1999, foi feito um estudo para observar se a aplicação do HEG refletia nos processos de leitura. As correlações entre teste/reteste serviram para demonstrar a inferência de que as medidas infravermelhas refletem características duradouras, especialmente no hemisfério esquerdo.

Um estudo, em 2008, com HEG teve como feedback, em cada sessão, alterações nos níveis de HEG, que, dentro de cada ensaio, foram computadas e plotadas entre as sessões, assim como a relação teta/beta para cada ensaio.

Foram realizadas três tentativas com os pontos HEG no hemisfério esquerdo, na linha média, e sobre hemisfério direito durante dez minutos cada. Como resultados:

- O sujeito aprendeu claramente um melhor controle voluntário sobre o fluxo sanguíneo cerebral.
- A inclinação dos aumentos de HEG em cada ensaio melhorou entre as sessões nos três locais da testa.
- Houve três indicações neste caso de que o treinamento HEG para melhorar a atenção pode ser mais eficaz na localização da linha média.
- A relação teta/beta em Cz diminuiu ligeiramente ao longo das sessões apenas em resposta ao treinamento HEG na linha média.
- Picos de beta com duração de dez segundos ou mais ocorreram com mais frequência.
- Um aumento acentuado no HEG dentro de um ensaio foi associado a um aumento correspondente na potência em beta.

No ano de 2012, em um estudo com um sujeito submetido a dez sessões de HEG, seu mapeamento apresentou as seguintes modificações:

- Aumento na atividade de alfa.
- Redução na relação entre ondas lentas do tipo teta nas regiões pré-frontais.
- Redução na relação entre ondas rápidas do tipo beta nas regiões pré-frontais.

Os resultados apresentados são compatíveis a outros estudos, que indicam que a diminuição da relação teta/beta tem correlação à melhora no desempenho cognitivo.

A avaliação dos resultados da terapia com HEG (hemoencefalografia) em biomarcadores cognitivos é de suma importância para compreender os efeitos dessa intervenção na melhoria dos processos cognitivos.

Os estudos que investigam a eficácia da terapia com HEG em biomarcadores relacionados a processos cognitivos têm demonstrado resultados promissores, contudo, há poucos estudos sobre o assunto e, certamente, um campo enorme de análises para serem feitas com estudos mapeando o cérebro antes e depois da aplicação da técnica.

Referências

CARMEN, J. Passive infrared hemoencephalography: four years and 100 migraines. *Journal of Neurotherapy*, v. 8, n. 3, p. 23–51, 2004.

LONDERO, I.; GOMES; J. S. Neurofeedback hemoencefalográfico (HEG): Possibilidades de Aplicações no Campo da Saúde. *Ciências e Cognição*, v. 19, n. 3, p. 307-314, 2014.

SIEVER, D. History of biofeedback and neurofeedback: the Hershel Toomim story. *Biofeedback*, v. 36, n. 2, p. 74–81, 2008.

STOKES, D. A; LAPPIN, M. S. Neurofeedback and biofeedback with 37 migraineurs: a clinical outcome study. *Behavioral and brain functions*: *BBF*, v. 6, p. 9, jan. 2010.

TOOMIM, H. Neurofeedback with hemoencephalpography (HEG). Explore! *For the Professional*, v. 11, n. 2, p. 19-21, 2002.

PARTE 2
NEUROMODULAÇÃO EM AÇÃO: EXPLORANDO APLICAÇÕES

06

NEUROFEEDBACK COMO RECURSO DE ATUAÇÃO NEUROPSICOPEDAGÓGICA

De acordo com Leslie Hart (2002), "Ensinar sem levar em conta o funcionamento do cérebro seria como desenhar uma luva sem levar em consideração a existência da mão". Seguindo essa premissa, faz sentido utilizar recursos que ajudam a compreender como o cérebro funciona e aprende para oferecer estratégias de ensino-aprendizagem mais efetivas.

MÁRCIA LYRA

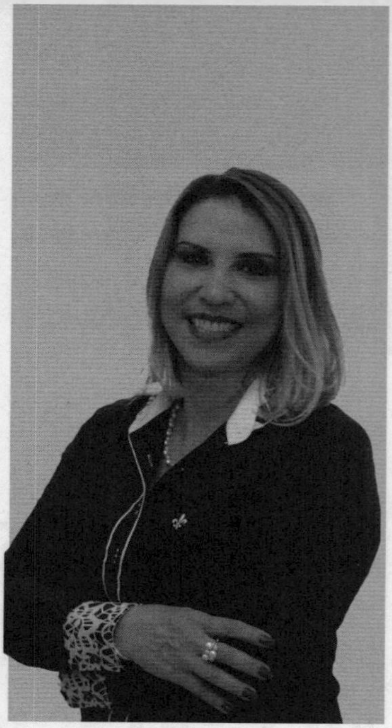

Márcia Lyra

Neuropsicopedagoga; psicopedagoga; psicomotricista. Especialista em educação na diversidade e cidadania, com ênfase na educação de jovens e adultos; especialista em TDAH. Mestranda em neurociências. Pós-graduanda em reabilitação cognitiva e em neurofeedback. Formação em Avaliação e Intervenção nas Dificuldades de Aprendizagem pela QualConsoante/Disclínica, em Portugal. Mediadora do Programa de Enriquecimento Instrumental (PEI), tecnologia de estimulação cognitiva focada no fortalecimento do raciocínio organizado. Docente em cursos de pós-graduação em psicopedagogia e neuropsicopedagogia; capacitadora do método Programa de Estimulação da Atenção (PEA) pela Disclínica, Portugal; especializada em Neuromodulação e Neurofeedback, pela NeuroWork; *Screener* DARV (Síndrome de Irlen). Experiência clínica e na área educacional em transtornos do neurodesenvolvimento.

Contatos
www.upneuropsicopedagogia.com
neuropp.marcialyra@gmail.com
Instagram: @up_neuropsicopedagogia
LinkedIn: linkedin.com/in/márcia-lyra-412060242
61 99986 5558

A conhecida década do cérebro (os anos 1990) trouxe novos conhecimentos acerca do funcionamento cerebral, mudando a concepção que se tinha, até então, de que o cérebro humano era rígido e estático. Foram os conhecimentos advindos das neurociências que revolucionaram essa visão equivocada, comprovando, por meio de pesquisas e exames de neuroimagem funcional, que o cérebro não apenas reage a estímulos advindos do meio, mas também muda a partir da aprendizagem, surgindo, então, o conceito de plasticidade cerebral.

A neuropsicopedagogia é uma ciência transdisciplinar, baseada em evidências científicas na busca por compreender a relação entre o funcionamento do cérebro e a aprendizagem humana, com o objetivo de promover a reintegração pessoal, social e educacional de crianças e adolescentes (SBNPp) com dificuldades escolares. O cérebro é o instrumento da aprendizagem (RELVAS, 2015); sendo assim, os conhecimentos advindos das neurociências contribuem para a atuação neuropsicopedagógica, possibilitando o entendimento do mecanismo do aprender e das possíveis alterações do cérebro durante o desenvolvimento que interferem no processo do aprender. Conhecer o funcionamento, a organização, a plasticidade cerebral e os transtornos do neurodesenvolvimento fornece bases consistentes para se desenvolver as melhores estratégias de ensino-aprendizagem, repercutindo na promoção da qualidade de vida de crianças e adolescentes com dificuldades escolares.

A avaliação do processo da aprendizagem e das dificuldades tem o objetivo de investigar como estão as funções cognitivas, relacionando-as com a aprendizagem escolar. Durante o processo de avaliação, são utilizados protocolos que contemplam os fundamentos básicos da aprendizagem e do desenvolvimento, como funções executivas, atenção, linguagem, raciocínio lógico-matemático e desenvolvimento neuromotor.

Os procedimentos de avaliação do indivíduo com dificuldades de aprendizagem, transtornos, síndromes ou altas habilidades que causam prejuízos na aprendizagem escolar e social permitem a criação de um plano de intervenção específico, o qual prevê sessões contínuas de atendimento. O foco é propor uma intervenção que amplie as possibilidades de percepção de quem aprende e, por sua vez, aumente as conjecturas cognitivas deste (SBNPp), utilizando recursos que promovam a estimulação cognitiva de modo a potencializar a aprendizagem e, assim, melhorar a qualidade de vida do seu paciente.

Dentre os recursos de intervenção recomendados pelo código de ética da profissão, encontra-se o neurofeedback, por se tratar de uma técnica segura e não invasiva para o tratamento de uma variedade de condições que podem comprometer o processo da aprendizagem escolar.

Diante dessa perspectiva, o neurofeedback torna-se um recurso importante para a atuação neuropsicopedagógica, pois trata-se de uma técnica que tem como objetivo promover a qualidade de vida dos pacientes por meio da modulação das áreas do cérebro que se apresentam disfuncionais, tornando-as mais produtivas.

A técnica do neurofeedback pode ser utilizada tanto para mapear como para treinar o cérebro. O mapeamento possibilita verificar áreas disfuncionais que, quando associadas à queixa apresentada durante a entrevista de anamnese e avaliação, possibilitam a elaboração de um relatório de avaliação neuropsicopedagógica (RAN) mais detalhado. Todas essas informações alinhadas ajudam a construir um raciocínio clínico, possibilitando a criação de protocolos de treinamento específicos para melhorar o funcionamento do indivíduo.

O neurofeedback tem sido alvo de muitos estudos e pesquisas que surgem com o objetivo de avaliar a eficácia da técnica em variadas condições. Em 2012, essa técnica foi reconhecida pela Academia Americana de Pediatria como tratamento tão eficaz quanto medicações para combater sintomas do TDAH (DOIDGE, 2016). Outros estudos foram realizados apresentando resultados que reforçam os benefícios do neurofeedback para indivíduos com TDAH. Esses estudos tornam-se importantes para essa população, tendo em vista que os sintomas são excessivos e inadequados para a faixa etária e se associam a diversos problemas na vida acadêmica, familiar e social (LENT, 2018).

A atenção é a porta de entrada para o processo da aprendizagem; portanto, é comum pessoas com déficits atencionais serem prejudicadas durante o processo do aprender. De acordo com Lent (2011), para aprender é preciso prestar atenção. E pode-se aprender a prestar atenção, ou seja, a atenção pode ser treinada. Partindo dessa premissa, o neurofeedback torna-se uma ferramenta valiosa, pois permite a criação de treinos utilizando feedbacks auditivos e visuais, com o objetivo de reforçar o comportamento desejado, possibilitando a modulação das áreas cerebrais que se encontram disfuncionais.

Em 2018, foi publicada uma revisão sistemática e meta-análise realizada por Jessica Van Doren e colegas, abordando a sustentabilidade do neurofeedback, considerando estudos randomizados e controlados que realizaram avaliações de acompanhamento em crianças com TDAH. Os resultados meta-analíticos de acompanhamento do tratamento com neurofeedback sugerem que há reduções sustentadas dos sintomas ao longo do tempo em comparação com condições de controle não ativo. As melhorias observadas são comparáveis aos tratamentos ativos (incluindo metilfenidato), concluindo que o neurofeedback pode ser considerado uma opção de tratamento não farmacológico para o TDAH, com evidências de efeitos do tratamento que são mantidos quando o tratamento é concluído e interrompido.

Uma revisão realizada em 2019 por Stefanie Enriquez-Geppert e colegas, do Departamento de Neuropsicologia Clínica e do Desenvolvimento, da Faculdade de Ciências Comportamentais e Sociais da Universidade da Holanda, teve o objetivo de revisar os tratamentos tradicionais atuais para TDAH. Esses tratamentos apresentam limitações em termos de manutenção a longo prazo, da remissão dos sintomas e dos efeitos colaterais e, quando não estava sob efeito da medicação, a desatenção e a impulsividade repercutiam, criando inúmeros constrangimentos para o indivíduo e sua família. O estudo considerou o neurofeedback uma intervenção não farmacológica e não invasiva que mostrou resultados promissores no controle dos sintomas de TDAH a longo prazo e sem efeitos colaterais.

Outro estudo realizado, em 2022, por Jessica Oliveira e colegas do Departamento de Medicina Complementar, da Universidade de Joanesburgo, na África do Sul, teve o objetivo de explorar e descrever as experiências de terapeutas usando neurofeedback para tratar crianças e adultos com TDAH. Os terapeutas relataram perceber o neurofeedback como um tratamento eficaz e valioso para reduzir a gravidade dos sintomas do TDAH e melhorar a qualidade de vida do paciente, especialmente quando usado como parte de uma abordagem multimodal.

Um estudo conduzido por Hsien-Jane Chiu e colaboradores (2022), do Departamento de Psicologia, da Faculdade de Ciências Médicas e da Saúde, em Taiwan, apresentou resultados que demonstraram a eficácia satisfatória do neurofeedback para melhorar a atenção sustentada, especialmente quando o aprimoramento da onda beta foi incluído.

Yasaman Mohammadi e colegas, em 2023, realizaram um estudo experimental com o objetivo de investigar a eficácia do neurofeedback no gerenciamento do desempenho acadêmico de estudantes de enfermagem da Universidade de Medicina de Teerã, com fracasso escolar. Os resultados da análise de covariância mostraram que os alunos com fracasso acadêmico que foram treinados em sessões de neurofeedback relataram pontuação média maior no semestre seguinte em comparação aos alunos que não compareceram às sessões de neurofeedback. Compatíveis com essa pesquisa, muitos estudos demonstraram que o neurofeedback pode ajudar os alunos com dificuldades de aprendizagem a regular a sua atividade de ondas cerebrais, uma vez que o mecanismo de autorregulação das ondas cerebrais desempenha um papel fundamental na concepção e no funcionamento normal do cérebro. Portanto, a melhora dos déficits de atenção e memória pode explicar a melhora no desempenho acadêmico. O estudo sugere aumentar a duração das sessões de treinamento de neurofeedback em combinação com outros métodos para melhorar o desempenho dos alunos.

Marisol Cueli, do Departamento de Psicologia da Universidade de Oviedo, Espanha, realizou um estudo , publicado em 2019, com o objetivo principal de analisar o efeito diferencial do neurofeedback nas três apresentações de TDAH. O estudo baseou-se na análise dos benefícios desse tipo de intervenção em três áreas: ativação cortical, desempenho e sintomatologia observada. Os resultados mostraram que, em geral, os três tipos de apresentação mostraram melhorias nas três áreas após a intervenção. Todos os grupos receberam uma intervenção de neurofeedback baseada no protocolo beta-teta clássico (reduzir teta e aumentar beta).

Jason Krell e colegas (2023), da Universidade de Toronto, Canadá, realizaram um estudo para determinar se o treinamento de neurofeedback *in situ* pode ser usado como uma ferramenta para construir atenção sustentada na população estudantil em geral e se os ganhos na atenção se traduzem em hábitos de trabalho e habilidades de aprendizagem mais eficazes. Os alunos participaram de um jogo de treinamento de atenção, utilizando a técnica do neurofeedback por um período de 35 sessões de 25 minutos cada. O estudo foi construído como um projeto quase experimental pré-teste/pós-teste de um grupo. O resultado desse estudo apoia que o neurofeedback pode ser uma ferramenta eficaz para construir atenção sustentada e traduzir os ganhos em hábitos de comportamentos de aprendizagem, incluindo planejamento e organização. Os resultados promissores dessa investigação exploratória justificam mais pesquisas aplicadas.

Os estudos analisados demonstram a importância significativa do neurofeedback na neuropsicopedagogia, especialmente por seus efeitos benéficos em estudantes com dificuldades atencionais. Essa técnica tem se mostrado eficaz em aumentar a capacidade de concentração dos estudantes, o que, por sua vez, tem um impacto direto e positivo no desempenho acadêmico. O rendimento escolar pode ser influenciado por uma variedade de fatores. Assim, uma abordagem investigativa cuidadosa é o recomendado para identificar as causas do baixo desempenho e, consequentemente, fornecer uma intervenção personalizada, que atenda às necessidades individuais de cada estudante.

Referências

CHIU, H.-J. *et al.* Surface electroencephalographic neurofeedback improves sustained attention in ADHD: a meta-analysis of randomized controlled trials. *Child and Adolescent Psychiatry and Mental Health*, v. 16, n. 1, p. 1-13, 2022.

CÓDIGO de Ética Técnico Profissional da Neuropsicopedagogia – Resolução SBNPp n. 5, de 12 de abril de 2021.

CUELI, M. *et al.* Differential efficacy of neurofeedback in children with ADHD presentations. *Journal of Clinical Medicine*, v. 8, n. 2, p. 204, 2019.

DOIDGE, N. *O cérebro que cura: como a neuroplasticidade pode revolucionar o tratamento de lesões e doenças cerebrais*. Tradução de Clóvis Marques. Rio de Janeiro: Record, 2016.

ENRIQUEZ-GEPPERT, S. *et al.* Neurofeedback as a treatment intervention in ADHD: current evidence and practice. *Current Psychiatry Reports*, v. 21, p. 1-7, 2019.

HART Leslie A. Human brain and human learning. 3rd ed. Covington: Books for Educators, 2002.

KRELL, J.; DOLECKI, P. K.; TODD, A. School-Based Neurofeedback Training for Sustained Attention. *Journal of Attention Disorders*, 2023.

LENT, R. *et. al. Ciência para educação*: uma ponte entre dois mundos. São Paulo: Ed. Atheneu, 2018.

LENT, R. *Sobre neurônios, cérebros e pessoas*. São Paulo: Ed. Atheneu, 2011.

MOHAMMADI, Y. *et al.* The effectiveness of neurofeedback on the management of academic performance in students with academic failure: experimental research. *Annals of Medicine and Surgery*, v. 85, n. 6, p. 2677, 2023.

OLIVEIRA, J. *et al.* Experiences of neurofeedback therapists in treating attention-deficit hyperactivity disorder. *Health SA Gesondheid (Online)*, v. 27, p. 1-8, 2022.

RELVAS, M. *Neurociência e transtornos de aprendizagem: as múltiplas eficiências para uma educação inclusiva*. Rio de Janeiro: Wak Editora, 2015, p. 34.

VAN DOREN, J. *et al.* Sustained effects of neurofeedback in ADHD: a systematic review and meta-analysis. *European child & adolescent psychiatry*, v. 28, n. 3, p. 293-305, 2019.

07

NEUROFEEDBACK E DESEMPENHO ACADÊMICO DO TDAH

O neurofeedback (NFB) tem sido cada vez mais implementado como intervenção complementar no tratamento do TDAH. Este capítulo busca fazer uma revisão da literatura em busca de evidências da melhora no desempenho de funções executivas e no desempenho acadêmico dos indivíduos com essa condição.

FABRÍCIO BRUNO CARDOSO

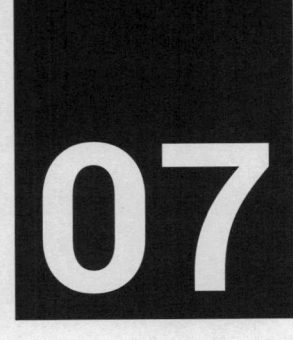

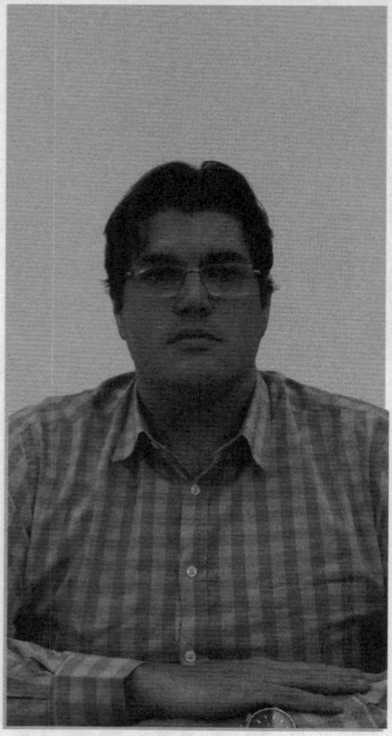

Fabrício Bruno Cardoso

Possui graduação em Educação Física pela Universidade Castelo Branco (2002), mestrado em Ciência da Motricidade Humana pela Universidade Castelo Branco (2007) e doutorado em Ciências Biológicas (Biofísica) pela Universidade Federal do Rio de Janeiro (2018). Atualmente, é coordenador do curso de Educação Física e líder do Laboratório de Inovações Educacionais e Estudos Neuropsicopedagógicos (LIEENP) da Faculdade CENSUPEG. Professor convidado da Universidade Federal do Rio de Janeiro. Pai da Júlia (Jujuba), de 11 anos, e da Luiza (Lulu), de 6 anos, e esposo da Fernanda (Fê).

Contatos
fabricio@censupeg.com.br
Instagram: @lieenp_censupeg

O transtorno de déficit de atenção e hiperatividade (TDAH) representa uma das principais causas de procura para atendimento em centros de saúde mental e neurologia especializados em crianças e adolescentes. Estima-se que de 3% a 5% das crianças em idade escolar apresentem esse transtorno (Faraone *et al.*, 2003), cujas principais características são a desatenção, a hiperatividade e a impulsividade. Como essas características afetam diretamente o comportamento da criança, é possível observarmos dificuldades no seu desempenho acadêmico, nos relacionamentos familiares e sociais e no ajustamento psicossocial e motor (Rohde, 2011; Aycicegi-Dinn *et al.*, 2011; Pimentel *et al.*, 2011; Sontag *et al.*, 2011).

Na escola, as crianças com TDAH mostram, em geral, uma inteligência média ou acima da média (Razera, 2001). Entretanto, é comum que apresentem problemas de aprendizagem ou de comportamento, como dificuldades na percepção, na conceitualização, na linguagem, na memória, no controle da atenção, na função motora e, ainda, impulsividade (Taylor, 2011). Nesse sentido, Goldstein e Goldstein (2006) demonstraram que crianças portadoras de TDAH são mais propensas a manifestarem mais problemas escolares que aquelas que não apresentam tal transtorno.

Um dos aspectos a ser considerado, nos indivíduos com TDAH, é o atraso na maturação cortical em relação às regiões pré-frontais, sobretudo ao córtex pré-frontal lateral, onde encontramos a maior parte das anormalidades estruturais e da hipoativação cerebral relacionadas às funções cognitivas, tais como: habilidade para inibir pensamentos e respostas indesejadas, controle executivo da atenção, avaliação das recompensas da ação, controle motor preciso e adequado àquela ação e memória operacional (Shaw *et al.*, 2007; Dopheide; Pliszka, 2009; Mclaughlin *et al.*, 2010).

Neurofeedback (NFB) é uma forma de biofeedback, que é baseada na aproximação das neurociências e terapias comportamentais. Ele pode ser mais bem descrito como um treinamento de autorregulação com o objetivo de alcançar controle sobre os padrões de atividade cortical ou para normalizá-los (Strehl *et al.*, 2006; Heinrich; Gevensleben; Strehl, 2007). O NFB vem sendo utilizado para a estimulação de funções executivas em crianças, jovens e adultos, especialmente no que se refere ao processamento de informações de maneira mais organizada (Sulzer *et al.*, 2013; Gevensleben *et al.*, 2014).

Atualmente, o NFB vem atraindo um crescente interesse científico e clínico graças aos avanços no processamento do sinal e resolução espacial da imagem (Loo; Makeing, 2012), com a possibilidade de treinamento e restauração de padrões de ondas cerebrais (Hammond, 2007), por meio de autocontrole, que visa à modificação de respostas fisiológicas pela retroalimentação de funções que se pretende monitorar e alterar. Os avanços tecnológicos e científicos têm possibilitado a utilização do NFB na prática clínica e terapêutica, já que podem modificar os padrões neurológicos alterados que interferem no funcionamento adequado do cérebro (Arns; Strehl, 2013).

Os métodos de NFB geralmente são baseados em EEG, ressonância magnética funcional (fMRI) ou espectroscopia no infravermelho próximo (NIRS). Até agora, o EEG tem sido o principal método utilizado para a prática clínica do NFB no Brasil, principalmente devido a seu baixo custo, facilidade de uso e não invasividade. O EEG compreende uma mistura de múltiplas ondas de várias frequências. Essas bandas de frequência estão correlacionadas com vários graus de sincronizações neuronais e também estão ligadas a uma variedade de operações cognitivas (Harmony, 2013). Por exemplo, ondas delta (0,5-4 Hz) estão associadas à inibição dos aferentes sensoriais; ondas teta (4-8 Hz) são típicas de nervosismo; um estado mental atento e relaxado é caracterizado por ondas alfa (8-12 Hz); o estado de alerta é caracterizado por ondas beta (16-30 Hz); e a resolução de problemas ou funções cognitivas superiores estão associadas a ondas gama (30-100 Hz).

Diversos estudos (Leins *et al.*, 2012; Bakhshayesh *et al.*, 2011; Duric *et al.*, 2012; Van Dongen-Boomsma *et al.*, 2013; Steiner *et al.* 2014; Maurizio *et al.*, 2014; Gevensleben *et al.*, 2014) vêm demonstrando a utilização e eficácia no tratamento dos sintomas do TDAH, principalmente de desatenção, como no estudo de Lubar e Lubar (1991), que relatou que 80% a 90% das pessoas com TDAH foram beneficiadas, tanto do ponto de vista cognitivo como comportamental e neuropsicológico, com os protocolos de treinamento de NFB e que esse tipo de tratamento pode ser uma alternativa promissora na reabilitação dos padrões de atividade cortical nesses pacientes. Outros estudos de ensaios clínicos demonstraram a eficácia no tratamento dos sintomas, como melhora na atenção, diminuição da hiperatividade e melhora nos comportamentos sociais e acadêmicos (Holtmann *et al.*, 2009; Gevensleben *et al.*, 2014; Wangler, *et al.*, 2011; Steiner *et al.*, 2014); ainda, outros destacaram que os efeitos produzidos pelo NFB são mantidos por longo prazo, em que os pacientes submetidos ao NFB apresentam uma estabilidade em seu quadro clínico, mesmo após 24 meses de interrupção (Gani *et al.*, 2008; Gevensleben *et al.*, 2014; Meisel *et al.*, 2013).

Pode-se considerar, portanto, que a lógica do NFB tem suas raízes em estudos neurofisiológicos que mostraram uma relação entre o eletroencefalograma e o mecanismo do "tálamo-cortical inferior", que é responsável pelos ritmos e frequências do eletroencefalograma. O treinamento de NFB tem como objetivo normalizar esses ritmos, podendo resultar na estabilidade de sinais e sintomas e dificuldades do dia a dia, como o desempenho acadêmico (Demos, 2005).

Estudos recentes vêm destacando que o NFB deve ser aplicado juntamente com uma proposta de treinamento cognitivo, visto que, quando aplicados de maneira conjunta, os achados descritos na literatura mostram uma organização na ativação do córtex pré-frontal e um aumento da amplitude do beta, podendo contribuir, assim, para que as crianças com TDAH apresentem melhores níveis de controle inibitório, memória operacional, flexibilidade cognitiva e, consequentemente, uma melhor capacidade de organização para realização de tarefas acadêmicas (Moradi, Rajabi, Mansouri Nejad, 2022; Garcia Pimenta *et al.*, 2021). Gevensleben et al (2009) usaram o neurofeedback junto com o treinamento cognitivo e descobriram que professores e pais relataram mais melhorias. Em outro estudo, Steiner *et al.* (2014) compararam o método de neurofeedback com o treinamento cognitivo. Nesse estudo, as crianças do grupo de neurofeedback ofereceram melhores resultados em comparação ao grupo de treinamento cognitivo e ao grupo-controle.

Kianbakht *et al.* (2015) destacam em seus estudos que os indivíduos que foram submetidos ao NFB junto com o treino cognitivo, além da organização do padrão elétrico cortical, obtiveram maiores índices em tarefas que avaliam habilidades relacionadas a funções executivas, e também obtiveram melhores resultados no que diz respeito a habilidades acadêmicas. Rajabi, Pakize e Moradi (2020) concluíram que os desenvolvimentos tecnológicos fornecem um veículo interessante para interpor intervenções e que a combinação de NFB e treinamento cognitivo baseado em jogos pode produzir efeitos terapêuticos positivos nas ondas cerebrais e na sintomatologia do TDAH.

Estudo desenvolvido por Pahlevanian *et al.* (2017) mostrou que o grupo que recebeu neurofeedback juntamente, na mesma sessão, com um treino cognitivo a partir da demanda do paciente apresentou melhores índices de atenção e impulsividade em comparação ao grupo que recebeu apenas neurofeedback. Pode-se considerar, assim, que o NFB é uma técnica facilitadora para melhorar o fator atenção em crianças com TDAH, mas não é uma terapia completa, não sendo substitutiva a nenhuma outra terapia.

Estudos desenvolvidos utilizando o NFB em conjunto com a reabilitação cognitiva mostram possíveis melhoras dos praticantes, no processamento cognitivo e no desempenho cognitivo, nos estados de humor, na motivação e no engajamento acadêmico. Portanto, evidencia-se que o NFB, realizado concomitante com o treino cognitivo, pode ser desenvolvido com tarefas e recompensas relacionadas à reabilitação cognitiva para melhorar os parâmetros como capacidade de leitura, capacidade de recordação e memória de atenção e de trabalho. Porém, cabe ressaltar que o tamanho das amostras era muito pequeno, tornando importante a realização de novos estudos na área (Kim *et al.*, 2023; González Méndez *et al.*, 2022; Sitaram *et al.*, 2017; Sulzer *et al.*, 2013).

Ao integrar uma técnica de treinamento cognitivo, juntamente com o NFB, o paradigma de aprendizagem em circuito fechado altamente eficiente, descrito por Clow (2013), pode ser atingido, evitando a necessidade de alcançar transferências dos benefícios da prática do NFB mais distantes, como a melhora do desempenho acadêmico.

Referências

ARNS, M.; STREHL, U. Evidence for efficacy of neurofeedback in ADHD? *American Journal of Psychiatry*, v. 170, n. 7, p. 799a-800, 2013.

AYCICEGI-DINN, A. *et al.* Neurocognitive correlates of adult attention--deficit/hyperactivity disorder in a Turkish sample. *ADHD Attention Deficit and Hyperactivity Disorders*, v. 3, p. 41-52, 2011.

BAKHSHAYESH, A. R. *et al.* Neurofeedback in ADHD: a single-blind randomized controlled trial. *European child & adolescent psychiatry*, v. 20, p. 481-491, 2011.

CLOW, D. An overview of learning analytics. *Teaching in Higher Education*, v. 18, n. 6, p. 683-695, 2013.

DEMOS, J. N. *Getting started with neurofeedback*. WW Norton & Company, 2005.

DOPHEIDE, J. A.; PLISZKA, S. R. Attention-deficit-hyperactivity disorder: an update. *Pharmacotherapy: The Journal of Human Pharmacology and Drug Therapy*, v. 29, n. 6, p. 656-679, 2009.

DURIC, N. S. *et al.* Neurofeedback for the treatment of children and adolescents with ADHD: a randomized and controlled clinical trial using parental reports. *BMC psychiatry*, v. 12, n. 1, p. 1-8, 2012.

FARAONE, S. V. *et al.* The worldwide prevalence of ADHD: is it an American condition? *World psychiatry*, v. 2, n. 2, p. 104, 2003.

GANI, C. *et al.* Long term effects after feedback of slow cortical potentials and of theta-beta-amplitudes in children with attentiondeficit/ hyperactivity disorder (ADHD). *Int J Bioelectromagn*, v. 10, n. 4, p. 209-32, 2008.

GARCIA PIMENTA, M. *et al.* Treatment efficacy and clinical effectiveness of EEG neurofeedback as a personalized and multimodal treatment in ADHD: A critical review. *Neuropsychiatric disease and treatment*, p. 637-648, 2021.

GEVENSLEBEN, H. *et al.* Is neurofeedback an efficacious treatment for ADHD? A randomised controlled clinical trial. *Journal of Child Psychology and Psychiatry*, v. 50, n. 7, p. 780-789, 2009.

GEVENSLEBEN, H. *et al.* Is neurofeedback an efficacious treatment for ADHD? A randomised controlled clinical trial. *Journal of Child Psychology and Psychiatry*, v. 50, n. 7, p. 780-789, 2009.

GEVENSLEBEN, H. *et al.* Neurofeedback in ADHD: further pieces of the puzzle. *Brain topography*, v. 27, p. 20-32, 2014.

GOLDSTEIN, S. & GOLDSTEIN, M. *Hiperatividade: como desenvolver a capacidade de atenção da criança*. 11. ed. São Paulo: Papirus. 2006.

GONZÁLEZ MÉNDEZ, P. P. *et al.* Real-time fMRI neurofeedback training as a neurorehabilitation approach on depressive disorders: A systematic review of randomized control trials. *Journal of Clinical Medicine*, v. 11, n. 23, p. 6909, 2022.

HAMMOND, D. C. What is neurofeedback: An update. *Journal of neurotherapy*, v. 15, n. 4, p. 305-336, 2011.

HEINRICH, H.; GEVENSLEBEN, H.; STREHL, U. Annotation: Neurofeedback–train your brain to train behaviour. *Journal of Child Psychology and Psychiatry*, v. 48, n. 1, p. 3-16, 2007.

HOLTMANN, M. *et al.* Specific effects of neurofeedback on impulsivity in ADHD.*Kindheit und Entwicklung*, v. 18, n. 2, p. 95-104, 2009.

KIANBAKHT, M. *et al.* Effectiveness of Neuro-feedback associated with cognitive rehabilitation therapy on children with Attention Defect Hyperactivity Disorder (ADHD). *The International Journal of Indian Psychology*, v. 2, n. 4, p. 18-29, 2015.

KIM, S. *et al.* Self-regulation of the posterior-frontal brain activity with real-time fMRI neurofeedback to influence conscious perception. Disponível em: <https://www.researchsquare.com/article/rs-2968274/v1>. Acesso em: 20 abr. de 2024.

LEINS, U. *et al.* Neurofeedback for children with ADHD: a comparison of SCP and Theta/Beta protocols. *Applied psychophysiology and biofeedback*, v. 32, p. 73-88, 2007.

LOO, S. K.; MAKEIG, S. Clinical utility of EEG in attention-deficit/hyperactivity disorder: a research update. *Neurotherapeutics*, v. 9, p. 569-587, 2012.

LUBAR, J. F.; LUBAR, J. O. Neurofeedback assessment and treatment for attention deficit/hyperactivity disorder. *In* J. EVANS, J. R.; ABARBANEL, A. (Eds.). *Introduction to quantitative EEG and Neurofeedback*. San Diego, CA: Academic Press Inc., p. 103-43, 1999.

MAURIZIO, S. *et al.* Comparing tomographic EEG neurofeedback and EMG biofeedback in children with attention-deficit/hyperactivity disorder. *Biological psychology*, v. 95, p. 31-44, 2014.

McLAUGHLIN, K. A. *et al.* Delayed maturation in brain electrical activity partially explains the association between early environmental deprivation and symptoms of attention-deficit/hyperactivity disorder. *Biological Psychiatry*, v. 68, n. 4, p. 329-336, 2010.

MEISEL, V. *et al.* Neurofeedback and standard pharmacological intervention in ADHD: a randomized controlled trial with six-month follow-up. *Biol Psychol*, v. 94, p. 12-21, 2013.

MORADI, N.; RAJABI, S.; MANSOURI NEJAD, A. The effect of neurofeedback training combined with computer cognitive games on the time perception, attention, and working memory in children with ADHD. *Applied Neuropsychology: Child*, p. 1-13, 2022.

PAHLEVANIAN, A. *et al.* Neurofeedback associated with neurocognitive-rehabilitation training on children with attention-deficit/hyperactivity disorder (ADHD). *International Journal of Mental Health and Addiction*, v. 15, p. 100-109, 2017.

PIMENTEL, M. J. *et al.* Mothers of children with attention deficit/hyperactivity disorder: relationship among parenting stress, parental practices, and child behaviour. *ADHD Attention Deficit and Hyperactivity Disorders*, v. 3, p. 61-68, 2011.

RAJABI, S.; PAKIZE, A.; MORADI, N. Effect of combined neurofeedback and game-based cognitive training on the treatment of ADHD: A randomized controlled study. *Applied Neuropsychology: Child*, v. 9, n. 3, p. 193-205, 2020.

ROHDE, L. A. ADHD diagnosis and treatment: exploring new areas of interest. *ADHD Attention Deficit and Hyperactivity Disorders*, v. 3, p. 235-236, 2011.

SITARAM, R. *et al.* Closed-loop brain training: the science of neurofeedback. *Nature Reviews Neuroscience*, v. 18, n. 2, p. 86-100, 2017.

SONTAG, T. A. *et al.* Effects of DSP4 and methylphenidate on spatial memory performance in rats. *ADHD Attention Deficit and Hyperactivity Disorders*, v. 3, p. 351-358, 2011.

STEINER, N. J. *et al.* Neurofeedback and cognitive attention training for children with attention-deficit hyperactivity disorder in schools. *Journal of Developmental & Behavioral Pediatrics*, v. 35, n. 1, p. 18-27, 2014.

STREHL, U. *et al.* Self-regulation of slow cortical potentials: a new treatment for children with attention-deficit/hyperactivity disorder. *Pediatrics*, v. 118, n. 5, p. e1530-e1540, 2006.

SULZER, J. *et al.* Neurofeedback-mediated self-regulation of the dopaminergic midbrain. *Neuroimage*, v. 83, p. 817-825, 2013.

TAYLOR, E. Antecedents of ADHD: a historical account of diagnostic concepts. *ADHD Attention Deficit and Hyperactivity Disorders*, v. 3, p. 69-75, 2011.

VAN DONGEN-BOOMSMA, M. *et al.* A randomized placebo-controlled trial of electroencephalographic (EEG) neurofeedback in children with attention-deficit/hyperactivity disorder. *The Journal of clinical psychiatry*, v. 74, n. 8, p. 16829, 2013.

WANG, Y. *et al.* Perceptual load, voluntary attention, and aging: An event--related potential study. *Int. J. Psychophysiol.*, v. 84, p. 17-25, 2012.

WANGLER, S. *et al.* Neurofeedback in children with ADHD: specific event-related potential findings of a randomized controlled trial. *Clinical Neurophysiology*, v. 122, n. 5, p. 942-950, 2011.

08

tDCS
A REVOLUÇÃO NA EDUCAÇÃO DE PESSOAS COM DIFICULDADES DE APRENDIZAGEM

A estimulação transcraniana por corrente contínua está cada vez mais presente em estudos e pesquisas, expandindo-se na prática. Neste capítulo, vamos conhecer um pouco mais dessa técnica tão promissora, que tem cada vez mais evidências crescentes indicando seu potencial benéfico na melhoria da educação de pessoas com dificuldades de aprendizagem.

DANIELA RECH

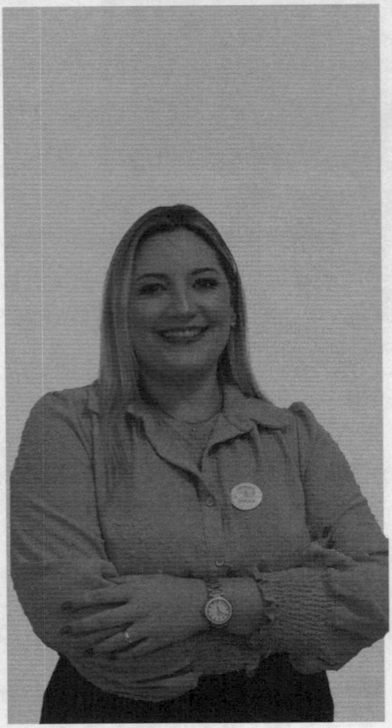

Daniela Rech

Pedagoga graduada, com habilitação em educação inclusiva. Licenciada em ciências biológicas. Especialista em Psicopedagogia Clínica e Institucional e Educação Inclusiva com ênfase em Deficiência Intelectual, Física e Psicomotora pela FAMEESP. Especialista em metodologia de ensino de ciências e neuropsicopedagogia. Pós-graduanda em Neurociência e Aprendizagem pela IPEMIG. Selo de aplicadora indicada pela Academia do Autismo para intervenções baseadas em ABA. Possui cursos de extensão nas áreas de autismo, neurociências e aprendizagem. Docente e palestrante nas áreas de educação inclusiva e inclusão no mercado de trabalho. Formação em Neurofeedback e tDCS pela Neurowork. Coautora do livro *Autismo: uma maneira diferente de ser*. Atua como psicopedagoga nas áreas de avaliação, estimulação e reabilitação cognitiva.

Contatos
www.danirechpsico.com.br
danirechpsico@gmail.com
Instagram: @danirechpsico
48 99210 9986

A experiência constantemente molda o cérebro e, nesse sentido, o cérebro é moldado pela experiência.
(Oliver Sacks)

A aprendizagem é um processo complexo, que está intrinsecamente ligado ao funcionamento do cérebro. Quando uma pessoa realiza suas atividades, diversas áreas do cérebro entram em ação. A memória, por exemplo, é fundamental nesse processo. O cérebro tem a habilidade de formar memórias de curto e longo prazo, permitindo que experiências e informações sejam retidas e utilizadas posteriormente. Pode-se dizer que os tipos de memória que mais interessam à educação são dois: memória de curto prazo, que "se refere à capacidade de reter a informação por um período curto de tempo, desde alguns poucos minutos até meia ou uma hora" (Dalgalarrondo, 2008, p. 93) e memória de longo prazo, que evoca informações e acontecimentos ocorridos no passado, sendo um tipo de memória de capacidade e duração ampla, pois parece envolver mudanças na estrutura dos neurônios.

A atenção e o foco são componentes essenciais da aprendizagem eficaz. Regiões como o córtex pré-frontal estão envolvidas no controle da atenção e na tomada de decisões, influenciando diretamente a capacidade de absorver e processar informações. No entanto, algumas pessoas enfrentam desafios significativos, conhecidos como dificuldades de aprendizagem (referem-se a desafios temporários ou específicos em uma área de aprendizagem, como leitura, escrita ou matemática, podendo ser causadas por fatores diversos, como métodos de ensino inadequados, falta de apoio individualizado, problemas de saúde temporários, entre outros) ou como transtornos de aprendizagem (têm uma base neurológica e são frequentemente associados a diferenças na estrutura ou funcionamento do cérebro, são caracterizados por sua persistência ao longo do tempo, muitas vezes desde a infância), que podem afetar a aquisição e a aplicação do conhecimento de maneira diferente em comparação com seus pares. Essas dificuldades podem variar em natureza e gravidade, sendo influenciadas por diversas conexões cerebrais. O cérebro é um órgão adaptável e tem a incrível capacidade de se remodelar e se fortalecer por intermédio da estimulação.

Já existem estudos que sugerem a estimulação transcraniana como procedimento benéfico na melhoria das funções cognitivas, o que pode ser positivo e transformador para pessoas com dificuldades de aprendizagem. A tDCS pode influenciar a excitabilidade neuronal, ajustando o potencial de repouso dos neurônios. Isso pode facilitar a comunicação entre as células cerebrais e otimizar as redes neuronais envolvidas na aprendizagem. A estimulação transcraniana por corrente contínua tem a capacidade de modular a excitabilidade cortical motora, por meio da aplicação de estimulação anódica, que aumenta essa excitabilidade, enquanto a estimulação catódica a diminui; assim, já se observou que mudanças na excitabilidade cortical estão associadas ao aprendizado. De acordo com estudos (Nitsche *et al.*, 2003), essas correntes podem influenciar positivamente nas experiências de aprendizado. A plasticidade sináptica, que se refere à capacidade do cérebro de formar novas conexões entre os neurônios, também pode ser estimulada através da tDCS, facilitando a adaptação do cérebro em resposta a novas informações, auxiliando no processo de reabilitação de dificuldades de aprendizagens.

Estimulação por meio da tDCS: aprimoramento da resposta a estímulos para dificuldades de aprendizagem

A integração da estimulação transcraniana por corrente contínua com intervenções educacionais oferece um potencial positivo e estimulante para otimizar o aprendizado em indivíduos com dificuldades educacionais, reconhecendo a interconexão entre processos cognitivos e a plasticidade cerebral, proporcionando uma oportunidade única para aprimorar estratégias. De acordo com estudos da teoria da plasticidade (Kandel *et al.*, 2014) é possível modificar conexões neuronais e formar novos caminhos em resposta a estímulos, experiências e demandas, sendo uma grande oportunidade a ser trabalhada e estimulada para potencializar áreas cerebrais da aprendizagem.

Um ambiente estimulante e enriquecedor pode promover a plasticidade cerebral. Atividades cognitivas desafiadoras e interações positivas são fatores que estimulam o cérebro, por exemplo: incluir adaptações de materiais, utilizar métodos de ensinos lúdicos, jogos, tecnologias assistivas, *softwares* educacionais, atividades sensoriais, que, associadas ao tDCS, podem contribuir de maneira eficiente, trazendo benefícios, fortalecendo o foco e a memória, contribuindo para a intervenção nas dificuldades de aprendizagem. O processo de aprendizagem está interligado com parâmetros cerebrais e funções importantes, entre elas, as funções executivas. Os efeitos do tDCS parietal na memória associativa têm sido consistentes. Ou seja, em séries de experimentos dentro do assunto (Bjekic; Zivanovic; Filipovic, 2021) foi demonstrado que sessões de tDCS sobre o córtex parietal esquerdo melhoram a memória de associações de rostos e palavras. Podemos dizer que a aplicação do protocolo para tDCS fornece um meio para um aprimoramento confiável das funções de memória, o que também auxilia as capacidades de estimulação cognitiva nas dificuldades de aprendizagem, tornando o cérebro capaz de aprender de maneira potencial e duradoura. Portanto, a combinação de estimulação por tDSC com métodos psicopedagógicos educacionais elaborados e bem praticados pode potencialmente maximizar os benefícios para o aprendizado de pessoas com dificuldades de aprendizagem. A utilização, quando fundamentada e integrada de maneira ética, pode contribuir para a promoção da inclusão educacional, proporcionando ferramentas e estratégias inovadoras, abrindo caminhos para uma educação mais acessível e igualitária, melhorando o aprendizado e a qualidade de vida de pessoas com dificuldades de aprendizagem. A estimulação transcraniana por corrente contínua oferece um caminho inovador, personalizado e promissor, iluminando o caminho para uma educação mais inclusiva e realizadora.

Referências

BJEKIC, J.; ZIVANOVIC, M.; FILIPOVIC R. S. *Estimulação de corrente direta transcraniana (tDCS) para aprimoramento da memória*. Institute for Medical Research, Human Neuroscience Group, University of Belgrade. Disponível em: <https://www.jove.com/v/62681/transcranial-direct current-stimulation-tdcs-for-memory-enhancement?language=Portuguese>. Acesso em: 14 dez. 2023.

DALGALARRONDO, P. *Psicopatologia e semiologia dos transtornos mentais*. 2. ed. Porto Alegre: Artmed, 2008.

AMERICAN PSYCHIATRIC ASSOCIATION. *DSM-5: Manual diagnóstico e estatístico de transtornos mentais*. Tradução: Maria Inês Corrêa Nascimento. 5. ed. Porto Alegre: Artmed, 2014.

KANDEL, E. *et al. Princípios de neurociências-5*. AMGH Editora, 2014.

NITSCHE, M. A. *et al.* Facilitation of implicit motor learning by weak transcranial direct current stimulation of the primary motor cortex in the human. *Journal of cognitive neuroscience*, v. 15, n. 4, p. 619-626, 2003.

PESENTE, L.; OLIVEIRA, F. A. M.; BENUTE, G. R.; LUCIA, M. C. Souza de. *Efeitos da estimulação elétrica transcraniana na performance de tarefas executivas.* Instituto Central do Hospital das Clínicas da Faculdade de Medicina da Universidade de São Paulo. Disponível em: <http://pepsic.bvsalud.org/scielo.php?script=sci_arttext&pid=S1677-74092015000100006>. Acesso em: 14 dez. 2023.

QIU, J. *et al.* Transcranial Direct Current Stimulation (tDCS) over the Left Dorsal Lateral Prefrontal Cortex in Children with Autism Spectrum Disorder (ASD). *Neural Plasticity*, 2021. Disponível em: <https://www.hindawi.com/journals/np/2021/6627507/>. Acesso em: 11 dez. 2023.

09

NEUROMODULAÇÃO NÃO INVASIVA POR tDCS EM CRIANÇAS COM ALTERAÇÃO NEUROMOTORA SECUNDÁRIA À PARALISIA CEREBRAL

Neste capítulo, os leitores encontrarão um apanhado das bases teóricas que sustentam o uso da neuromodulação por meio da tDCS como uma ferramenta segura e eficaz, com grande potencial para o alcance de avanços motores, usada na habilitação e reabilitação de crianças com paralisia cerebral.

JAMAICA MARTA DE ARAUJO SANTANA

Jamaica Marta de Araujo Santana

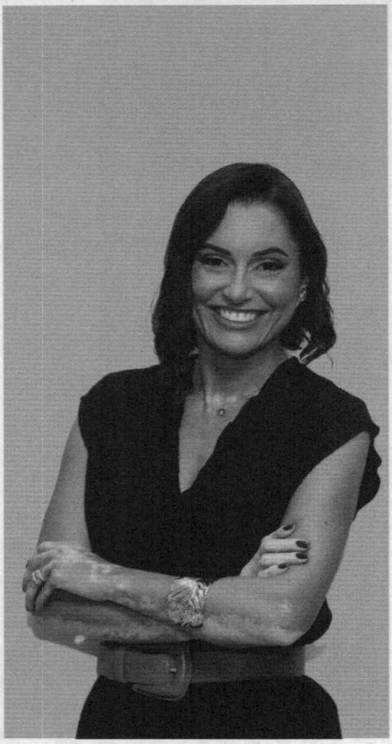

Fisioterapeuta graduada pelo Instituto Adventista da Bahia (2002), com mestrado em Família pela UcSal (2012), com qualificação nos métodos Therasuit Basic (EUA - 2011), Therasuit Advanced I (2012) e Advanced II (2019), Cuevas Medek Exercises nível I (2012) e nível II (2013), Treini 7 (2019), tratamento neuroevolutivo conceito bobath básico (2022). Formação no treinamento locomotor, pilates neuroinfantil, neuromodulação por biofeedback e tDCS. Pós-graduada em gestão estratégica de negócios (2023). Idealizadora e CEO da Clínica Espaço Kids - Salvador/BA.

Contatos
jamaica@clinicaespacokids.com.br
Instagram: @jamaicaaraujo
71 99960 6006 | 71 3014 2698

A infância, do ponto de vista biológico, é o período mais encantador da existência humana, pois é nessa época da vida que acontece o maior pico do crescimento e desenvolvimento dos sistemas imunológico e neurológico. O organismo do bebê e da criança trabalha de maneira intensa. Diversos mecanismos de captação de informações dos ambientes externos e internos estão ativos, trabalhando de modo frenético, a fim de garantir a sobrevivência do indivíduo. Conjuntamente, há nessa fase uma cascata de processos voltados para o aprendizado, aperfeiçoamento e otimização, tanto em nível celular quanto tecidual, buscando melhorar cada vez mais a performance humana (Sarni; Suano, 2017).

Observamos que o desenvolvimento do cérebro humano é um processo complexo e prolongado, que se inicia por volta da segunda semana após a concepção e se estende até o vigésimo aniversário. Sabe-se que o gerenciamento do desenvolvimento cerebral nos primeiros momentos é feito a partir do controle genético; entretanto, reconhece-se que todo esse processo pode sofrer interferência do ambiente, por exemplo, pela qualidade da nutrição materna ou nos casos em que há exposição a toxinas. Por outro lado, vale ressaltar que os mecanismos que direcionam o desenvolvimento cerebral após o nascimento (mais especificamente a formação e refinamento das redes neurais), é regido eminentemente pelas experiências e definido pela interação gene-ambiente (Tierney, 2009).

Contudo, quando alguma intercorrência, distúrbio ou patologia acontece nesse momento, o prejuízo para a história de vida da criança pode ser enorme. As repercussões das privações de estímulos positivos podem ser especialmente danosas para o desenvolvimento das funções cerebrais, e quando analisamos especificamente o desenvolvimento motor, os primeiros anos de vida são ainda mais relevantes, pois é nessa fase que o indivíduo adquire a habilidade de verticalização do corpo contra a gravidade e a locomoção a partir da posição bípede. Habilidades altamente complexas, sequenciadas, que requerem a ação sinérgica e sincrônica do conjunto de músculos, articulações e do sistema somatossensorial íntegros (Comuk-Balci *et al.*, 2016).

Vale ressaltar que as consequências motoras das alterações neurológicas que ocorrem na infância, além das repercussões biomecânicas diretamente ligadas à patologia de base, podem ainda ser agravadas por problemas secundários, que envolvem principalmente a redução ou a privação total da vivência de movimentos mais complexos, como correr, abaixar-se, pular e escalar. É justamente essa alteração no volume e na qualidade da experimentação motora que atua de maneira negativa na formação das memórias motoras e sensoriais, com potencial para dificultar ainda mais todo o processo do desenvolvimento motor.

Nesse contexto, a neuromodulação tem como objetivo potencializar o aprendizado das habilidades motoras, atuando como uma estratégia de ação direta no sistema nervoso central, podendo ser usada de modo individual, ou em associação com outras abordagens de reabilitação neuroinfantil. E, como apresentado nos capítulos anteriores, a tDCS (estimulação transcraniana por corrente contínua) consiste na aplicação da corrente elétrica fraca (corrente galvânica), fornecida diretamente no couro cabeludo, a fim de induzir mudanças na excitabilidade cortical, com o objetivo de melhorar a plasticidade neuronal (Bunoni *et al.,* 2011). A tDCS é considerada uma ferramenta de fácil aplicação, baixo custo, portátil e bem tolerada por adultos e crianças, com efeitos adversos leves e transitórios (Saleem, 2018).

Os distúrbios motores que ocorrem na primeira infância envolvem um grupo heterogêneo de alterações do movimento, que variam de acordo com a etiologia e a cronologia do evento patológico. A paralisia cerebral, a principal causa das alterações motoras que acomete a população infantil, afeta cerca de 2,5 crianças a cada 1.000 nascidos vivos (SALEEM, 2018). A PC é uma patologia caracterizada pela alteração do tônus muscular, da postura e do movimento, secundária à lesão que acomete o cérebro nos primeiros anos de vida. Diferentemente do que pode parecer, o cérebro da criança com paralisia cerebral não é paralisado pelo evento patológico. Essa dualidade pode causar estranheza ao público em geral, sendo uma das principais dúvidas dos familiares das crianças, em especial, daqueles que acabaram de receber o diagnóstico de PC. O que ocorre, de fato, é uma lesão de caráter irreversível e não evolutiva em uma ou mais áreas do cérebro, mas que permite que todo o restante se mantenha ativo, responsivo e com grande potencial para o aprendizado (Patel *et al.*, 2020).

Como a PC é uma condição de apresentação clínica e funcional variável, as crianças podem evidenciar uma diversidade de quadros motores, que vão desde a restrição severa na movimentação voluntária contra a gravidade, com importante impacto na locomoção autoiniciada, distúrbios no equilíbrio e na postura, até alterações leves, com mínima repercussão funcional (Rosenbaum *et al.*, 2006). Ela pode ainda ser classificada a partir de alguns critérios: de acordo com a topografia da lesão (uni ou bilateral), com a característica do tônus muscular (espástica, atáxica e discinética) e quanto ao nível da função motora (nível I a V) (Palisano *et al.*, 1997).

Além da lesão específica, alguns estudos apontam que acontecimentos adversos na fase gestacional, com a prematuridade, têm potencial para reduzir a excitabilidade do córtex motor, alterando, assim, a fisiologia da ativação do sistema nervoso central durante a execução dos movimentos (Pitcher, 2012). Modular a atividade elétrica do córtex e aumentar a eficiência sináptica são efeitos extremamente importantes e desejáveis para potencializar o neurodesenvolvimento das crianças com PC. Melhorar a excitabilidade do tecido nervoso amplia as possibilidades de aprendizado das funções, dentre elas, as motoras.

Atualmente, já dispomos de evidências que apontam para a contribuição da tDCS como ferramentas relevantes no tratamento das alterações motoras de crianças com PC, com importante tamanho de efeito na redução da espasticidade e na distonia (Novak *et al.*, 2020), com resultados transitórios no aumento na velocidade da marcha, aumento do comprimento do passo e da passada, e na redução da oscilação anteroposterior e mediolateral (Grecco *et al.*, 2017).

Quando analisamos o protocolo da tDCS indicado para a população pediátrica, alguns fatores, como a intensidade e o tamanho do eletrodo, merecem atenção. Isso acontece porque a criança apresenta algumas diferenças anatômicas e fisiológicas, quando a comparamos com os adultos, como a distância entre o couro cabeludo e o cérebro e o campo elétrico cerebral. A partir de estudos computacionais, observou-se que a espessura do crânio e espaço do líquido cefalorraquidiano aumentam com a idade, alterando a condutividade e, por consequência, a entrega da corrente elétrica na área-alvo (Kessler *et al.*, 2013). Isso quer dizer que, quando utilizamos a estimulação transcraniana por corrente contínua na mesma intensidade e com o mesmo tamanho de eletrodo, a biodisponibilidade de corrente elétrica que flui de um eletrodo para o outro no córtex é mais alta no cérebro infantil. Concluímos, então, que, quando se fala em neuromodulação por tDCS para fins terapêuticos na habilitação e reabilitação de crianças, intensidades menores causam efeitos maiores (Saleem, 2018). A partir do exposto, estudos apontam para uma intensidade de segurança de 1 mA para a população pediátrica, com descrição de efeitos adversos como leves e transitórios, como coceira, formigamento e dor de cabeça (Grecco *et al.*, 2017).

A estimulação anódica é atualmente a mais indicada para a neuromodulação com finalidade de conquistar avanços motores, pois ela facilita o potencial de membrana, aumentando a excitabilidade do tecido nervoso, melhorando, assim, a plasticidade sináptica e conectividade da circuitaria nervosa. O córtex motor primário (M1) é a primeira escolha para receber a estimulação anodal quando o objetivo está relacionado a melhorias das habilidades de membros superiores, inferiores e marcha. Outra área com potencial para ganhos motores é o cerebelo.

Outros pontos relevantes na elaboração do programa de neuromodulação por tDCS são o tempo de aplicação da corrente, tamanho dos eletrodos e número de sessões. Na população infantil, observou-se que uma sessão de aplicação de tDCS já produz efeitos imediatos na melhoria da marcha; entretanto, o protocolo composto por dez sessões, dividido em dois blocos de cinco sessões sequenciais, seria mais indicado para a aquisição de ganhos mais consistentes e duradouros. Tal estratégia tem o seu efeito potencializado quando a aplicação da corrente está associada ao treinamento específico da tarefa, sendo essa a estratégia com melhores desfechos encontrados, pois melhora a eficácia sináptica, provocando mudanças nas redes corticais (Grecco *et al.*, 2017). A duração de 20 minutos de aplicação da corrente é considerada ideal para provocar efeitos positivos e controlar os efeitos adversos. E quanto ao tamanho dos eletrodos, os de 5x5 cm e 5x7 cm são descritos como capazes de entregar a densidade de corrente dentro da faixa de segurança, mas com poder suficiente para provocar alteração na excitabilidade neuronal.

Por fim, vale ressaltar que, para que a criança alcance desfechos motores positivos, a elaboração do plano terapêutico deve ser realizada de maneira individual e personalizada, pautada no objetivo estabelecido por ela ou por sua família. Ou seja, tanto a montagem do equipamento de tDCS quanto o programa de treinamento do motor específico devem estar alinhados e metadirecionados, sempre acompanhados de testagem pré e pós-treinamento. Dessa forma, o programa de tratamento associado à neuromodulação tem grande potencial para conquistar resultados satisfatórios no desenvolvimento motor de crianças com paralisia cerebral.

Referências

BRUNONI, A. R. *et al.* A systematic review on reporting and assessment of adverse effects associated with transcranial direct current stimulation. *Int J Neuropsychopharmacol,* v. 14, p. 1133-1145, 2011.

CAPELATTO, I.; MARTINS FILHO, J. *Cuidado, afeto e limites: uma combinação possível.* São Paulo: 7 Mares. 2012

CHEN, T. X. *et al.* The efficacy and safety of transcranial direct current stimulation for cerebellar ataxia: a systematic review and meta-analysis. *The Cerebellum*, v. 20, p. 124-133, 2021.

COLLANGE GRECCO, L. A. *et al.* Effects of anodal transcranial direct current stimulation combined with virtual reality for improving gait in children with spastic diparetic cerebral palsy: a pilot, randomized, controlled, double-blind, clinical trial. *Clinical rehabilitation*, v. 29, n. 12, p. 1212-1223, 2015.

COMUK-BALCI, N. *et al.* Screening preschool children for fine motor skills: environmental influence. *Journal of physical therapy science,* v. 28, n. 3, p. 1026-1031, 2016.

GRECCO, L. A. C. *et al.* Cerebellar transcranial direct current stimulation in children with ataxic cerebral palsy: A sham-controlled, crossover, pilot study. *Developmental neurorehabilitation*, v. 20, n. 3, p. 142-148, 2017.

KESSLER, S. K. *et al.* Dosage considerations for transcranial direct current stimulation in children: a computational modeling study. *PloS one,* v. 8, n. 9, p. e76112, 2013.

NOVAK, I. *et al.* A systematic review of interventions for children with cerebral palsy: state of the evidence. *Developmental medicine & child neurology*, v. 55, n. 10, p. 885-910, 2013.

NOVAK, I. *et al.* Early, accurate diagnosis and early intervention in cerebral palsy: advances in diagnosis and treatment. *JAMA pediatrics*, v. 171, n. 9, p. 897-907, 2017.

NOVAK, I. *et al.* State of the evidence traffic lights 2019: systematic review of interventions for preventing and treating children with cerebral palsy. *Current neurology and neuroscience reports*, v. 20, p. 1-21, 2020.

PALISANO, R. *et al.* Development and validation of a gross motor function classification system for children with CP. *Developmental Medicine and Child Neurology*, v. 39, p. 214-223, 1997.

PATEL, D. R. *et al.* Cerebral palsy in children: a clinical overview. *Translational pediatrics*, v. 9, n. Suppl 1, p. S125, 2020.

PITCHER, J. B. *et al. Motor System Development of the Preterm and Low Birthweight Infant. Clinics in Perinatology*, v. 38, p. 605-625, 2011.

ROSENBAUM, P. *et al.* A report: the definition and classification of cerebral palsy April 2006. *Dev Med Child Neurol Suppl*, v. 109, n. suppl 109, p. 8-14, 2007.

SALEEM, Ghazala T. *et al.* Transcranial direct current stimulation in pediatric motor disorders: a systematic review and meta-analysis. *Archives of physical medicine and rehabilitation*, v. 100, n. 4, p. 724-738, 2019.

SARNI, R.; SUANO, F. *De 0 a 1000: dias os dias decisivos do bebê*. São Paulo: Ed Abril, 2017.

SHEVELL, M. Cerebral palsy to cerebral palsy spectrum disorder: Time for a name change? *Neurology*, v. 92, n. 5, p. 233-235, 2019.

TIERNEY, A. L.; NELSON III, C. A. Brain development and the role of experience in the early years. *Zero to three*, v. 30, n. 2, p. 9, 2009.

WAGNER, T. *et al.* Transcranial direct current stimulation: a computer-based human model study. *Neuroimage*, v. 35, n. 3, p. 1113-1124, 2007.

10

INTERVENÇÃO COGNITIVA E NEUROFEEDBACK

UMA ABORDAGEM MULTIDISCIPLINAR

Este capítulo explora a integração do neurofeedback na prática multidisciplinar de uma equipe em Portugal – Disclínica, destacando sua complementaridade nas intervenções cognitivas por meio de programas como o PEC (Programa de Estimulação Cognitiva) e o PEA (Programa de Estimulação na Atenção). Analisamos como essa abordagem colaborativa oferece melhorias significativas nas capacidades cognitivas e atencionais, abrindo novos caminhos nos campos da saúde e educação.

RAFAEL PEREIRA E MURILLO LIMA

Rafael Pereira

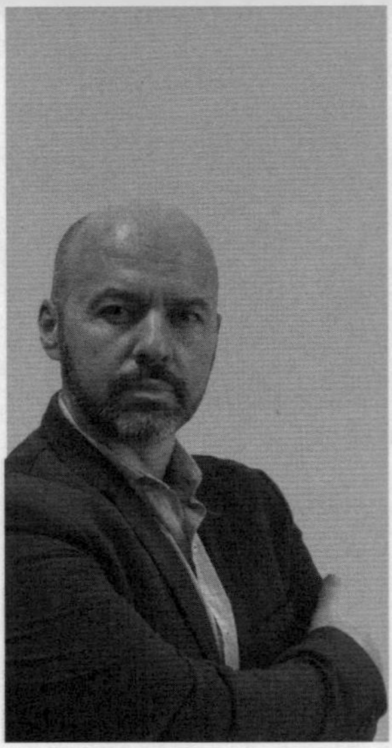

Diretor-geral e coordenador da equipe multidisciplinar da Disclínica, em Lisboa, Portugal. Licenciatura em Psicologia; mestrado em Neuropsicologia, doutoramento em Ciências da Educação e pós-doutor em Ciências da Reabilitação pela USP. Professor do 1º ciclo do ensino básico; bacharel em Pedagogia; mestre em Didática do Português. Autor de mais de 15 obras de avaliação e intervenção nos transtornos de aprendizagem, das quais se destacam o Programa de Estimulação na Atenção (PEA), o Programa de Estimulação Cognitiva (PEC), Neuroaprendizagem – Estimulação de Leitura e Escrita, Protocolo de Avaliação de Dificuldades na Leitura e Escrita (PADLE) e o Protocolo de Identificação Pedagógica de Competências Executivas (PIPCE). Formador em nível nacional e internacional na área da dislexia, TDAH e autismo.

Contatos
www.qualconsoante.pt
qualconsoante@gmail.com
Instagram: @rafaelpereiraprofissional

Murillo Lima

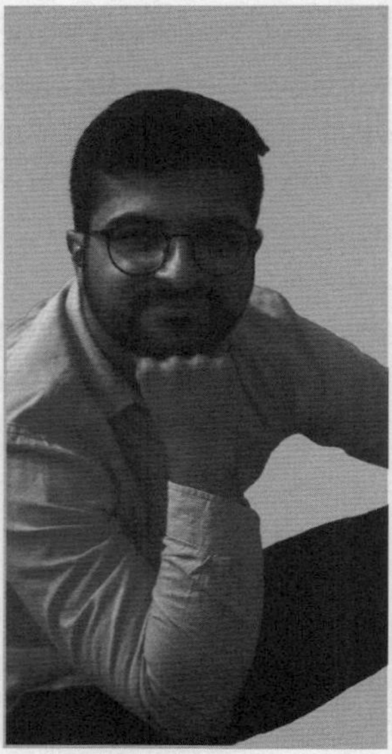

Psicólogo graduado no Brasil; reconhecido mestre em Psicologia pela Universidade do Minho, Portugal. Licenciado em pedagogia; especialista em psicologia escolar e educacional e em neuropsicologia (Brasil). Certificado ADOS pelo Institut Global d'Atenció Integral del Neurodesenvolupament (Espanha). Formações complementares em transtornos do neurodesenvolvimento e neurofeedback. Com experiência na área acadêmica e educacional, atualmente, é psicólogo clínico na equipe multiprofissional da Disclinica, em Lisboa, Portugal, atuando em contexto de avaliação e intervenção neurocognitiva e emocional.

Contatos
www.umpsicologoemportugal.com
murillolimapsi@gmail.com
Instagram: @umpsipelomundo

O neurofeedback em contextos de déficits cognitivos e atencionais

O neurofeedback (NF), enquanto um método derivado do biofeedback, apropria-se de termos conhecidos da psicologia comportamental e da neuropsicologia, tais como condicionamento operante e neuroplasticidade, para explicar o seu funcionamento.

Nesse sentido, condicionamento operante diz respeito à modulação de respostas comportamentais esperadas a partir da inclusão de reforços, sejam eles negativos ou positivos (Skinner, 2007). As pesquisas envolvendo a definição de condicionamento operante aplicadas à estimulação cerebral surgem, entretanto, apenas na década de 1960. Pesquisadores perceberam que, por meio do oferecimento de feedbacks diante de aproximações sucessivas das respostas comportamentais esperadas, ondas cerebrais podiam ser realçadas ou inibidas, influenciando no desempenho cognitivo esperado (Sherlin *et al.*, 2011). Soma-se a isso à ideia de plasticidade cerebral, que concerce à capacidade que o cérebro possui de modificar a sua estrutura e função em decorrência dos estímulos ambientais dentro de uma perspectiva do funcionamento cerebral normal (Kolb; Gibb, 2011).

Considerando esses preceitos, diversos estudos têm apontado a existência e a relevância do NF no desenvolvimento de respostas cerebrais esperadas em contextos onde existam déficits cognitivos e atencionais (Hong; Lee, 2012; Loriette; Ziane; Hamed, 2021). Dessa forma, o foco no treinamento cerebral por intermédio da visualização da atividade cerebral via eletroencefalografia (EEG), em condições como no transtorno de déficit de atenção e hiperatividade (TDAH) e em outros distúrbios cognitivos, tem se mostrado muito eficaz, melhorando os níveis de atenção, memória operacional, processamento de informações, além de controle da impulsividade e redução de sintomas ansiogênicos (Arns *et al.*, 2009; Hamer, 2020; Loriette; Ziane; Hamed, 2021).

Neurofeedback como ferramenta de personalização terapêutica na prática multidisciplinar

Na Disclínica, em Lisboa, Portugal, considerando uma criança que chegue à instituição com queixas relacionadas a déficits cognitivos e/ou atencionais, em um contexto multiprofissional de avaliação, diversas são as provas a que ela irá ser submetida dentro de várias áreas, as quais incluem terapeutas da fala e audiologistas, terapeutas ocupacionais, psicomotricistas, psicológos, neuropsicológos, dentre outros. É preciso destacar que essas provas e baterias de testes contêm dados normativos e psicométricos robustos para que possa ser realizada uma análise de maneira quantitativa. Com os dados coletados em cada avaliação, e em especial na cognitiva e na neuropsicológica, consegue-se avaliar pontos fracos e pontos fortes da criança nas mais diversas funções cognitivas e executivas de modo geral. Com o perfil de funcionamento cognitivo e neuropsicológico identificado, o mapeamento em NF surge como uma possibilidade complementar que visa oferecer um panorama de funcionamento cerebral da criança (Sherlin *et al.*, 2011). Esses dados, quando comparados aos resultados encontrados no contexto da avaliação formal e multiprofissional, podem oferecer um subsídio robusto e bastante adequado para o plano de intervenções adotado em seguida.

A técnica de NF, ao ser integrada em práticas multidisciplinares, oferece uma base sólida para tratamentos mais personalizados e adaptativos, colocando-se como uma modalidade terapêutica promissora, permitindo a indivíduos de todas as idades melhorar seu funcionamento cerebral e, por extensão, a sua qualidade de vida.

A técnica se destaca por sua capacidade de ser adaptada às necessidades individuais do paciente, uma característica essencial em práticas multidisciplinares. A personalização do tratamento é crucial, dado que cada cérebro é único e as desordens cognitivas apresentam-se de maneira heterogênea (Coben; Evans, 2011). O NF responde a essa necessidade permitindo ajustes finos nos protocolos de treinamento, orientados pelos padrões de ondas cerebrais específicos de cada indivíduo. A técnica fornece, assim, uma base sólida para tratamentos adaptativos e centrados no paciente, potencializando os resultados terapêuticos.

A integração do NF em contextos multidisciplinares beneficia não apenas o paciente, mas também a equipe de saúde, que pode utilizar as informações obtidas para melhorar estratégias de tratamento e acompanhamento. Por exemplo, educadores podem utilizar *insights* do NF para desenvolver planos educacionais individualizados, enquanto psicoterapeutas podem integrar as técnicas em terapias comportamentais para resultados mais robustos. Neuropsicopedagogos e neuropsicólogos podem ainda desenvolver treinos cognitivos mais direcionados aos seus pacientes, ou seja, programas de estimulação cognitiva e atencional, como o PEA e o PEC, podem ser aplicados de maneira mais assertiva, considerando a interface com a técnica NF. Dessa forma, evidencia-se que a abordagem colaborativa, conforme discutido por Thompson e Thompson (2015), é uma promessa para o futuro da medicina personalizada e da educação especializada.

O treino cognitivo: PEC e PEA

O Programa de Estimulação Cognitiva (PEC) e o Programa de Estimulação da Atenção (PEA), validados à população portuguesa e brasileira, são exemplos de intervenções cognitivas, produzidas pelo coordenador da equipe, Prof. Dr. Rafael Pereira, que complementam o NF. O PEC centra-se em desenvolver habilidades cognitivas como memória, atenção e funções executivas e processamento de informações, e o PEA é voltado para melhorar a atenção em indivíduos com déficit de atenção; ambos oferecem uma estrutura progressiva e adaptável para o treino cognitivo.

Esses programas representam pilares fundamentais na construção de uma estrutura robusta para o treino cognitivo, atuando como complementos essenciais ao NF. Esses programas são desenhados não só para trabalhar em conjunto com as terapias de NF, mas também para reforçar e expandir as capacidades cognitivas e atencionais que são essenciais para o funcionamento diário do indivíduo.

Programa de Estimulação Cognitiva (PEC)

O PEC é um programa inovador que visa ao desenvolvimento, ao aprimoramento de funções cognitivas, como a memória e o processamento de informações. Pereira e Carvalho (2016) desenvolveram o PEC com uma série de exercícios que progressivamente desafiam a mente, incentivando o cérebro a formar novas conexões neurais, considerando o conceito já citado de neuroplasticidade (Kolb; Gibb, 2011). Esses exercícios são adaptados para atender a uma variedade de faixas etárias e habilidades cognitivas, permitindo que crianças e adolescentes melhorem suas habilidades de aprendizado e de solução de problemas de maneira eficaz e duradoura por meio de áreas como compreensão verbal, linguagem, memória e atenção e restantes funções executivas. Os resultados encontrados no contexto dos estudos de validação do PEC, realizados junto à amostra brasileira, revelaram-se promissores, com normatização dos níveis cognitivos em crianças que apresentavam déficit antes da intervenção, considerando o desenvolvimento de diversas habilidades cognitivas presentes no programa (Pereira; Carvalho, 2019).

Programa de Estimulação na Atenção (PEA)

O PEA, criado por Pereira e Costa (2012), é específico para indivíduos com déficit de atenção. Esse programa foca-se em exercícios que melhoram a atenção sustentada, a seleção da informação e o controle inibitório. Por meio de tarefas de memória que requerem concentração e persistência, o PEA ajuda a desenvolver a capacidade dos indivíduos de permanecerem focados em uma atividade por períodos prolongados, diminuindo a impulsividade e aumentando a capacidade de ignorar distrações. A aplicação prática desses exercícios tem mostrado uma melhoria significativa na capacidade de atenção e na performance acadêmica de crianças e adolescentes com TDAH (Arns *et al.*, 2009). No estudo de validação realizado com a população brasileira, observou-se um considerável aumento nos níveis de atenção concentrada, sustentada, seletiva, alternada e dividida junto à amostra do estudo, depois que ela foi submetida aos treinos cognitivos com o uso do PEA. Esses resultados se demonstraram bastante relevantes e promissores (Pereira; Costa; Pereira, 2017).

Sinergia entre PEC, PEA e neurofeedback

A relação sinérgica entre o PEC, o PEA e o NF reside na capacidade de cada um desses componentes reforçarem e ampliarem os benefícios um do outro. Enquanto o NF ajusta a atividade elétrica cerebral para um estado mais otimizado, preparando o cérebro para os exercícios cognitivos, o PEC e o PEA oferecem a prática necessária para solidificar essas mudanças, permitindo o desenvolvimento de maiores habilidades atencionais e cognitivas (ARNS *et al.*, 2009).

A integração dessas abordagens promove uma melhoria holística que engloba não apenas a cognição e a atenção, mas também o bem-estar emocional e a autoeficácia, fornecendo aos indivíduos as ferramentas para alcançar seu potencial máximo (Gruzelier, 2014).

Em contexto de intervenção, na Disclínica, após coletados todos os dados da avaliação multiprofissional, incluindo a neuropsicológica, e ainda o mapeamento cerebral via NF, os treinos são montados e realizados. Importa esclarecer que todos os dados recolhidos fazem parte da investigação relacionada com a aplicação do NF e todos os pacientes ou os seus responsáveis assinam o Termo de Consentimento Livre e Esclarecido; são dados anônimos e confidenciais. No NF, a criança realiza os exercícios propostos durante os treinos, e pelo oferecimento de feedback visual na tela do computador – que é transmitido via cabo HDMI para a TV –, o sujeito é desafiado a produzir respostas cerebrais cada vez mais próximas daquilo que é esperado para um bom desempenho cognitivo, produzindo melhora das suas capacidades cerebrais.

Essa prática permite que em um outro momento o profissional responsável pela aplicação do programa de estimulação, como o PEC e o PEA, possa colaborar com invervenções cognitivas junto a um cérebro funcionalmente mais adaptado às habilidades cognitivas e atencionais que se deseja desenvolver. O NF atua como se abrisse o caminho e o deixasse livre para que os instrumentos cognitivos possam cristalizar as redes neurais que se pretende.

Evidências da efetividade da abordagem integrada

A efetividade dessa abordagem integrada é apoiada por evidências crescentes na literatura científica. Pesquisadores têm observado que a combinação de NF com treinos cognitivos específicos resulta em melhorias mais significativas e duradouras em comparação com tratamentos isolados. Essa abordagem não apenas melhora as funções cerebrais diretamente visadas, mas também contribui para uma maior autoeficácia e autoestima nos participantes, visto que eles adquirem habilidades para controlar sua própria atividade cerebral e comportamento (Gruzelier, 2014).

Nesse sentido, a técnica do NF tem-se apresentado como um excelente recurso nos treinos cognitivos realizados na Disclinica, em Portugal. Dados já foram coletados juntamente às crianças que têm transtorno do desenvolvimento intelectual (TDI), e novos estudos e análises têm sido amplamente realizados junto a indivíduos com outros transtornos do neurodesenvolvimento, como o transtorno do espectro autista (TEA) e o TDAH. Ligeiras melhoras são encontradas em casos de déficits cognitivos e atencionais, que se encontram em análise para a publicação dos dados evolutivos.

Perspectivas futuras

Futuramente, é de extrema importância continuarmos a pesquisar sobre a relação entre NF e treinos cognitivos com programas estruturados, no sentido de nos concentrarmos em entender ainda mais a relação entre mudanças neurofisiológicas induzidas pelo NF e melhorias comportamentais e cognitivas. Com o tempo, espera-se que essa abordagem relacionada se torne uma prática padrão, não apenas em ambientes clínicos, mas também em contextos educacionais.

Referências

ARNS, M. *et al.* Efficacy of neurofeedback treatment in ADHD: the effects on inattention, impulsivity and hyperactivity: a meta-analysis. *Clinical EEG and Neuroscience*, v. 40, n. 3, p. 180-189, 2009.

Associação Brasileira de Dislexia – ABD. *Transtorno de aprendizagem: dislexia, cognição e emoção, uma visão luso-brasileira*. QualConsoante, 2019.

COBEN, R.; EVANS, J. R. *Neurofeedback and Neuromodulation Techniques and Applications*. Academic Press, 2011.

GRUZELIER, J. H. EEG-neurofeedback for optimizing performance. I: A review of cognitive and affective outcome in healthy participants. *Neuroscience & Biobehavioral Reviews*, v. 44, p. 124-141, 2014.

HAMER, L. Anxiolytic effects of neurofeedback: A systematic review. *Anxiety, Stress & Coping*, v. 33, n. 4, p. 365-383, 2020.

HONG, C.; LEE, I. Effects of Neurofeedback Training on Attention in Children with Intellectual Disability. *Journal of Neurotherapy: Investigations in Neuromodulation, Neurofeedback and Applied Neuroscience*, v. 16, n. 2, p. 110-122, 2012.

KOLB, B.; GIBB, R. Brain plasticity and behavior in the developing brain. *Journal of the Canadian Academy of Child & Adolescent Psychiatry*, v. 20, p. 265-276, 2011.

LORIETTE, C.; ZIANE, C.; HAMED, S. B. Neurofeedback for cognitive enhancement and intervention and brain plasticity. *Revue Neurologique*, v. 177, n. 9, p. 1133-1144, 2021.

PEREIRA, R. S.; CARVALHO, J. *Programa de Estimulação Cognitiva – PEC*. QualConsoante, 2016.

PEREIRA, R. S.; COSTA, S. *Programa de Estimulação da Atenção – PEA*. Qualconsoante, 2012.

PEREIRA, R. A. S.; COSTA, S.; PEREIRA, V. Contributo do programa de estimulação na atenção-PEA-para alterações atencionais em alunos com TDAH. *Revista Psicopedagogia*, v. 34, n. 105, p. 276-284, 2017.

SHERLIN L. *et al.* Neurofeedback and Basic Learning Theory: Implications for Research and Practice. *Journal of Neurotherapy: Investigations in Neuromodulation, Neurofeedback and Applied Neuroscience*, v. 15, n. 4, p. 292-304, 2011.

SKINNER, B. F. *Ciência e comportamento humano*. São Paulo: Martins Fontes, 2007.

THOMPSON, L.; THOMPSON, M. *The Neurofeedback Book:* An Introduction to Basic Concepts in Applied Psychophysiology. Association for Applied Psychophysiology and Biofeedback, 2015.

11

NEUROFEEDBACK

NOVAS PERSPECTIVAS PARA INTERVENÇÃO NO TRANSTORNO DA LINGUAGEM

O objetivo do presente capítulo é mostrar os benefícios da neuromodulação por meio da técnica de neurofeedback para os transtornos da linguagem, com ênfase no transtorno de desenvolvimento da linguagem (TDL), baseado em um estudo de caso.

PATRÍCIA REGINA FLAVIANO STELLA
PRISCILA PALOMIN

Patrícia Regina Flaviano Stella

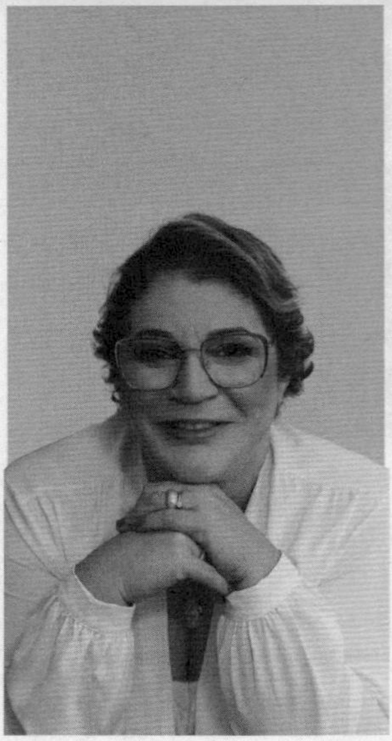

Patrícia Regina Flaviano Stella, graduada em História e Pedagogia, Especialização em Psicopedagogia Clínica e Institucional, Dislexia, pela ABD e Neuropsicologia aplicada à Neurologia Infantil- FCM Unicamp. Mestranda em neurologia- FCM- Unicamp. Membro efetivo da ABPp- Associação Brasileira de Psicopedagogia. Membro do Disapre, Ambulatório de Neuro-Dificuldades de Aprendizagem no Hospital de Clínicas da Unicamp. Professor convidado no curso de extensão na Extecamp- Unicamp. 2-960 Neuropsicologia Infantil.Especialização em Neuromodulação, Neurofeedback-Neurowork Brasil. Sócia fundadora do Instituto Itase em Jundiaí.

Contatos
www.itase.com.br
patystella7@gmail.com
Instagram: @institutoitase
Tel.: 11 4522 1212 | 11 93395 1557

Priscila Palomin

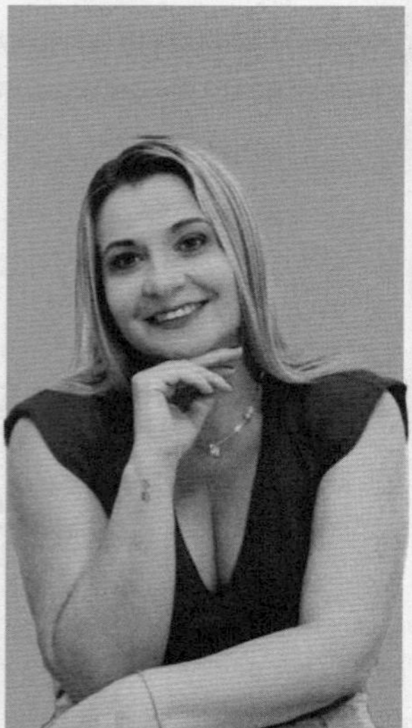

Pós-graduanda em Geriatria e Gerontologia pela Universidade Padre Anchieta. Psicóloga pela Universidade São Francisco, com pós-graduação em Neuropsicologia pela IPAF-SP. Formação em Terapia Cognitivo-comportamental pelo CETECC e Psicopatologia pelo IPQ-USP. Cursou Formação em Neuromodulação (neurofeedback) pela Neurowork Brasil. Sócia-fundadora do Instituto Itase, na cidade de Jundiaí/SP.

Contatos
www.itase.com.br
pri.neuropsi@gmail.com | institutoitase23@gmail.com
Instagram: @pri.neuropsi | @institutoitase
11 4522 1212 | 11 99738 6927

A linguagem como função humana

A linguagem é uma função cognitiva especificamente humana e a de maior peculiaridade que vai sendo constituída ao longo do desenvolvimento histórico e cultural do homem.

Segundo Khomskaya (2003), a linguagem pode ser definida como "o processo de comunicação por meio da língua".

É uma função superior de alta complexidade que envolve várias áreas cerebrais, formando um sistema funcional único.

O processo de linguagem acontece por causa do funcionamento integrado e orquestrado, como refere Luria (1981), de estruturas cerebrais que se integram ao longo do desenvolvimento de cada humano em sua relação social.

Os símbolos linguísticos são convenções sociais de significados, nos quais cada sujeito compartilha sua atenção com o outro, direcionando essa atenção ou seu estado mental (pensamento).

A linguagem é de extrema importância para o desenvolvimento e aprendizagem. A língua oral é a base indispensável para as habilidades de leitura e escrita.

Para a aquisição da linguagem, há um aparato de base neurobiológica e social, dependendo do bom desenvolvimento de todas as estruturas cerebrais, dados gestacionais sem intercorrências e de pertencimento social por meio de interações.

Existem transtornos que causam atraso na aquisição e no desenvolvimento da linguagem.

Classificado como transtorno da comunicação, transtorno de linguagem, de acordo com American Psychiatric Association (APA) no Manual Diagnóstico e Estatístico de Transtornos Mentais, DSM-5-TR. Temos os seguintes critérios diagnósticos:

A. Dificuldades persistentes na aquisição e no uso da linguagem em suas diversas modalidades (i. e., falada, escrita, linguagem de sinais e outra) devido a déficits na compreensão ou na produção, inclusive:
   1. Vocabulário reduzido (conhecimento e uso de palavras).
   2. Estrutura limitada de frases (capacidade de unir palavras e terminações de palavras de modo a formar frases, com base nas regras gramaticais e morfológicas).
   3. Prejuízos no discurso (capacidade de usar vocabulário e unir frases para explicar ou descrever um tópico ou uma série de eventos, ou ter uma conversa).

B. As capacidades linguísticas estão, de modo substancial e quantificável, abaixo do esperado para a idade, resultando em limitações funcionais na comunicação efetiva, participação social, sucesso acadêmico ou desempenho profissional, individualmente ou em qualquer combinação.

C. O início dos sintomas ocorre precocemente no período do desenvolvimento.

D. As dificuldades não são atribuíveis à deficiência auditiva ou outro prejuízo sensorial, à disfunção motora ou outra condição médica neurológica, não sendo mais bem explicadas por deficiência intelectual (transtorno do desenvolvimento intelectual) ou por atraso global do desenvolvimento.

Na CID-11 (Classificação Internacional de Doenças – Mortalidade de Morbidades Estatísticas), o *Distúrbio de linguagem de desenvolvimento – 6A01.2* descreve dificuldades persistentes na aquisição, compreensão, produção ou o uso da linguagem (falada ou de sinais) que surgem durante o período de desenvolvimento, normalmente durante a primeira infância e causam limitações significativas na capacidade do indivíduo de se comunicar; a capacidade do indivíduo entender, produzir ou usar a linguagem é marcadamente abaixo do que seria esperado, dada a idade e o nível de funcionamento intelectual do indivíduo (OMS, 2022).

A classificação 6A01.20 acrescenta dificuldades persistentes na aquisição, compreensão, produção e uso da linguagem, que surgem durante o período de desenvolvimento.

Transtorno de desenvolvimento da linguagem (TDL)

O transtorno de desenvolvimento da linguagem (TDL) é uma condição persistente na aquisição e desenvolvimento da linguagem expressiva e compreensiva, interferindo diretamente nas atividades diárias.

O TDL não se associa a fatores biomédicos que possam explicar essa condição, como o transtorno de espectro autista (TEA), a paralisia cerebral, síndromes ou deficiências auditivas.

O termo TDL foi sugerido por um grupo de pesquisadores, porém a terminologia e os critérios diagnósticos estão em discussão, em especial pela American Speech-Language-Hearing (ASHA). Dessa forma, o termo TDL ainda não está descrito/classificado nos sistemas DSM-5 e CID-11, embora seja usado na literatura mundial.

Pacientes com TDL apresentam um desenvolvimento incomum e divergente envolvendo as competências de linguagem, com um processamento linguístico prejudicado. Estudos recentes apontam que crianças com TDL podem apresentar alterações na atenção, no processamento motor da fala e discrepância entre habilidades verbais e não verbais.

O diagnóstico é realizado por meio de avaliação multidisciplinar: neuropsicologia, fonoaudiologia e psicopedagogia, que deve se iniciar entre 18 e 24 meses de vida.

Relato de caso

A família iniciou avaliação psicopedagógica em 2018, por dificuldades persistentes na aprendizagem. Os resultados evidenciaram alterações e atrasos na aprendizagem nas seguintes áreas: leitura, escrita, compreensão leitora, habilidades matemáticas, dificuldades nas estratégias de estudos e baixa motivação para os estudos.

Durante esse processo, foi solicitada a avaliação neuropsicológica para verificação das habilidades cognitivas, funções executivas e atenção.

Na avaliação neuropsicológica, verificou-se um QI total na faixa média, com discrepância entre os índices de organização perceptual (IOP 83) e memória operacional (IMO 91) quando comparados ao índice de compreensão verbal (ICV) e velocidade de processamento (IVP).

Foi feito acompanhamento fonoaudiológico desde os dois anos e meio de idade devido a atraso na fala.

A primeira avaliação do processamento auditivo, em 2015, havia trazido alterações nos domínios de RGDT binaural, teste de fala com ruído e teste dicótico de dissílabos (SSW).

Após treino de cabine, permaneceu o prejuízo na análise auditiva, além de dificuldades em acompanhar a conversação em ambientes com ruídos. As demais alterações foram sanadas.

Em avaliação específica dos processos que envolvem a linguagem, realizada em fevereiro/2019, levantou-se a hipótese diagnóstica de transtorno específico de aprendizagem com base nas alterações apresentadas na compreensão, ortografia, expressão escrita e raciocínio matemático. Permaneceu em terapia fonológica até dezembro/2020.

Passou por reavaliação neuropsicológica e manteve a discrepância entre os índices verificados na avaliação inicial.

Após três anos de intervenção psicopedagógica e fonoaudiológica, apresentou avanços na aprendizagem, mas sempre necessitou de maior tempo de estudos e adaptação das provas. Persistiram as dificuldades na produção textual, compreensão de enunciados, de textos e na compreensão das explicações dos professores sobre os conteúdos durante as aulas, além da timidez excessiva para comunicar-se com seus pares, professores e pessoas que não faziam parte do seu ambiente de convívio. Os prejuízos na sociabilidade ficaram mais evidentes. Embora a paciente tenha se apropriado de ferramentas que a auxiliaram no processo de aprendizagem, os déficits na memória operacional, comunicação expressiva e receptiva, bem como na socialização, impactavam seu desenvolvimento.

Diante do prognóstico, foi realizado o mapeamento por EEG, com o intuito de compreender os padrões de ativações elétricas e elaborar um protocolo para reduzir os impactos na vida da paciente.

A neuromodulação é compreendida por um conjunto de intervenções fisiológicas que modificam a ativação de redes e circuitos neurais, com a finalidade de ampliar recursos adaptativos, compensar trajetos neurofuncionais ou complementar intervenções medicamentosas, psicoeducativas, comportamentais e/ou cognitivas.

Para a intervenção, optamos pela técnica de neurofeedback, baseada nos indicadores da atividade (ativações elétricas) do sistema nervoso central. O mapeamento foi realizado em dezembro de 2021, com os seguintes resultados:

- FP1 e FP2: excesso de ondas lentas de 2 a 10 Hz

Córtex pré-frontal dorsolateral, funcionamento da memória de trabalho, flexibilidade cognitiva, fluência verbal, habilidade de fazer inferências durante atividades que envolvem a leitura de textos, entendimento dos outros e das suas intenções, habilidades sociais, regulação das emoções como autoestima, visto que a paciente se encontrava em baixa pela percepção de suas dificuldades de aprendizagem e sociais. O excesso de ondas cerebrais lentas nessa região impacta, de maneira negativa, toda a sua performance acadêmica e de cognição social, além de trazer indicadores de sintomas depressivos.

- T3 e T4: excesso de ondas lentas: de 2 a 10 Hz

Áreas temporais, que envolvem a memória, a habilidade da escrita, habilidade de tirar conclusões de situações pouco claras (raciocínio dedutivo), percepção dos sons, capacidade de atribuir significado utilizando palavras. A quantidade excessiva de ondas lentas nessa região justifica todas as dificuldades nos processos de linguagem. A paciente apresenta prejuízo significativo nas funções de linguagem receptiva, bem como problemas de sequenciamento auditivo.

- T5 e T6: excesso de ondas médias: 10 a 19 Hz

A região temporal é dividida em T3, T4, T5 e T6, lado esquerdo e direito. O lado direito é responsável pela habilidade de reconhecermos faces, pistas sociais, emoções e memória. O esquerdo envolve a linguagem no que se refere a leitura, memória verbal e reconhecimento de palavras. O excesso de ondas médias compromete a memória e a linguagem receptiva; também é um marcador para depressão, distúrbios de aprendizagem e sintomas depressivos.

- P3 e P4: excesso de ondas médias: 10 a 19 Hz

Áreas parietais, responsáveis pela habilidade de nomeação de objetos, gramática mais complexa, orientação espacial, construção de frases, cálculos, atenção, imagem corporal e lateralidade. O excesso de ondas médias nessa região aponta, além dos prejuízos acadêmicos, dificuldades com dicas sociais e déficits em habilidades sociais.

- O1 e O2: excesso de ondas médias: 10 a 19 Hz

Áreas occipitais, relacionadas ao processamento visual, orientação espacial, habilidades fonológicas e memória visual. As alterações nessas regiões configuram lentificação leitora, falta nas interações de habilidades sociais e ansiedade.

Após finalização do treinamento por neurofeedback, houve reavaliação da linguagem e os resultados evidenciaram ganhos na semântica, aumento de vocabulário, com acesso a este de maneira mais efetiva e consequente ganho no morfossintático e melhor estruturação das frases.

A paciente apresentou melhora na linguagem pragmática, porém, devido às dificuldades nas interações sociais, não é tão efetiva. O avanço na linguagem oral e o processamento fonológico apresentam ganhos importantes; contudo, as características apresentadas na comunicação e linguagem sugerem o transtorno do desenvolvimento da linguagem.

Do ponto de vista funcional, com base nas observações feitas pelos pais e pela escola (treinamento por neurofeedback), a paciente apresentou melhora significativa na autonomia, posicionamento nas relações sociais e iniciativa na resolução de problemas. Atualmente, apresenta melhora na autopercepção das habilidades que envolvem memorização e evocação de conteúdos aprendidos. A apropriação das ferramentas de estudos também foi significativa, visto que, após as sessões de neurofeedback e manutenção semanal, recebeu alta do acompanhamento psicopedagógico e concluiu o primeiro ano do Ensino Médio com autonomia e ganhos escolares.

Referências

AMERICAN PSYCHIATRIC ASSOCIATION – APA. *Manual diagnóstico e estatístico de transtornos mentais*: DSM -5 -TR. 5, texto revisado. Porto Alegre: Artmed Editora, 2023.

GONÇALVES, Ó. F; BOGGIO, P. S. *Neuromodulação autorregulatória* – princípios e prática. São Paulo: Casapsi Livraria e Editora Ltda., 2016.

MACEDO, L. M. M. A. *et al.* Dislexia e transtorno do desenvolvimento da linguagem são quadros isolados ou comórbidos? Uma revisão integrativa. *Revista CEFAC*, v. 24, 2022.

MARANGONI, S.; RAMIRO, V. *Fundamentos da neuropsicologia clínica sócio-histórica*: a compreensão do desenvolvimento cognitivo e sócio-emocional do humano. São Paulo: IPAF Editora, 2012.

MOUSINHO, R. *et.al.* Aquisição e Desenvolvimento da Linguagem: Dificuldades que podem surgir neste percurso. *Revista Psicopedagogia,* v. 25, n. 78, p. 297-306, 2008.

MUSZKAT, M.; GRECCO, L. A. Collange. *Estimulação cerebral não invasiva nos transtornos do neurodesenvolvimento*. Curitiba: Editora CRV, 2017.

ORGANIZAÇÃO MUNDIAL DA SAÚDE – OMS. *CID-11*: Classificação Estatística Internacional de Doenças, 2022.

12

ALTAS HABILIDADES/ SUPERDOTAÇÃO (AH/SD)

PSICOPEDAGOGIA E AS CONTRIBUIÇÕES DO NEUROFEEDBACK

A psicopedagogia vem corroborar utilizando técnicas não invasivas e não medicamentosas para auxiliar o pleno desenvolvimento das pessoas com AH/SD, já que precisam de suporte, pois esses indivíduos não estão isentos das adversidades na trajetória acadêmica. As contribuições do neurofeedback são infinitas quanto aos benefícios que esse modelo proporciona na vida de crianças e adolescentes.

CAMILA BERTAGLIA

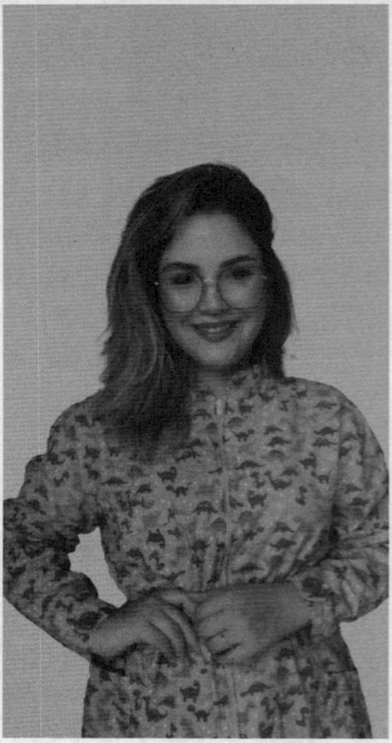

Camila Bertaglia

Graduada em Pedagogia (2016) e com pós-graduação em Psicopedagogia Clínica e Institucional pelo Centro Universitário Salesiano de São Paulo (2018). Especialista em Neuropsicologia Aplicada a Neurologia Infantil pela Universidade Estatual de Campinas – Unicamp (2022) e neuroterapeuta capacitada em neurofeedback e biofeedback pela Neurowork (2023) – EEG, HEG e tDCS. Além da graduação e das especializações, dedica-se arduamente em realizar cursos nas áreas que envolvem os transtornos do neurodesenvolvimento, com foco específico em transtorno do déficit de atenção e hiperatividade, transtornos específicos da aprendizagem e altas habilidades/superdotação.

Contatos
camilabertaglia.com.br
cbpsicopedagoga@gmail.com
Facebook: facebook.com/psicopedagogacamilabertaglia
Instagram: @psicopedagoga_camilabertaglia

A psicopedagogia em campo interdisciplinar

A psicopedagogia é um campo que abrange amplamente a área da educação e da saúde, já que está diretamente interligada a outros seguimentos importantíssimos, como: fonoaudiologia, psicologia, neurologia, psiquiatria, entre outros, possibilitando mudanças de olhares e direções em prol da qualidade de vida, emocional e pedagógica dos escolares com transtornos neurobiológicos e dificuldades acadêmicas.

> Artigo 1º: A psicopedagogia é um campo de conhecimento e ação interdisciplinar em Educação e Saúde com diferentes sujeitos e sistemas, quer sejam pessoas, grupos, instituições e comunidades. Ocupa-se dos processos de aprendizagem considerando os sujeitos e sistemas, a família, a escola, a sociedade e o contexto social, histórico e cultural (ABPp, 2019).

O trabalho interdisciplinar é extremamente necessário para se chegar aos objetivos comuns: assegurar a oportunidade de intenções especializadas, acesso à educação e adaptação curricular e a qualidade de vida emocional e social dos pacientes, unidas à comunidade escolar e familiar; afinal, compartilhar com áreas afins as avaliações e intervenções é fundamental para se chegar ao caminho coerente para cada caso.

> Com essas etapas, e uma equipe transdisciplinar, o começo do trabalho em uma comunidade será satisfatório, mas vale lembrar que uma comunidade é formada por pessoas, e essas são voláteis, ou seja, estão em constante transformação, por isso, a necessidade de um trabalho dialógico, que perpassa todas as etapas, para que cada vez mais haja pertencimento social e identidade grupal (GIANGROSSI; MOURA, 2023).

É fundamental lembrar que os consultórios e as instituições de ensino não são somente paredes de concreto, mas, como casulos, acolhem as lagartas em busca de transformação. Esses ambientes devem ser receptivos e acolhedores, para possibilitarem a construção de relações saudáveis, autoaceitação e assegurar um futuro grandioso.

As altas habilidades, superdotação e a psicopedagogia

O campo das AH/SD é um constante desafio para todas as áreas da saúde e educação, já que é um tema que divide opiniões, principalmente quanto aos critérios diagnósticos e intervenções escolares/clínicas, uma vez que esse perfil é muito heterogêneo e não há meios pré-moldados para habilitação e reabilitação de dificuldades existentes.

Muitas são as especulações sobre as AH/SD, uma vez que os leigos no assunto enxergam a pessoa portadora dessa condição como se ela tivesse poderes sobrenaturais, e fosse quase como criatura invencível. Mas não é assim que as coisas funcionam, uma vez que essa natureza é uma consequência biológica.

> [...] altas habilidades/superdotação, grande facilidade de aprendizagem que os levem a dominar rapidamente conceitos, procedimentos e atitudes e que, por terem condições de aprofundar e enriquecer esses conteúdos, devem receber desafios suplementares em classe comum, em sala de recursos ou em outros espaços definidos pelos sistemas de ensino, inclusive para concluir em menor tempo a série ou etapa escolar (BRASIL, 2001, p. 39).

Os escolares com AH/SD possuem um rendimento muito acima das curvas médias de desempenho, com talentos e aptidões atípicas, quando comparadas ao senso comum; mas isso não quer dizer que esses educandos não possuem vulnerabilidades, uma vez que, como seres incompletos, todos buscam constantemente por sua evolução interna e externa.

Compreender as AH/SD exige muito dos profissionais das áreas da saúde e da educação, já que, diferentemente dos transtornos neurobiológicos, o raciocínio clínico precisa ser muito minucioso para que essa condição seja reconhecida e não confundida com outros perfis. Devido à escassez de testagens específicas para avaliação, são usados testes padronizados e muita análise qualitativa.

> Crianças e jovens dotados e talentosos não constituem um perfil homogêneo, facilmente reconhecível em qualquer situação. Ao contrário, como todos seres humanos, cada um traz em si uma combinação essencial e substancialmente única de traços, características e atributos, originados não somente de sua própria constituição e plano genético, como também derivados e absolvidos das muitas fontes de influência presentes no ambiente a que é exposto, dentro dos vários grupos a que pertence (GUENTHER, 2006, p. 34).

As AH/SD, assim como os transtornos neurobiológicos, podem ter comorbidades, que devem rigidamente serem pesquisadas e investigadas, já que muitas caraterísticas são similares, a fim de verificar a existência ou a inexistência da dupla excepcionalidade.

> A dupla excepcionalidade, segundo Alves e Nakano (2015, p. 347), pode ser definida como a existência de alta performance, talento, habilidade ou potencial, ocorrendo concomitantemente com uma desordem psiquiátrica, educacional, sensorial e física. Esse assunto vem se instituindo cada vez mais em uma área de grande interesse nas pesquisas científicas, mesmo com escassos estudos no Brasil, e tem sido considerado de grande relevância para maior compreensão dos alunos com necessidade educacional especializada (SANTOS, 2021).

Entender as especificidades desse perfil exige dos profissionais o olhar humanizado e científico, pois, muitas vezes, esses indivíduos são diagnosticados com outros transtornos devido às caracterizações heterogêneas e à falta de conhecimento dos avaliadores. As AH/SD são facilmente confundidas com o TEA (transtorno do espectro autista, nível de suporte 1) e o TDAH (transtorno do déficit de atenção e hiperatividade), devido às características de superfoco, padrão de comportamentos específicos, dificuldades de interações sociais e muitas outras particularidades.

> O processo de estudar a criança tem a finalidade de definir e localizar melhor suas qualidades e pontos fortes, já que o interesse primordial desse programa é desenvolver o potencial dos alunos. Se, ao aprofundar o estudo da criança, for verificado que há com ela um problema de qualquer natureza, vamos, obviamente, esclarecer e enfrentar a situação, mas não é um dos objetivos do estudo procurar dificuldades e falhas a serem corrigidas, e sim capacidades e talentos a serem estimulados (GUENTHER, 2006, p. 89).

Em frente às especificidades, muitas são as dúvidas quanto a como agir e direcionar esses escolares sem desanimá-los durante o processo acadêmico, sendo necessário que os profissionais se integrem em prol das estratégias necessárias para as adaptações sociais e escolares, que só são possíveis por meio de triagens avaliativas individuais especializadas.

> Identificar alunos com AH/SD é uma atitude imprescindível na medida em que, quando não são reconhecidos e estimulados, correm o risco de se adaptarem ao contexto rotineiro da sala de aula, deixando de desenvolver suas habilidades e, até mesmo, tornando-se desinteressados e frustrados (FREEMAN; GUENTHER, 2000).

Além do olhar humanizado nas terapias, os profissionais são responsáveis pela orientação social, familiar e escolar, além da disseminação do conhecimento, das estratégias e possibilidades para as crianças e adolescentes com o perfil cognitivo de AH/SD. Há a necessidade insubstituível e demasiada do suporte escolar – professores e equipe de gestão, assistência familiar –, uma vez que esses espaços serão campos para que ocorram as maiores mudanças e transformações, sejam elas sociais ou acadêmicas.

> É papel da família desenvolver os talentos, segurança, estabilidade emocional e amar seu filho. Concorda-se que a família costuma ser a instituição que orienta a criança nas suas primeiras experiências sociais e afetivas, o que a possibilitará viver em sociedade e se relacionar com outros grupos sociais, em especial na escola. (NOGUEIRA *et al.*, 2021).

O trabalho com as AH/SD tem como finalidade as intervenções terapêuticas, para que os indivíduos se fortaleçam e sejam capazes de serem autônomos em suas escolhas, pensando estritamente na valorização de suas habilidades, conseguindo usá-las para mudar positivamente a própria vida e a de outras pessoas que estão ao redor.

O neurofeedback e as intervenções psicopedagógicas em altas habilidades/superdotação

O neurofeedback por meio do EEG (eletroencefalograma) é uma tecnologia revolucionária capaz de mapear e tratar os mais variados sintomas, estando associado a diversas áreas da saúde e da educação.

Assim como a abordagem psicopedagógica, o neurofeedback tem muito a oferecer no tratamento terapêutico de crianças e adolescentes com AH/SD, uma vez que esses indivíduos não estão isentos das dificuldades, sejam elas físicas, emocionais, sociais, entre outras.

> O cérebro de indivíduos com altas habilidades certamente tem suas vantagens, mas também apresenta algumas limitações. Os seus cérebros processam a informação de maneira muito veloz, têm capacidade analítica muito desenvolvida e senso crítico de elevada sofisticação. Todavia, nem sempre conseguem desenvolver habilidades de reconhecimento e regulação emocional forte, isso, provavelmente, associado a assincronias entre o desenvolvimento de habilidades cognitivas e socioemocionais (ANTIPOFF; CAMPOS *apud* MENDONÇA *et al.*, 2021).

O cérebro das pessoas com AH/SD, como um perfil cognitivo multidimensional, processa as informações em um ritmo extremamente acelerado, muitas vezes sendo difícil de acompanhá-los e entender o seu raciocínio diante das demandas acadêmicas que surgem, e o neurofeedback auxilia na otimização das ondas cerebrais para aumentar a performance cognitiva, tendo um gasto menor de energia. Isso quer dizer que o sistema nervoso central será usado na sua máxima potencialidade, com uma baixa perda energética.

> Desta forma, baseado nos resultados individuais obtidos, é realizado um protocolo de treinamento personalizado para estimular ou reduzir ondas cerebrais que estejam abaixo ou acima do ideal para aquele indivíduo, tendo em vista suas queixas, sintomas e necessidades (MENDONÇA *et al.*, 2021).

Pesquisas e observações qualitativas em escolas apontam a necessidade de observar intensamente o desenvolvimento social e emocional dos escolares com AH/SD, já que as pessoas com essa condição não desenvolvem todas as habilidades na mesma intensidade, necessitando que os especialistas estejam comprometidos em auxiliá-los no desenvolvimento mútuo de suas habilidades, reconhecendo suas grandezas e fraquezas.

> Outra crença é a de que pessoas superdotadas têm maiores níveis de adaptação social e sucesso profissional devido às suas habilidades (Antipoff & Campos, 2010). No entanto, há várias pesquisas que destacam que os alunos excepcionalmente inteligentes são aqueles

que mais dificuldades podem ter no seu desenvolvimento socioemocional (Alencar, 2007), aspecto que pode criar predisposições como problemas de ajustes em ambientes familiares, acadêmicos e profissionais (MENDONÇA *et al.*, 2021).

A técnica de neurofeedback é uma porta aberta com infinitas possibilidades, que poderá otimizar o rendimento cognitivo, motor e emocional, pois, apesar de não invasiva, atua na modulação e no treinamento das ondas provocadas pelas sinapses nervosas que ocorrem constantemente na comunicação de um neurônio para o outro.

Considerações finais

A humanidade está em eterna formação e transformação, alcançando grandes voos rumo ao infinito de possibilidades e oportunidades. A sensibilidade, delicadeza e singularidade com que conseguimos enxergar as crianças e os adolescentes com AH/SD é fundamental para que se sintam acolhidos e desbravem o mundo, sentindo-se capazes de usar e abusar de sua genialidade; afinal, unidos, são capazes de modificar progressivamente o meio em que estão inseridos.

É necessário humanização e informação para desbloquear as barreiras que impedem os leigos de conhecerem as reais necessidades dos educandos com AH/SD, a fim de assegurar uma sociedade acolhedora e sem injustiça. A alma da criança e do adolescente se revela nas suas colocações, criações, curiosidades e desafios, sendo a neuromodulação um meio de possibilidades.

É necessário estudo, atuação responsável, colaboração entre os profissionais e assistência às famílias e às escolas para fazer o movimento acontecer, para enxergar com olhos livres e dar asas àqueles que querem voar.

Referências

ALENCAR, E. M. L. Características socioemocionais do superdotado: questões atuais. *Psicologia em estudo.* v. 12, p. 371-378, 2007.

ASSOCIAÇÃO Brasileira de Psicopedagogia (ABPp). *Código de ética do psicopedagogo*, 2010.

BRASIL. Ministério da educação. Diretrizes nacionais para a educação especial na educação básica. Secretaria de educação especial. *MEC-SEESP*, 2001.

CORREIA, L. M.; SERRANO, A. M. *Envolvimento parental em intervenção precoce – das práticas centradas na criança às práticas centradas na família.* Porto: Porto Editora, 1998.

FREEMAN, J.; GUENTHER, Z. C. *Educando os mais capazes: ideias e ações comprovadas*. São Paulo: Epu, 2000.

GIANGROSSI, V. C.; DA SILVA MOURA, P. N. Atuação psicopedagógica: inclusão social de jovens em contexto de vulnerabilidade. *Rev. Psicopedagogia*, 2023; v. 40, n. 123, p. 365-75.

GUENTHER, Z. C. *Capacidade e talento: um programa para a escola.* São Paulo: EPU, 2006.

MORAES, F. et al. Neurofeedback no suporte emocional, cognitivo e comportamental de pessoas com altas habilidades. *In* Vazzoler-Mendonça, A. *et al. Altas habilidades: saúde, desporto e sociedade*. São Paulo: Editora Cultura Acadêmica, 2021.

NOGUEIRA, I. F. *et al.* Altas habilidades/superdotação e ambiente escolar: uma revisão de literatura. *Revista Psicopedagogia*, v. 38, n. 117, p. 416-432, 2021.

SANTOS, A. L. dos. Dupla excepcionalidade na perspectiva da formação de graduandos de pedagogia. *Anais do XV Colóquio Internacional Educação e Contemporaneidade*, 2021.

13

A CONTRIBUIÇÃO DA NEUROMODULAÇÃO PARA SINTOMAS RELACIONADOS AO TOD E TRANSTORNOS ASSOCIADOS

A neuromodulação é um termo que abrange uma série de técnicas. Por meio do neurofeedback e da estimulação transcraniana por corrente contínua (tDCS) são trabalhados os comportamentos e sintomas que envolvem o TOD e suas comorbidades, autorregulando o cérebro e amenizando os sintomas relacionados ao transtorno.

DIANA BELLÓ

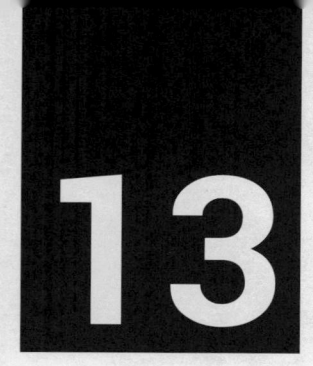

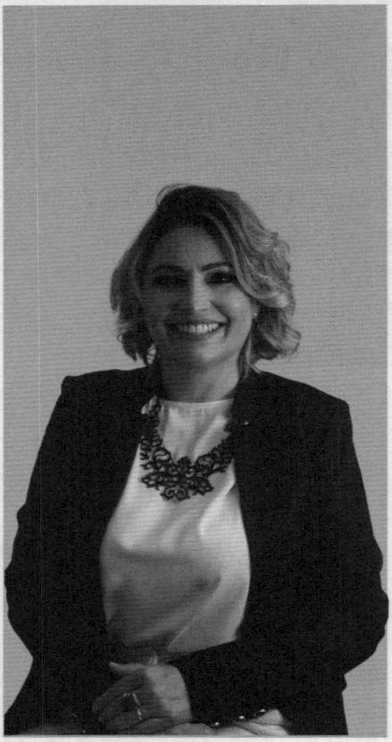

Diana Belló

Pedagoga, psicopedagoga clínica e escolar, especialista em AEE e dislexia. Neuroterapeuta especialista em neurofeedback e tDCS. Apaixonada pelo que faz. Sempre acreditou no atendimento individualizado, pois é dessa forma que se constroem vínculos, confiança e aprendizado. Em 2022, conheceu a neuromodulação e foi amor à primeira vista. Esse amor e esse aprendizado alavancaram sua carreira, levando como missão de vida ajudar o próximo por meio de seu trabalho e de seus conhecimentos. Os resultados nos encantam, vivenciando-os com pacientes e familiares, fazendo-nos acreditar que estamos no caminho certo. GRATIDÃO!

Contatos
diabello91@gmail.com
Instagram: @psicopedagogadianaoficial
66 99967 9370 | 66 99251 7178

Quando alguns comportamentos causam prejuízos sociais, afetivos, acadêmicos ou profissionais, devemos nos preocupar e buscar medidas que reduzam o seu impacto negativo em nossa vida e/ou na vida de nossos pares.

Características

O transtorno opositivo desafiador (TOD), ou transtorno desafiador de oposição (TDO), é definido como "um padrão de humor raivoso/irritável, de comportamento questionador/desafiante ou índole vingativa, com duração de pelo menos seis meses" conforme o DSM-5 (APA, 2014, p. 462).

Caracteriza-se como um transtorno de conduta, manifestando-se habitualmente em crianças e jovens, caracterizado essencialmente por um comportamento provocador, desobediente ou perturbador e não acompanhado de comportamentos delituosos ou de condutas agressivas ou dissociais graves, conforme o CID-10, na classificação F91.3 (OMS, 2012, p. 372).

São crianças que apresentam uma dificuldade no controle de temperamento e das emoções, uma teimosia persistente; elas são resistentes a ordens e parecem estar testando os limites dos pais a todo momento. Os sintomas acontecem em vários ambientes, mas é na sala de aula e em casa que eles podem ser mais bem observados. Tais sintomas devem causar prejuízos significativos na vida social, acadêmica e ocupacional da criança. Estudos atribuem esse diagnóstico em cerca de 10% das crianças em idade escolar, sendo duas vezes mais frequente entre meninos. Os sintomas iniciais ocorrem normalmente entre os seis e os oito anos de idade. O indivíduo apresenta baixa autoestima e baixa tolerância às frustrações, humor deprimido, ataques de raiva e poucos amigos, pois costuma ser rejeitado pelos colegas por causa de seu comportamento impulsivo, opositor e de desafio às regras sociais do grupo. É muito mais do que aquela "birra" ou desafio típico de uma criança.

Causas do TOD

As causas são complexas e multifatoriais, pois múltiplos fatores de risco estão relacionados ao surgimento do transtorno, conforme estudos científicos. Fazem parte desses fatores eventos, características ou processos que aumentam a chance de desencadear o problema comportamental.

O cérebro e o TOD

Por muito tempo, acreditou-se que comportamentos opositores fossem reações mal-educadas, intencionalmente provocadas por crianças ou adolescentes desprovidos de limites ou de estrutura familiar. Dessa forma, iniciaram-se os estudos baseados no funcionamento cerebral de indivíduos com TOD. Dentre os estudos, identificou-se um grupo no qual seus componentes apresentaram traços ou sintomas de insensibilidade e de afetividade restrita ou pobre. Esses indivíduos são crianças que não têm empatia, não se preocupam com os outros, não sentem culpa ou remorso, são indiferentes ao sofrimento dos outros, com reações frias, e tendem a manter distanciamento, mesmo presenciando momentos de tensão entre pessoas, o que costuma ser desestabilizador para qualquer um. Além de apresentar TOD, esses jovens podem evoluir para padrões de comportamento agressivo, explosivo e até de personalidade antissocial. Em um livro sobre aspectos neurobiológicos do cérebro de pessoas com TOD, publicado em 2015, Efferson e Glenn (*apud* Brites, 2019a) expuseram várias pesquisas que demonstraram diferenças no funcionamento cerebral de indivíduos com TOD em comparação com pessoas típicas ou pessoas com TDAH (transtorno do déficit de atenção com hiperatividade). As diferenças mostram alterações regionais de volume cerebral e ritmo funcional de estruturas ligadas ao reconhecimento das emoções humanas e sentimento de empatia, como a *amígdala, a ínsula e o hipocampo.*

Na Figura 1 é possível verificar quais são as áreas cerebrais envolvidas na autorregulação do comportamento no TOD.

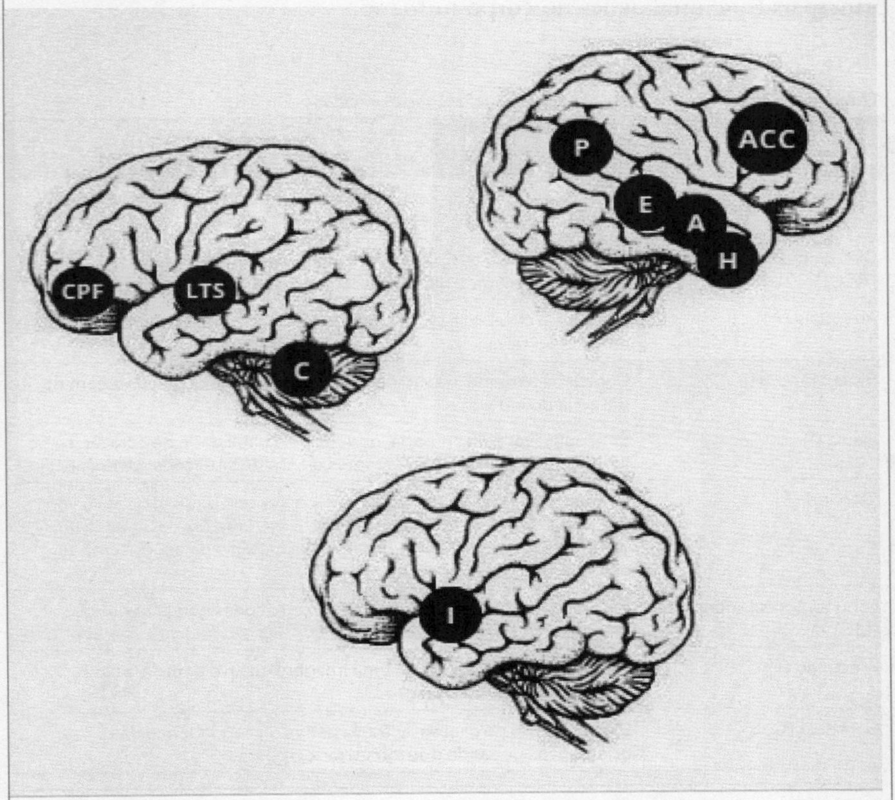

Figura 1 As áreas cerebrais envolvidas na autorregulação do comportamento no TOD. A: amígdala; AAC: giro cingulado anterior; C: cerebelo; CPF: córtex pré-frontal; E: estriado; H: hipocampo; I: ínsula; LTS: lobo temporal superior; P: precúneo.

Fonte: Brites (2019b).

E para um melhor entendimento, elaboramos o Quadro 1, com suas principais funcionalidades no corpo humano.

Quadro 1 Áreas cerebrais envolvidas e suas funções específicas

Áreas cerebrais envolvidas	Funções específicas
Córtex pré-frontal (CPF)	Coordena os tipos de resposta que você terá em caso de ameaça conflito ou medo.
Giro cingulado anterior (ACC)	Coordena nosso temperamento e nossa motivação quando precisamos reagir a diferentes situações.
Amígdala (A)	Estimula o cérebro a reagir rapidamente a uma situação de medo, ameaça ou raiva.
Hipocampo (H)	Coordena a memorização de partes emocionais que acontecem no dia a dia do indivíduo.
Ínsula (I)	É responsável pela empatia, ou seja, pela habilidade de colocar-se no lugar do próximo quando estamos diante de situações adversas.
Estriado (E)	É responsável por formar hábitos recorrentes, ou seja, quando você faz algo, como tomar café da manhã, o estriado faz dessa ação um hábito recorrente e, assim, permite a repetição de ações sem ser necessário o "pensamento".
Lobo temporal superior (LTS)	Memoriza linguagens e partes de informações ligadas às nossas emoções.
Precúneo (P)	Desliga a nossa atenção de uma imagem ou alvo e retoma essa interação em outra situação.
Cerebelo (C)	É responsável pela integração de dados da linguagem e da orientação, ajudando a automatizar respostas.

Fonte: elaborado pela autora.

Observaram-se outras alterações de volume descritas na região pré-frontal e temporal e no giro cingulado anterior, responsáveis pela atenção aos erros, regulação emocional e acesso rápido para avaliar questões emocionais e planejar respostas com inibição de reações agressivas. Um dos parâmetros mais importantes para investigar se uma criança tem TOD é o Manual Diagnóstico e Estatístico de Transtornos Mentais (DSM-5). Diante dessas evidências, sugere-se que o TOD está relacionado a alterações de atividade/intensidade amígdalo-insular-estriatal e deficiência de conexões que envolvam as áreas cerebrais de autorregulação, tanto emocional como cognitiva. Essas evidências nos mostram que, na prática, essas alterações significam que crianças e adolescentes com TOD sofrem de dois grandes problemas de disfunção cerebral: 1) dificuldade em se autocontrolar diante de frustrações e imposições de autoridade, de aceitar com resiliência e temperamento positivo situações que envolvam adversidades sociais e desfavorecimento pessoal; 2) inabilidade em tomar uma decisão eficiente e resiliente entre uma má conduta e julgar a consequente punição, levando a uma má conduta de destempero.

Fatores de risco para o TOD

1. **Fatores biológicos**: criança ou adolescente com perfil insensível em relação aos outros; transtornos de neurodesenvolvimento; perfil genioso/ cabeça dura/déficit neurofuncional.
2. **Fatores ambientais**: desorganizado; perfil inadequado; família disfuncional; pobreza de autoridade e desajuste de regras e rotinas; depressão materna; alcoolismo e abuso de drogas.
3. **Fatores genéticos**: é uma condição resultante de fatores genéticos e ambientais, mas com predomínio de fatores genéticos. A herdabilidade do TOD atinge 61%, ou seja, a cada dez fatores que podem gerar TOD, seis estão nos genes.

Os genes também aparecem em populações com TDAH e TC (transtorno de conduta), reafirmando a ampla correlação do TOD com essas condições. Os sintomas começam após os quatro anos de idade, com ápice entre seis e os sete anos, e, se nada for feito, avançam dos oto aos dez anos, com explosão insuportável na pré-adolescência e grande possibilidade da persistência desses sintomas na fase adulta.

Transtornos associados/comorbidades

É muito comum confundirmos o TOD com outras condições neuropsiquiátricas. Seus sintomas podem se parecer com os do transtorno do déficit de atenção com hiperatividade (TDAH), transtorno de conduta (TC), transtorno de humor bipolar, transtorno disruptivo da desregulação de humor, deficiência intelectual (DI), transtornos de linguagem, fobia social e transtorno explosivo intermitente. A diferenciação entre eles auxiliará no tratamento e na condução dessa criança em casa e na escola. Pode haver sobreposição e associação de alguns sintomas. Caso muitas dessas condições ocorram ao mesmo tempo, denominamos de comorbidades.

Estima-se que mais de 90% das pessoas com TOD apresentarão, em algum momento da vida, alguma comorbidade. Entre elas, o TDAH é o distúrbio mais comum associado ao TOD, sendo hoje considerado fator de risco para comportamentos opositores e desafiadores. Juntos, representam 30% a 50% de pessoas que apresentam um deles. O TDAH ocorre por déficit de dopamina tanto nas vias amigdalianas e estriatais como na transição com giro cingulado anterior e córtex pré-frontal, ou seja, nas áreas coincidentes com as do TOD. O TDAH e o TOD podem ter em comum muitos genes desencadeadores, o que explica, em grande parte, a associação, mas também a herança entre as famílias nas quais uma condição acaba carregando a outra para as gerações seguintes.

Como identificar o TOD

Com base clínica e comportamental, o diagnóstico do TOD não depende de exames de laboratório, de imagem ou de testes genéticos, mas sim de observação dos pacientes nos mais diversos ambientes e em contato com amigos, instituições e familiares. O diagnóstico é definido pelo histórico e de acordo com a prevalência das atitudes que caracterizam esse distúrbio. Antes da adolescência, o problema é maior com meninos. Mas, após essa fase, o número de meninos e de meninas afetados se equipara. Essas características devem durar pelo menos seis meses e evidenciar, no mínimo, quatro dos oito sintomas apresentados a seguir durante a interação com pelo menos uma pessoa.

HUMOR RAIVOSO/IRRITÁVEL – 1) perde a calma; 2) é sensível ou facilmente incomodado; 3) é raivoso e ressentido.

COMPORTAMENTO QUESTIONADOR/DESAFIANTE – 4) questiona figuras de autoridade ou, no caso de crianças e adolescentes, adultos; 5) desafia de maneira impertinente ou se recusa a obedecer regras ou pedidos de figuras de autoridade; 6) incômodo incessante a outras pessoas; 7) culpa outros por seus erros ou mau comportamento.

ÍNDOLE VINGATIVA – 8) foi malvado ou vingativo pelo menos duas vezes nos últimos seis meses.

Após o diagnóstico de TOD, devemos especificar a gravidade dos sintomas:

- **Leve** – os sintomas limitam-se a apenas um ambiente.
- **Moderado** – presentes em pelo menos dois ambientes.
- **Grave** – presentes em três ou mais ambentes.

Tratamento

O tratamento para o TOD se resume em:

- Psicoterapia para estimular a mudança no comportamento.
- Aconselhamento psicológico para pais e filhos.
- Terapias alternativas combinadas.
- Uso ocasional de medicamentos.
- Estímulos com técnicas de neuromodulação cerebral (tDCS e neurofeedback).

Os benefícios da neuromodulação para o TOD com estimulação transcraniana por corrente contínua (tDCS) e neurofeedback

O desempenho adequado do cérebro se dá pela ação dos nervos e do funcionamento correto das vias neurais. As vias neurais são como caminhos que levam informações de um conjunto de neurônios a outro conjunto de neurônios. Os estímulos realizados com os eletrodos visam aumentar os níveis de neurotransmissores ligados ao sistema cerebral de recompensa e do autocontrole executivo de emoções, os quais têm evidente papel na autorregulação diante das frustrações ou contrariedades. As áreas cerebrais a serem tratadas geralmente se identificam aos sintomas do TDAH, pois, eventualmente, se apresentam como comorbidade, necessitando de autorregulação, equilíbrio de emoções, atitudes impulsivas, ansiedade, alterações de humor, autoestima e autoconfiança baixas, desatenção, distração etc. As áreas a serem estimuladas são as representadas anteriormente no Quadro 1, e outras, como occipital e córtex sensório-motor. Cada área representa uma função específica, com base no mapeamento cerebral, bem como nas queixas e estilo de vida de cada indivíduo; essas ondas serão inibidas ou realçadas conforme a necessidade de cada paciente. O comportamento opositor-desafiador está associado à ação de vários genes.

Conclusão

As técnicas de neurofeedback e tDCS têm apresentado resultados e ganhos positivos no tratamento do TOD, bem como suas comorbidades, principalmente o TDAH, evidenciados com embasamentos científicos. Por meio da neuromodulação, é possível restaurar funções ou diminuir sintomas que possuem uma base ou influência neurológica, resultando, assim, na melhoria dos sintomas, comportamentos e, consequentemente, ganhos em socialização, aprendizagem e qualidade de vida e bem-estar.

Referências

AMERICAN PSYCHIATRIC ASSOCIATION – APA. *DSM-5: Manual diagnóstico e estatístico de transtornos mentais*. Artmed Editora, 2014.

BRITES, C. *Transtorno opositivo-desafiador: da teoria à prática*. Londrina: NeuroSaber, 2019a.

BRITES, L. *Crianças desafiadoras: como identificar, tratar e contribuir de maneira positiva com crianças que tem transtorno opositivo desafiador*. São Paulo: Editora Gente, 2019b.

ORGANIZAÇÃO MUNDIAL DA SAÚDE – OMS. *CID-10: Classificação Estatística Internacional de Doenças*, 1994.

ROTTA, N. T.; OHLWEILER, L.; RIESGO, R. dos Santos. *Transtornos da aprendizagem: abordagem neurobiológica e multidisciplinar*. 2. ed. Porto Alegre: Artmed, 2016.

SILVA, R. A. M. S.; VINÃS, S. P.; *Neuropsicopedagogia do TOD – transtorno opositivor desafiador*. Santo Ângelo, RS, 2022.

TEIXEIRA, G. *O reizinho da casa*. 12. ed. Rio de Janeiro: BestSeller, 2022.

TISSER, L.; SOARES, M. L. *Por que eu desafio? Crianças entendendo o transtorno de oposição desafiante (TOD)*. Novo Hamburgo: Synopsys Editora, 2021.

14

TERAPIAS DE INTEGRAÇÃO SENSORIAL

SUAS DISFUNÇÕES E NEUROMODULAÇÃO

Este capítulo propõe explicar a integração sensorial, suas disfunções e os benefícios das aplicações dos protocolos de neuromodulação nas pessoas, obtendo equilíbrio funcional.

SÔNIA ALENCAR

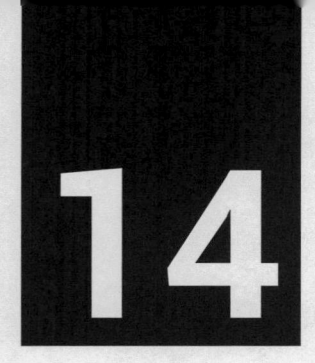

Sônia Alencar

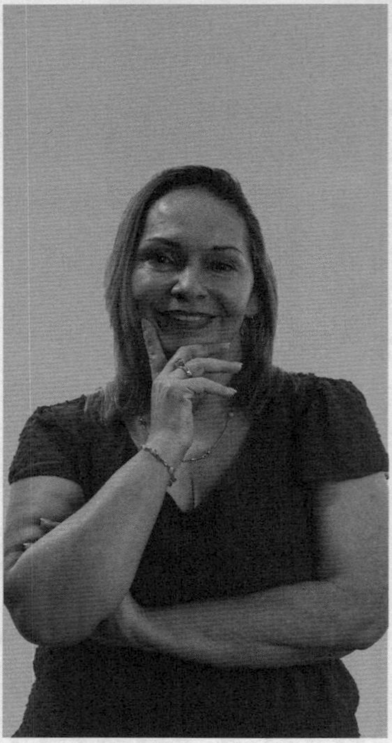

Professora de educação básica. Mestre em formação de professores e psicanálise. Neuropsicopedagoga clínica, especialista em terapias com neuromodulação transcraniana, neurofeedback, psicomotricidade, psicopedagogia e educação especial.

Contatos
https://solalencar.com/
sonia.alencar311265@gmail.com
Instagram: @sonia. alencar.980
11 99889 6926

Integração

É de fundamental relevância entender que é por meio das experiências e da interação com o mundo que as crianças desenvolvem a integração sensorial (IS). As habilidades e sensações são desenvolvidas com o brincar, as quais vão ajudá-las futuramente a desenvolver habilidades mais complexas e ter sucesso nos diversos desafios da vida; portanto, quando desencadeado o processo da desintegração sensorial, a criança terá dificuldades que irão gerar ações disfuncionais, alteradas ou diminuídas. O cérebro, ainda em desenvolvimento, interpreta os estímulos distorcidamente, exagerando-os ou não, acarretando disfunções das sensações sentidas pelo seu corpo ou dos estímulos externos. A informação sensorial não é processada e integrada; assim, as informações chegam distorcidas, o comportamento pode ficar alterado, comprometendo a aprendizagem motora e cognitiva. Com base em evidências científicas, durante o processo de neuromodulação o córtex cerebral recebe as informações e se organiza interna e externamente, respondendo de maneira apropriada ao ambiente, permitindo comunicação neuronal, possibilitando que os sentidos integrativos sensoriais forneçam informações acerca das condições físicas do corpo e do ambiente.

O que é integração sensorial?

> A Dra. Jean Ayres descreve a integração sensorial como "o processo neurológico que organiza as sensações do próprio corpo e do ambiente, fazendo com que seja possível o uso do corpo efetivamente no ambiente" (AYRES, 1989).

As sensações que sentimos são organizadas pelo processo da integração sensorial, a milésimos de segundos. A todo instante nosso cérebro recebe estímulos externos do meio ambiente, interno do nosso corpo e interpreta essas sensações dando o comando para ação, assim constantemente conseguimos perceber, agir e aprender organizadamente. Portanto, o cérebro processa, organiza e interpreta esses sentidos recebidos no nosso corpo por sensações internas ou estímulos externos, identifica a sinfonia de sensações que responde e prepara uma resposta adequada.

Os sistemas táteis, vestibular, proprioceptivo se inter-relacionam desde a gestação, fornecendo informações, preparando as condições físicas do corpo que, desde então, já estão interligadas com os estímulos ambientais, assim há uma junção de sensações, fazendo que se tenha sentido para uma boa qualidade de vida.

O que é desintegração ou disfunção sensorial

Explica Ayres que a IS promove a capacidade de processar e organizar, interpretar sensações e:

> [...] responde de maneira apropriada ao ambiente. Permite que os sentidos forneçam informações acerca das condições físicas do corpo e do ambiente e, portanto, possibilita à criança experimentar o corpo nas ações e nas atividades do dia a dia (AYRES,).

Em contrapartida, Ayres esclarece que a "disfunção sensorial é uma desorganização na qual a informação sensorial não é integrada ou organizada adequadamente no cérebro". E pode produzir vários graus de problemas no desenvolvimento, no processamento da informação, no comportamento e na aprendizagem tanto motora quanto conceitual.

Quando há uma disfunção, o cérebro fica imaturo na habilidade do processamento e organização das informações, é deficitário, interpreta de outra forma, ora pode ser hipo, e recebe menos informações; ora é hiper, e recebe estímulo acima do normal, havendo um descontrole, há uma disfunção de modulação sensorial. Também pode acometer a disfunção motora de base sensorial e discriminação sensorial. O indivíduo pode ter os três tipos, como pode ter a comorbidade de um ou dois, associados aos transtornos e/ou deficiências. Portanto, com as informações desorganizadas, tem-se dificuldade de sentir e organizar nossas sensações, afirma a Dra. Jean Ayres. Há uma orquestra desafinada, desequilibrada, a coordenação das sensações (audição, visão, tato, gustação, olfato, movimento, gravidade e posição) fica vulnerável e não permite agir e responder às situações adequadamente. A informação sensorial não é processada, integrada à sinfonia cerebral, produzindo vários problemas no desenvolvimento; as informações chegam distorcidas, o comportamento pode ficar alterado, comprometendo a aprendizagem motora e cognitiva.

Terapia com neuromodulação como aliada

A neuromodulação é um conjunto de técnicas usadas para estimular ou inibir padrões neuronais. Existem várias formas de neuromodulação, basta o profissional adequar as terapias que fazem jus à sua competência profissional e aos protocolos de intervenção. No caso em questão descrito, este capítulo foca nos benefícios que traz a neuromodulação transcraniana (tDCS) ao indivíduo.

O estímulo neuronal proporciona a rapidez na comunicação sináptica; portanto, no decorrer do tempo haverá maior funcionalidade nessa rede, melhorando a plasticidade sináptica, tanto a curto como a longo prazo.

A plasticidade sináptica refere-se à capacidade das conexões entre os neurônios, consolidando a comunicação dos neurotransmissores e a neuroplasticidade. A estimulação prolongada e repetida pode levar a mudanças na eficácia das sinapses, organizando-as e induzindo efeitos duradouros na plasticidade sináptica.

É sabido que o lóbulo parietal superior contribui para a integração sensório-motora, enquanto o lóbulo parietal inferior contribui para as funções auditivas e de linguagem. A ínsula se associa ao processamento e integração de vários tipos de informações, incluindo sensação gustativa, visceral, nociceptiva e vestibular.

É imprescindível respeitar a queixa do paciente, providenciando estratégias de neuronavegação, a fim de reforçar a necessidade da área neuronal a ser estimulada com maior precisão e assertividade. Ao providenciar uma atividade de tarefa específica, têm-se resultados significativos na potencialidade neuronal. A plasticidade neuronal se reflete na memória, na atenção e entre outras áreas cerebrais trabalhadas mediante as queixas do paciente, consequentemente havendo melhoras significativas, tanto cognitivas quanto comportamentais.

Ao facilitar o disparo do neurônio com maior frequência, associada à tarefa específica para aquela área, inicia-se a interligação neural, aumentando a funcionalidade neural e iniciando o processo da neuroplasticidade em toda a rede neural.

A plasticidade homossináptica e heterossináptica acontece na rede sináptica, facilita o disparo neural e a fase neuromoduladora. O tDCS potencializa o disparo do neurônio. Na fase homossináptica, não depende do neurônio do outro; ao ter um disparo, tem-se a liberação de glutamato, estímulo excitatório. A plasticidade heterossináptica terá uma alteração, irá agir e responder a esses estímulos diferentes e à ação do neurônio modulador, levando gaba, estímulo inibitório. Portanto, irá beneficiar todo o sistema neural, motor e mental.

Barrett *et al.* afirmam que a alteração do potencial de membrana na célula pós-sináptica pode ser excitatória ou inibitória. Isso vai depender do neurotransmissor liberado no terminal nervoso pré-sináptico, que depende do estímulo interno ou externo que desencadeia o potencial de ação. O sistema sensorial é o responsável pela recepção, transdução e transmissão e pelo processamento dessas informações (Barrett *et al.*, 2014).

Ayres explica sobre o distúrbio do processamento sensorial nas crianças com autismo e TDAH. Em suas colocações, afirma que há dificuldade de manter atenção, há inquietação (agitação motora e/ou mental) e impulsividade e dificuldade no processamento das informações sensoriais, em que essa falha resulta em comportamento inadequado.

> A avaliação da integração sensorial de crianças com desordens neuromotoras inclui a avaliação do feedback sensorial (consciência tátil, proprioceptiva e vestibular), modulação sensorial, práxis, e a relação da sensação em relação à postura e ao movimento.

Diferentes estímulos neuronais, amplas comunicações, rápidas, funcionais e organizadas. Os neurônios sensitivos são estimulados e mandam informações para o SNC, no qual recebem e mandam para a periferia (SNP) a quem irá executar a ação.

Sistema nervoso – neurônios sensitivos

O sistema nervoso (SN) é responsável pela percepção dos sentidos no ser humano, como sons, gostos, cheiros, dor, fome, sede e até mesmo alterações que não são percebidas conscientemente, como alterações internas. O corpo captura todas as informações do meio externo e as traz para o meio interno, onde elas são recepcionadas, interpretadas e processadas pelo sistema nervoso para que o indivíduo possa sentir algo ou emitir alguma reação, ou movimento.

A sinapse é a articulação de um neurônio com o outro, possibilitando a passagem do impulso de uma célula à outra.

> A integração entre os neurônios faz a conexão neural, [...] Os sistemas sensoriais recebem informações do ambiente pelos receptores especializados presentes na periferia e as transmitem por meio de uma série de neurônios e relés sinápticos até o SNC. Sendo assim, os mecanismos neurais que permitem a interação do indivíduo com o meio ambiente são divididos em processos sensoriais (sensitivos/receptivos pela via aferente) e motores (via eferente). (RAFF; LEVITZKY, 2011).

A área associativa parieto-occipital-temporal já facilita o processamento de informações sensoriais visuais, auditivas e não primárias, como sensações transmitidas pela pele ou órgãos internos, em vez de informações sensoriais primárias, como visão ou audição. Os estímulos são interpretados e, em seguida, enviados para outras partes do cérebro, sendo o hemisfério esquerdo do cérebro responsável pelo processamento da linguagem; e o hemisfério direito auxilia no processamento da consciência espacial.

Considerações finais

As informações que o indivíduo recebe dos sentidos do seu corpo e do ambiente externo são organizadas pelo processo da integração sensorial (IS), dando suporte ao cérebro para poder processar e compreender os estímulos dados, inconscientemente de maneira rápida e instantânea, como sentir calor ou frio, cheiro ou dor. Portanto, quando há a disfunção ou desintegração sensorial (DS) o sujeito terá dificuldades que geram ações disfuncionais, alteradas ou diminuídas.

A neuromodulação transcraniana (tDCS) irá facilitar o estímulo neuronal; há uma ampla rapidez na comunicação neural; assim, no decorrer dos protocolos de neuromodulação e do tempo de aplicação, haverá uma mudança tanto cognitiva como comportamental, afetando a plasticidade sináptica tanto a curto quanto a longo prazo. A estimulação prolongada e repetida pode levar a mudanças na eficácia das sinapses e na organização das redes neurais. Comprovadamente, as ondas neurais são uma circuitaria, onde todas se comunicam, se regeneram e se adaptam, acontecendo a neuroplasticidade. Durante o processo de neuromodulação, a rede neuronal estimulada recebe as informações, organizando-se, assim, durante as terapias e atividade adequadas. O sujeito que precisa se concentrar ou melhorar os sintomas de ansiedade, até mesmo melhorar sua autoestima, é favorecido no processo de integração sensorial, no qual recebe informações do ambiente pelos receptores especializados presentes na periferia e as transmite por meio de uma série de neurônios. Sendo assim, todo o processo permite a interação do indivíduo com o meio ambiente. Esses processos são divididos em processos sensoriais (sensitivos/receptivos pela via aferente) e motores (via eferente), como afirmam Raff e Levitzky (2011).

Referências

AYRES, A. J. *What's Sensory Integration?* An Introduction to the Concept. In: Sensory Integration and the Child: 25th Anniversary Edition. Los Angeles, CA: Western Psychological Services, 2005.

AYRES A J. *Developmental dyspraxia and adult-onset apraxia*. Torrance, CA: Sensory Integration International; 1985.

AYRES A. J. *Ayres Dyspraxia Monograph*. 25th Anniversary Edition. Torrance. Pediatric Therapy Network; 2011.

AYRES A. J. *Sensory integration and praxis tests*. Los Angeles: Wester Psychological Corporation; 1989.

BARRETT, K. E. *et al. Fisiologia médica de Ganong*. 24. ed. Porto Alegre: AMGH, 2014.

CURI, R.; ARAÚJO FILHO, J. P. *Fisiologia básica*. Rio de Janeiro: Guanabara Koogan, 2009.

KANDEL, E.; SCWARTZ, J.; JESSELL, T. *Essential of neural science and behavior*. Rio de Janeiro: Prentice Hall, 1995.

SILVERTHORN, D. U. *Fisiologia humana*: uma abordagem integrada. 7. ed. Porto Alegre: Artmed, 2017.

RAFF, H.; LEVITZKY, M. G. *Fisiologia médica*: uma abordagem integrada. Porto Alegre: AMGH, 2011.

Para mais informações sobre Integração Sensorial, acesse os links:

https://www.integracaosensorialbrasil.com.br/integracao-sensorial

https://www.researchgate.net/publication/250278890_Integracao_sensorio-motora_e_plasticidade_sinaptica_no_cortex_cerebelar

15

NEUROFEEDBACK E OS TRANSTORNOS DO NEURODESENVOLVIMENTO QUE IMPACTAM A APRENDIZAGEM

Este capítulo tem por objetivo ampliar a visão da aplicação da técnica de neurofeedback como uma ferramenta de agregação de valor no processo de intervenção terapêutica nos transtornos do neurodesenvolvimento que impactam a aprendizagem, embasada teoricamente e aplicada tecnicamente na nossa prática clínica neuro, psicopedagógica e musicoterapêutica.

MANUELLA MARTINS E
ULISSES LOPES

Manuella Martins

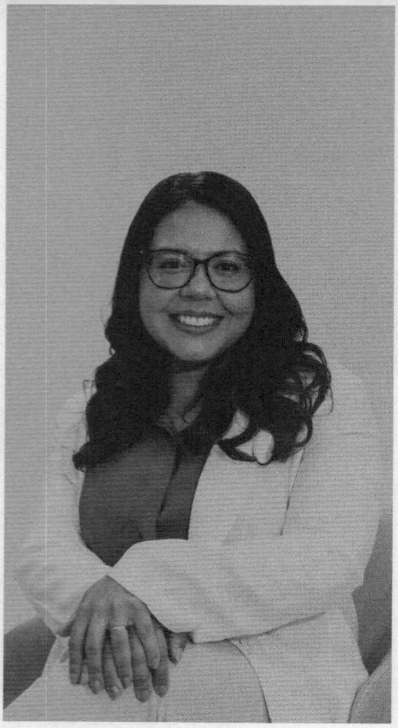

Pedagoga; neuropsicopedagoga; especialista em educação especial, psicopedagoga clínica e institucional. Especialista em arteterapia, educação e saúde. Formanda em psicologia. Treinadora de neurofeedback.

Contatos
Instagram: @manuellaneuromodulação
21 96461 2710

Ulisses Lopes

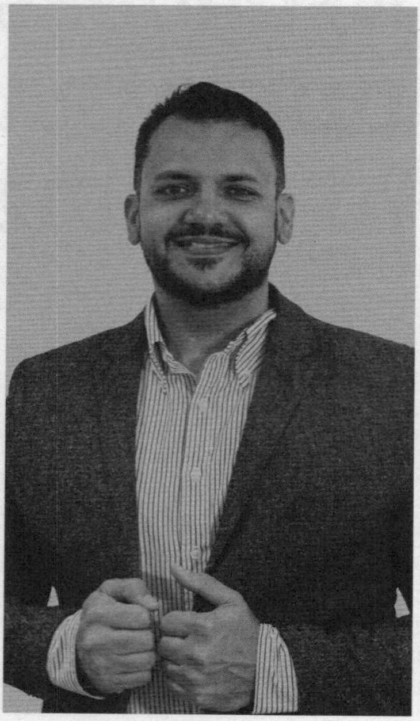

Musicoterapeuta formado no Conservatório Brasileiro de Música (CBM). Pós-graduado em psicomotricidade; neurociências e tecnologias aplicadas. Treinador de neurofeedback.

Contatos
Instagram: @ulissesmusicoterapeuta
21 96421 8233

Ambos são gestores do Espaço Capacitando, localizado no Rio de Janeiro. Um ambiente terapêutico e de desenvolvimento humano, que oferta, além das terapias tradicionais, práticas de neuromodulação aplicadas à saúde e à educação.

Instagram: @espaçocapacitando

Entende-se que qualquer transtorno do neurodesenvolvimento vai alterar de maneira direta ou indireta o modo como a pessoa aprende, se comunica, se comporta, socializa, bem como a manifestação de dificuldades e/ou deficiência na concentração, nos processamentos visuais, auditivos, na atenção e linguagem.

Tais transtornos estão presentes na vida de muitos estudantes; ainda que não afetem o desempenho intelectual, social ou de comportamento, eles vão interferir em algumas funções da cognição e dificultar a forma como o indivíduo aprende.

É válido ressaltar que não existem exames de imagem nem de sangue que definam tal diagnóstico. Para tanto, é necessário um processo avaliativo multidisciplinar.

Dislexia

Susan Brady, Hugo Catts, Emerson Divkman, Guinevere Eden, Jack Flatcher, Jeffey Gulherme, Robin Moris, Harley Tomey e Thomas Viall, (*apud* OLIVER, 2019, p. 14) defenderam, em 2003, a seguinte ideia: dislexia é uma dificuldade de aprendizagem de origem neurológica. É caracterizada pela dificuldade com a fluência correta na leitura e por dificuldade na habilidade de decodificação e soletração.

Essas dificuldades resultam tipicamente do déficit do componente fonológico da linguagem, que é inesperado em relação a outras habilidades cognitivas consideradas na faixa etária.

A autora Ana Lou diz que: dislexia não faz troca de letras, o cérebro não reconhece as letras, é diferente (2019, p. 15).

É muito comum que se confunda a dislexia com outro diagnóstico, como a disgrafia.

Disgrafia

É uma desordem de integração visomotora. Assim, entendemos que é uma dificuldade ou ausência na aquisição da escrita, déficit na atenção e, até mesmo, dificuldade para realizar um desenho simples, pois a grafomotricidade não é bem desenvolvida.

É comum que se aprenda a ler, mas não a escrever. Isso é um caso de disgrafia. Mas também é possível que não se saiba ler e escrever, nem mesmo copiando. Isso já é um caso de dislexia e de disgrafia.

Situações neurobiológicas, como alteração ou atrasos no desenvolvimento do sistema nervoso central, também vão se associar à disgrafia, que é um ato motor neuroperceptivo que pode surgir a partir de traumas cerebrais, dificuldade na administração das emoções e/ou experiências negativas com a escrita.

Disortografia

É uma dificuldade na expressão da linguagem escrita, com falhas na ortografia, parte da gramática que ensina a escrever corretamente, ou seja, a pessoa vai escrever incorretamente e/ou cometer erros por ouvir e falar de maneira errada, podendo haver falhas do processamento auditivo.

Torna-se importante uma avaliação multidisciplinar, com a presença do profissional da fonoaudiologia realizando teste e exames específicos que indiquem o diagnóstico; ofertando ao paciente a intervenção e o tratamento mais eficaz.

Dislalia

É um transtorno da linguagem, perceptível na fala, com pronúncia errada dos fonemas por não haver recursos suficientes da língua. Entendendo que a fala é uma das principais ferramentas na comunicação, essa temática merece atenção, pois vai interferir de maneira significativa no desenvolvimento das relações sociais, na forma como a criança é compreendida e na sua autoestima.

Torna-se de suma importância que o diagnóstico e a intervenção sejam definidos precocemente, a fim de minimizar os impactos negativos do transtorno na vida acadêmica, comunicativa e social.

Discalculia

É um transtorno específico da aprendizagem, com prejuízo na matemática: dificuldade no senso numérico, na memorização de fatos aritméticos, na precisão ou fluência de cálculo, no raciocínio matemático, na interpretação dos sinais matemáticos, no montar e executar das quatro operações, na classificação dos números, nos princípios de medida, de sequências, na compreensão de conceitos matemáticos e no relacionar valor de moedas.

No senso comum, as pessoas tendem a usar a seguinte expressão: tudo é matemática. Diante desse fato, como integrar e incluir uma criança que não consegue se relacionar com o mundo numérico?

Eis aí o grande desafio de se diagnosticar precocemente e estabelecer recursos para promover uma aprendizagem facilitadora no que se refere à matemática.

Muitos alunos com esse tipo de diagnóstico veem a matemática como um vilão e se acham incapazes de aprender e desenvolvê-la. Tal diagnóstico é pouco visado e indicado; afinal, a matemática já tem um estereótipo de ser uma matéria difícil. Por isso ele acaba passando despercebido, pois não existe um exame médico que traga esse diagnóstico à tona. Ao contrário, as causas da discalculia podem envolver fatores psíquicos e biológicos combinados.

Existem seis tipos de discalculia:

1. Discalculia verbal.
2. Discalculia léxica.
3. Discalculia operacional.
4. Discalculia gráfica.
5. Discalculia practognóstica.
6. Discalculia ideognóstica.

Transtorno do déficit de atenção e hiperatividade (TDAH)

Atualmente, o diagnóstico mais comum no nosso ambiente clínico; crianças, adolescentes e adultos buscam tratamentos terapêuticos para melhor desempenho da cognição e de produtividade.

Podemos dizer que o TDAH é um transtorno do desenvolvimento que afeta, em média, 5,3% da população infantil e é caracterizado por excesso de déficit de atenção, hiperatividade e impulsividade (POLANCZYK, 2007, *apud* BRITES, 2019, p. 34).

Assim, pacientes com esse transtorno vão apresentar desordens sensoriais, executivas, cognitivas, comportamentais, motoras, de administração de tempo e espaço, bem como impulsividade e necessidade de recompensa e satisfação.

O neurofeedback

O cérebro humano tem a habilidade de executar o incrível fenômeno biológico de aprender, integrar, armazenar e recuperar informações, o que acontece de modo natural. Contudo, quaisquer alterações ou anormalidades irão alterar essa habilidade neurológica.

A neuroplasticidade vem para elucidar tal habilidade do sistema nervoso central de modelar e se adaptar às novas aprendizagens.

Segundo Mascaro, o neurofeedback atua:

> [...] na viabilização do ajuste dessas conexões corticais, facilitando ou inibindo sua atividade, com isso habilitando ou desabilitando a participação de agrupamentos neurológicos distintos, estimulando e direcionando eventos de plasticidade funcional e mesmo estrutural no cérebro. Aqui, mudança torna-se sinônimo de aprendizagem (MASCARO, 2012, p. 33).

O neurofeedback é o treinamento dos neurônios em áreas específicas, ofertando *feedbacks* e sinalizações quanto à adequação e ao melhor funcionamento elétrico de maneira progressiva; visando modificar a atividade neurológica, enquanto o indivíduo/paciente executa uma determinada ação, ou seja, *condicionando* enquanto ele *opera*, assistindo a um filme, lendo um artigo ou realizando uma atividade.

O neurofeedback na prática

Atuamos na prática clínica há mais de dez anos. Contudo, quando trouxemos e aplicamos a técnica do neurofeedback, percebemos o quanto ganhamos tempo no processo evolutivo dos pacientes. Tal como: melhora no desempenho das funções executivas, da atenção, do comportamento, inibição dos impactos negativos causados pelos transtornos e distúrbios da aprendizagem, o que facilitou de maneira significativa a aprendizagem e o desempenho escolar dos nossos pacientes.

Atualmente, atendemos pacientes que apresentam transtorno do neurodesenvolvimento, distúrbios da aprendizagem, transtorno do espectro do autismo, síndrome de Down, na neuropsicopedagogia e na musicoterapia voltadas para a alfabetização e melhora do desempenho cognitivo e escolar. Mas estamos recebendo um público significativo no neurofeedback, tais como adolescentes e jovens com ansiedade elevada, TDAH e depressão, que acabam apresentando baixo rendimento. De um modo geral, o trabalho com neurofeedback tem entregado um resultado muito eficiente.

Como essa técnica pode beneficiar os nossos clientes?

A resposta nos conduz a uma nova pergunta: o que há em comum em todos eles?

A resposta é simples: as falhas atencionais e de funções executivas, que comumente estão associadas ao excesso de voltagem de ondas lentas (Teta 4-8 Hz) nas regiões frontais e pré-frontais, o que irá dificultar a análise completa de dados recebidos pelo cérebro.

Um excesso de amplitudes de ondas theta nos lobos frontais pode, por exemplo, levar a sintomas como: depressão e inabilidade emocional, do ponto de vista afetivo. Já do ponto de vista cognitivo, esse mesmo excesso da onda de theta pode produzir dificuldades de concentração e atenção, alterações comportamentais e de adequação social. Procrastinação ou dificuldade de tomar iniciativas também integram a sintomatologia de alterações funcionais nos lobos frontais (MASCARO, 2012, p. 7).

O tratamento começa com um mapeamento de eletroencefalograma, que mensura a atividade elétrica do córtex cerebral. Em seguida, elabora-se o treino com objetivos específicos, de acordo com as principais demandas do cliente, visando corrigir e resgatar a atividade cortical elétrica, até então comprometida.

A leitura dos dados acontece por meio dos eletrodos que irão captar os sinais elétricos dos neurônios, que serão analisados e processados pelo *software*. Dessa forma, torna-se possível observar, em tempo real, o funcionamento cerebral e, assim, desenvolver um caminho mais direcionado de estímulos, visando a respostas que modificarão os padrões neurológicos.

As ações propostas durante o tratamento irão manter os pulsos das ondas em faixas de frequências específicas, que serão determinadas a partir dos objetivos finais, fortalecendo as redes neuronais, possibilitando a neuroplasticidade, a flexibilidade do cérebro e, principalmente, um melhor funcionamento, regulação e estabilidade mental.

Em casos de transtornos do neurodesenvolvimento que afetam a aprendizagem, a estrutura neurobiológica comumente expressa maior lentidão nas áreas frontais e pré-frontais do cérebro – responsáveis por comportamento, funções executivas, emoções e pensamentos. Assim, o neurofeedback é uma das maneiras de treinar o cérebro para desenvolver-se de modo mais eficaz.

Diante da inibição de padrões neurológicos lentos, o neurofeedback irá promover ao paciente a habilidade de se autocontrolar, sendo uma alternativa segura para maior desempenho da cognição e superação das dificuldades visíveis diante dos transtornos abordados até então.

É relevante elucidar que a aplicação da técnica de neurofeedback não substitui as terapias tradicionais; todas se complementam e favorecem o paciente em diversos aspectos.

Consideramos importante trazer uma metáfora que passamos como reflexão aos nossos clientes, a fim de esclarecer a importância das terapias associadas ao neurofeedback:

Imagine uma criança de oito anos de idade recebendo um prêmio de loteria de um milhão de reais, sendo deixada livre dentro de um *shopping center* com as maiores lojas de brinquedos e doces do mundo, sem restrição de compras e nenhuma supervisão de um adulto. Em poucos meses, um milhão de reais serão usados em brinquedos e doces.

Mas que angústia, não? Imaginar que não houve nenhum tipo de reserva para o futuro educacional ou o possível planejamento de aposentadoria e o dinheiro simplesmente… se foi.

Agora, imagine que essa criança receba o suporte de um consultor, um adulto especialista, que permitirá que ela usufrua do valor, mas que também deixe algumas seguranças para o futuro. Até alivia o coração, concorda?

O neurofeedback é o prêmio de loteria, e o consultor financeiro são os terapeutas.

Assim, reforçamos a ideia de que o neurofeedback não é uma técnica exclusiva, substitutiva ou definitiva para tratar os transtornos e distúrbios da aprendizagem, mas vai agregar valor e potencializar os objetivos terapêuticos tradicionais.

Conclusão

Segundo Visca (2012, p. 136), "a aprendizagem abre o caminho da vida, do mundo, das possibilidades, até de ser feliz". Cabe aqui refletirmos sobre os prejuízos da não aprendizagem.

Costumamos olhar para o diagnóstico, mas precisamos refletir para além das suas causas, ou seja, sobre seus efeitos, por exemplo, os prejuízos que uma criança com disortografia terá ao escrever uma redação repleta de erros ortográficos ou sem conexão de concordância verbal, nominal, erros nas flexões gramaticais etc.

Nosso sistema atual de ensino mede e espera que o estudante seja avaliado dentro de uma expectativa para sua faixa etária, mas nem sempre esse indivíduo é capaz de atingir os objetivos traçados, no tempo determinado. Assim, cabe aos pais, terapeutas e educadores conduzirem o sistema a uma visão agregadora, acolhedora e inclusiva, que permita que o aluno seja capaz de expressar seu conhecimento além de uma única e exclusiva forma de amostragem.

O neurofeedback poderá permitir novas possibilidades de o indivíduo se desenvolver para alcançar a maturidade cognitiva que o potencializará, permitindo que descubra e explore mais do seu potencial de aprendizagem.

Encerramos este capítulo com uma pergunta reflexiva: o que falta para trazermos de maneira efetiva a tecnologia como uma ferramenta de maior possibilidade de aprendizagem, além dos recursos educacionais e terapêuticos tradicionais?

Referências

BARRETO, A. de P. *Terapia comunitária*: passo a passo. 3. ed. Fortaleza: LCR, 2008.

BRITES, C. TDAH e dislexia: quais as diferenças?. *In* Associação Brasileira de Dislexia. (Org.). *Transtornos de aprendizagem – uma visão luso-brasileira.* 1. ed. Lisboa: QualConsoante, 2019, v. 1, p. 32-46.

MASCARO, L. *Para que medicação? O treinamento neurológico de neurofeedback voltado ao tratamento não medicamentoso de: depressão, ansiedade e pânico, déficit de atenção, dislexia, autismo, insônia, TOC (transtorno obsessivo compulsivo), stress pós-traumático, TCE (traumatismo crânicocranio encefálico), quadros isquêmicos.* Rio de Janeiro, RJ: Elsevier, 2012.

OLIVER, A. L. *Dislexia, dislexia adquirida e disgrafia: como detectar, diferenciar, entender e tratar*. Rio de Janeiro: Wak, 2019.

VISCA, J. O *diagnóstico psicopedagógico na prática psicopedagógica.* Parte II: (pré-adolescentes, adolescentes e adultos). São José dos Campos, SP: Pulso Editorial, 2012.

16

NEUROMODULAÇÃO E DESEMPENHOS DE ALTA PERFORMANCE

POTENCIALIZANDO PESSOAS

Com os avanços das neurociências instrumentalizadas pela neurotecnologia, novas possibilidades se abrem para a regulação emocional e potencialização cognitiva por meio da neuromodulação. Um caminho revolucionário e inovador na conquista de desempenhos de alta performance na vida pessoal e na profissional, desenvolvendo as tão almejadas competências para o mercado de trabalho atual.

CHRISTIANE NAVARRA
DENISE RIBEIRO

Christiane Navarra

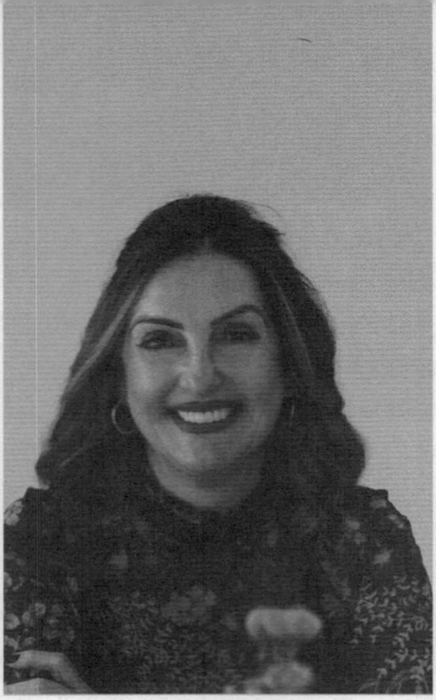

Psicóloga, psicopedagoga e neuroterapeuta com formação em biofeedback, neurofeedback e neuromodulação cerebral. Mestre em comportamento humano pela UFJF e especialista em psicologia do trabalho. Vasta experiência profissional em desenvolvimento de pessoas, lideranças e equipes para o alto desempenho. Docente em cursos de graduação e pós-graduação em psicologia e áreas afins desde 2003. Coordenadora do curso de psicologia da Unifenas Varginha e gestora do campus desde 2010. Sócia-fundadora da NeuroAtivar: Tecnologia e Neurociência Ltda, clínica de psicologia, neuropsicologia e neurociências para a saúde, educação e alta performance.

Contatos
https://g.co/kgs/jCWA2u
neuroativarvarginha@gmail.com
Instagram: @neuro.ativar
35 99744 3456

Denise Ribeiro

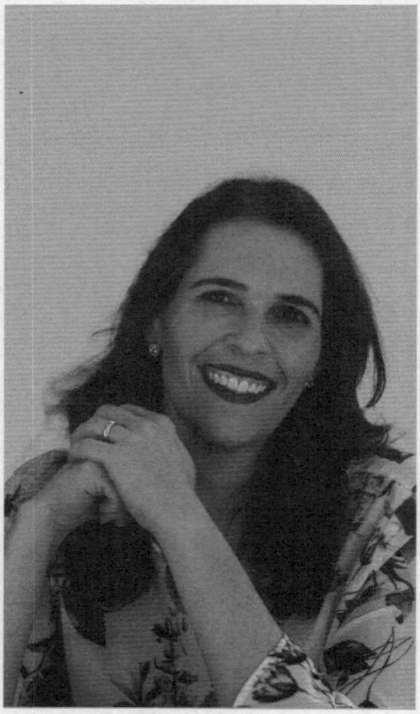

Psicóloga, neuropsicóloga clínica com formação em biofeedback, neurofeedback e neuromodulação cerebral. Mestre em Psicologia Clínica pela USP e especialista em avaliação psicológica e neurociências aplicada ao desenvolvimento de pessoas e organizações. Vasta experiência profissional em psicologia clínica, avaliação e reabilitação neuropsicológica. Docente em cursos de graduação e pós-graduação em psicologia e áreas afins desde 2006. Sócia-fundadora da NeuroAtivar: Tecnologia e Neurociência Ltda, clínica de psicologia, neuropsicologia e neurociências para a saúde, educação e alta performance.

Contatos
https://g.co/kgs/jCWA2u
neuroativarvarginha@gmail.com
Instagram: @neuro.ativar
35 99744 3456

Hans Berger, em 1924, marcou o início da exploração do cérebro humano ao criar o primeiro eletroencefalógrafo (EEG). Posteriormente, verificou em experimentos a habilidade humana de distinguir os diferentes tipos de ondas elétricas. Com isso, aprimoramentos foram feitos no dispositivo desenvolvido, incorporando feedback sonoro durante a presença das ondas alfa, criando-se as bases para o neurofeedback. Em 1971, Barry Sterman pioneiramente aplicou o neurofeedback como abordagem terapêutica, mostrando que o treinamento das ondas SMR resultava na redução da frequência de ataques epilépticos e, posteriormente, de déficit de atenção e hiperatividade, ansiedade, vícios, depressão e síndrome de estresse pós-traumático, superando os tratamentos convencionais. À medida que as neurociências avançaram, com a descoberta de novas funcionalidades cerebrais e a compreensão da plasticidade neural se aprofundando, a abrangência da neuromodulação também se expandiu. Esse crescimento tem dado origem a novas indústrias no mercado, que estão desenvolvendo neurotecnologias inovadoras e explorando novos campos de atuação (Schmälzle; Meshi, 2020). Esse avanço possibilitou não apenas aplicações terapêuticas, mas também abriu uma nova fronteira, permitindo o treinamento não terapêutico de neurofeedback, visando alcançar alta performance e aumentar a resiliência ao estresse.

Uma revisão sistemática sobre alta performance no Brasil, realizada em 2021 por Torres e Martins, apontou que o tema carece de definição em publicações nacionais, com forte viés para eficiência e eficácia com visão de esforço e tarefa. Mas, em publicações internacionais, performance tem sido considerada como um conjunto de conhecimentos, habilidades, processos e talentos. Esse conceito, a princípio importado das artes cênicas, estende-se ao esporte, música, dança, estudos, trabalho, empreendedorismo, entre outras situações da vida diária. Está, para além da zona de conforto, para a busca da excelência e da superação.

Estas novas tecnologias trabalham modulando, ativando ou inibindo a atividade neuronal, com a finalidade de organizá-las para que as pessoas alcancem seu melhor desempenho em áreas específicas de seus interesses e necessidades.

A ETCC (estimulação transcraniana por corrente contínua), inicialmente investigada por Priori e colaboradores (1998), representa uma técnica de neuromodulação mais simples e economicamente acessível. Recentemente, foi comprovado que essa abordagem tem condição de influenciar a excitabilidade do córtex motor por até uma hora após a estimulação. Essas mudanças são sensíveis à polaridade da corrente elétrica aplicada e à duração do estímulo. A corrente anódica aumenta a excitação cortical, enquanto a catódica tem efeitos opostos, suprimindo-a. Com base nessas descobertas, pesquisas foram conduzidas para explorar os potenciais benefícios dessa inovadora técnica de estimulação cerebral. Os resultados disponíveis não só indicam sua eficácia clínica e terapêutica, mas também sugerem melhorias no desempenho físico, no controle autonômico cardíaco e da pressão arterial, do apetite, na redução da dor muscular, na atenção, na memória, no desempenho escolar, na regulação emocional e nas funções executivas (Pesente *et al.*, 2015).

Os resultados da ETCC estão alinhados à polaridade usada. Durante uma sessão, são usados dois eletrodos, um atua como anodo e o outro como catodo. A estimulação anódica favorece a despolarização da membrana neural, facilitando o disparo neuronal, enquanto a estimulação catódica age de maneira oposta, hiperpolarizando a membrana neuronal. Essas abordagens podem ser implementadas com diversos protocolos, visando alcançar uma área específica do córtex cerebral e modular sua atividade de acordo com a polaridade, por meio de um fluxo contínuo de corrente de baixa intensidade (Pesente *et al.*, 2015). Para haver a potencialização dos desempenhos em tarefas cognitivas e o autocontrole emocional, fatores fundamentais para o desenvolvimento da inteligência emocional, é necessária a estimulação das áreas corticais responsáveis pelas funções executivas. Essas funções compõem um conjunto de habilidades para o alcance de metas específicas, que são: planejamento, flexibilidade para resolução de problemas, controle inibitório, atenção e memória operacional. Esse sistema executivo é ativado quando se depara com novas situações que demandam a resolutividade de problemas ou a adaptação a elas (Lezak *et al.*, 2004). Ele funciona como um supervisor que integra e coordena todo o funcionamento cerebral para o agir intencional (Strauss, 2006) e é processado pelas regiões pré-frontais e por suas conexões com áreas corticais e subcorticais.

Cerruti e Schlaug (2009) realizaram um estudo com 18 pessoas saudáveis com idade média de 25 anos, usando a ETCC com estimulação no córtex pré-frontal dorsolateral esquerdo, visando proporcionar uma melhora no desempenho na resolução de problemas verbais complexos. Ao comparar os desempenhos dos grupos-controle e experimental nas tarefas Remote Associates Test (RAT) e o Teste de Fluência Verbal, os resultados encontrados indicaram que, com a estimulação anodal em F3, houve melhora no desempenho verbal e - a estimulação anódica em F4 não provocou efeito significativo. Ainda, ao investigar sobre os efeitos da ETCC para a resolução de problemas verbais, Metuki e colaboradores (2012) realizaram um estudo com 21 estudantes saudáveis entre 18 e 29 anos. Eles encontraram aumento do controle cognitivo e do *insight* verbal, concluindo que com a ETCC anódica no córtex pré-frontal dorsolateral houve melhora no desempenho da identificação de solução para problemas difíceis. Relataram ainda que participantes mais motivados tiveram melhor desempenho.

Em 2009, realizou-se um estudo com 24 adultos não patológicos com idade média de 24 anos, com o objetivo de conhecer os efeitos da estimulação com ETCC para o planejamento em curto e longo prazo. Foi encontrado que, após passar pela intervenção, o grupo-controle apresentou melhores desempenhos na Torre de Londres que o grupo experimental, indicando melhora da capacidade de planejamento (DOCKERY *et al.*, 2009). Ainda no sentido de conhecer mais sobre os efeitos da ETCC nas funções executivas, Gladwin e colaboradores (2012) realizaram um estudo para investigar os desempenhos de estudantes não clínicos em tarefas de desempenho da memória de trabalho em atividades de associação. Os resultados indicaram uma melhora do desempenho no tempo de resposta no teste de congruência, ou seja, após a intervenção houve aumento da velocidade de processamento das informações.

Pesente e colaboradores (2015) investiram sobre os efeitos da ETCC em adultos saudáveis por meio de um estudo de meta-análise pela revisão dos artigos publicados nas bases de dados de pesquisas: PubMed, MEDLINE, BVS e Science Direct. Os autores identificaram que, em todos os estudos apresentados, empregaram o córtex pré-frontal dorsolateral esquerdo na posição F3 no sistema de EEG como alvo para a ETCC anodal. Esse dado é fundamental, pois essa região desempenha um papel essencial nas funções executivas, especialmente em aspectos relacionados à memória de trabalho. A estimulação cortical dessa região por meio de técnicas neuromodulatórias, como a ETCC e a estimulação magnética transcraniana (EMT), tem demonstrado eficácia no tratamento de vários transtornos psiquiátricos e na potencialização da performance cognitiva (GLADWIN *et al.*, 2012; METUKI *et al.*, 2012).

Além disso, poucos estudos exploraram os efeitos da neuromodulação sobre as estratégias de regulação emocional (RE), que são processos cognitivos que modificam a experiência emocional e sua execução está associada à ativação do córtex pré-frontal (CPF).

Medeiros (2021) investigou sobre os efeitos da ETCC em diferentes regiões do córtex pré-frontal na RE. Realizou três estudos com mulheres entre 18 e 35 anos, sem doenças psiquiátricas e sem uso de medicamentos. No primeiro estudo, investigou-se o efeito da ETCC nos córtex pré-frontais dorsolaterais (CPFDL) direito e esquerdo durante as estratégias de RE (observação passiva, distração e reavaliação) e a capacidade inventiva de reavaliação. Constatou-se que a ETCC anódica no CPFDL direito diminuiu a excitação emocional diante de imagens negativas e uma tendência de efeito da ETCC anódica no CPFDL esquerdo no número de reavaliações geradas. O segundo estudo investigou o efeito da ETCC anódica no córtex pré-frontal ventromedial (CPFVL) direito na execução de estratégias de RE, utilizando-se a mesma metodologia do estudo 1. Percebeu que a ETCC anódica no CPFVL direito aumentou a capacidade inventiva na reavaliação e verificou-se efeito de interação entre grupo e estratégias nas respostas de intensidade. No terceiro, investigou-se o efeito da ETCC anódica nos CPFDL esquerdo, direito e CPFVL direito no número de pensamentos intrusivos durante o *mindfulness* antes e após indução à preocupação e na percepção autorrelatada de emoções positivas e negativas. Notou-se que a ETCC no CPFDL esquerdo reduziu a frequência de pensamentos intrusivos e gerou mais afeto positivo após o experimento. Concluiu-se que a estimulação com ETCC em diferentes regiões do CPF possui efeito na RE, com especificidade dos efeitos dependente da região cortical alvo, do hemisfério e de particularidades na condução da tarefa emocional.

O equilíbrio entre o controle emocional e as funções executivas é fundamental para o desenvolvimento das habilidades necessárias para a inteligência emocional, competência fundamental e amplamente exigida atualmente para a inserção e manutenção no mercado de trabalho.

Conclusão

Este capítulo abordou a aplicação promissora das técnicas de neuromodulação para aprimorar o desempenho cognitivo e a regulação emocional. A revisão da literatura destacou evidências crescentes que apoiam a eficácia dessas intervenções em diversos contextos. A análise das abordagens de neuromodulação para a regulação emocional ressaltou sua relevância em transtornos psiquiátricos, como ansiedade e depressão (OLIVEIRA, 2014). A capacidade de modular circuitos cerebrais sugere uma nova fronteira na intervenção terapêutica, apesar das limitações e desafios associados ao seu uso. Divergências nos protocolos, variações individuais e a necessidade de ensaios clínicos sistemáticos emergem como áreas para futuras investigações (OLIVEIRA, 2014).

Este capítulo contribui para o entendimento das técnicas de neuromodulação no desenvolvimento da alta performance e regulação emocional, prometendo abrir novas possibilidades para otimizar a função cerebral, melhorar a qualidade de vida e potencializar pessoas. À medida que os avanços ocorrem, é fundamental dar continuidade às investigações para aprofundar os conhecimentos nessas áreas.

Referências

CERRUTI, C.; SCHLAUG, G. Anodal transcranial direct current stimulation of the prefrontal cortex enhances complex verbal associative thought. *Journal of cognitive neuroscience*, v. 21, n. 10, p. 1980-1987, 2009.

DOCKERY, C. A. et al. Enhancement of planning ability by transcranial direct current stimulation. *Journal of Neuroscience*, v. 29, n. 22, p. 7271-7277, 2009.

GLADWIN, T. E. *et al.* Anodal tDCS of dorsolateral prefontal cortex during an Implicit Association Test. *Neuroscience Letters*, v. 517, n. 2, p. 82-86, 2012.

LEZAK, M. D. *et al. Neuropsychological assessment.* 4 ed. New York: Oxford University Press, 2004.

MEDEIROS, N. S. B. *Efeitos da estimulação transcraniana por corrente contínua no córtex pré-frontal em estratégias de regulação emocional em mulheres.* Tese. Universidade Federal da Paraíba, 2021.

OLIVEIRA, F .S. *A neuromodulação do córtex pré-frontal dorsolateral na percepção de tempo em contexto neutro ou emocionalmente ativo.* Universidade Federal do Rio Grande do Norte. Tese, 2014.

PESENTE, L. *et al.* Efeitos da estimulação elétrica transcraniana na performance de tarefas executivas. *Psicologia Hospitalar*, v. 13, n. 1, p. 91-109, 2015.

PRIORI, A. *et al.* Polarization of the human motor cortex through the scalp. *Neuroreport*, v. 9, n. 10, p. 2257-2260, 1998.

SCHMÄLZLE, R.; MESHI, D. Communication neuroscience: Theory, methodology and experimental approaches. *Communication Methods and Measures*, v. 14, n. 2, p. 105-124, 2020.

STRAUSS, E. A. *Compendium of Neuropsychological Tests: Administration, norms, and commentary* . 3. ed. New York: Oxford University Press, 2006

TORRES, L. F.; MARTINS, M. do C. F. High Performance no Brasil: uma revisão sistemática. *Revista Administração em Diálogo-RAD*, v. 23, n. 2, p. 57-77, 2021.

17

TÉCNICAS DE NEUROMODULAÇÃO NÃO INVASIVA NA OTIMIZAÇÃO DO DESEMPENHO PROFISSIONAL

A neuromodulação não invasiva vem sendo uma forte aliada no meu trabalho em busca de melhoria contínua no desempenho profissional das pessoas que eu atendo. Unindo a psicologia à tecnologia, ela não apenas ocupou, mas transformou completamente minha prática clínica, criando uma fila de espera que testemunha sua eficácia.

RITA BRUM

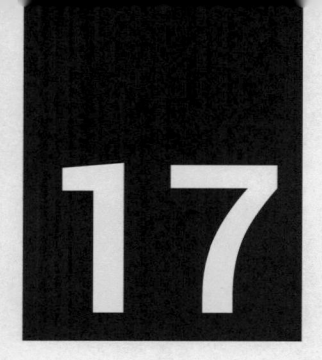

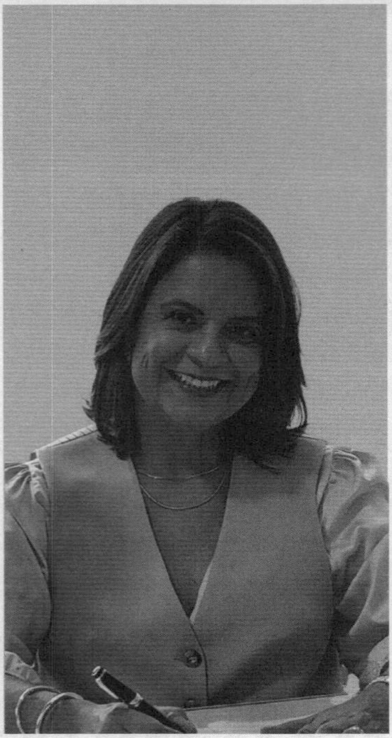

Rita Brum

Psicóloga, graduada pelo Centro de Ensino Universitário de Brasília; pós-graduada pela FGV e mestre em Psicologia pela Universidade Católica de Brasília. Especialista em neuromodulação não invasiva aplicada à gestão de carreira, auxiliando desde a escolha profissional até a preparação para a aposentadoria. Supervisora de alunos em neuromodulação não invasiva e ministrante da etapa prática do curso de formação em neurofeedback. Docente na graduação e na pós-graduação em gestão de carreira e desenvolvimento organizacional, análise de perfil pessoal, recrutamento e seleção de pessoal, *coaching* e dinâmica de grupo. Formação internacional em *Master Coaching* pela Federação Brasileira de Coaching Integral Sistêmico.

Contatos
ritacbrum@hotmail.com
Instagram: @ritacbrum
Facebook: @ritabrumneuro
LinkedIn: www.linkedin.com/in/ritacbrum
61 98112 1616

Minha trajetória começa nos bastidores da mente humana, em uma busca incessante por compreender e aprimorar o desempenho profissional daqueles que cruzam meu caminho. A curiosidade sempre me levou a explorar terrenos ainda inexplorados, desembocando onde a tecnologia se entrelaçava com a psique.

A carreira floresceu por meio da melhoria contínua do desempenho profissional, guiada pela missão de aprimorar os resultados daqueles que confiavam em minha orientação. A paixão pela tecnologia sempre foi minha bússola, levando-me a explorar a aplicação da psicologia em horizontes como o da neurociência. Dotada de ferramentas da psicologia e uma formação robusta em *coaching*, eu buscava incessantemente integrar a tecnologia à minha prática. A neuromodulação não invasiva veio como o catalisador de uma mudança profunda. Rapidamente, ela não apenas ocupou, mas transformou completamente minha prática clínica, criando uma fila de espera que testemunha a eficácia dessa abordagem.

Ao mergulhar nessa área, tornei-me uma especialista em alinhar os objetivos dos profissionais que buscam otimizar seu desempenho. Em Brasília, atendo principalmente estudantes que se preparam para vestibulares e concursos públicos, e aqueles que almejam transpor os limites de suas carreiras. Minha abordagem vai além da consulta tradicional; ela se estende à gestão e ao *design* de carreiras, moldando futuros e preparando-os para a aposentadoria.

Ao longo do tempo, tornei-me supervisora de neuromodulação, orientando centenas de alunos em suas jornadas rumo à independência clínica. Essa dualidade entre a clínica, supervisões on-line e meu papel como docente na faculdade SENAC do Distrito Federal define minha agenda agitada, em que cada compromisso é uma oportunidade de inspirar e capacitar mentes ávidas por transformação.

Ao conhecer as histórias de executivos sobrecarregados, "concurseiros" ansiosos e vestibulandos em busca de foco, observo como a ansiedade pode se tornar um eco perturbador, resultando em problemas de sono e concentração. É aqui que a neuromodulação emerge como uma luz guia, com uma série de benefícios nessa área para a otimização do desempenho humano.

A conexão entre saúde mental e desenvolvimento profissional tornou-se inegável, e a neuromodulação emerge como uma ponte entre esses dois domínios, antes separados. Em um passado recente, acreditava-se que a esfera profissional permanecia imune às adversidades emocionais. Contudo, a inclusão do burnout como uma doença ocupacional redefine essa narrativa, demonstrando que os desafios emocionais interferem no ambiente de trabalho. A neuromodulação, oferece um leque variado de ferramentas, cada uma com seu propósito singular, entrelaçando-se para formar uma abordagem que atenda às necessidades de cada um dos meus pacientes.

Hoje, minha prática clínica não se limita mais a aprimorar o desempenho profissional; como psicóloga, testemunhei o aumento exponencial das possibilidades desde que adotei a neuromodulação não invasiva, atendendo aos mais variados tipos de transtornos.

É importantíssimo ressaltar que a neuromodulação não invasiva é uma abordagem não medicamentosa, um diferencial que se estende a todas as técnicas discutidas.

Vale destacar também que uma entrevista inicial é determinante para direcionar o tratamento personalizado, já que os benefícios específicos da aplicação de cada técnica estão diretamente relacionados às queixas individuais dos pacientes.

Expor ao paciente a importância do seu comprometimento durante o processo, estabelecendo claramente as expectativas e responsabilidades de cada parte envolvida desde o início, é de suma importância.

Agora, falarei brevemente sobre as técnicas que compõem o vasto arsenal da neuromodulação, explorando os conceitos e definições, além dos benefícios e resultados que cada uma oferece. Vale lembrar que é comum haver uma combinação entre as técnicas, aproveitando o melhor de cada uma para alcançar os resultados esperados.

Neurofeedback por eletroencefalografia, uma chave para a autorregulação

Uma técnica que se revela poderosa na compreensão e otimização do funcionamento cerebral. Ao colocar um dispositivo equipado com eletrodos no couro cabeludo do paciente, esse dispositivo lê a atividade cerebral e transmite, via *Bluetooth*, a leitura para o computador. Em seguida, essa informação é traduzida em tempo real, sendo devolvida ao paciente em uma segunda tela. Esse processo permite que o indivíduo, inconscientemente, compreenda e regule seu cérebro para atingir uma frequência mais funcional.

Os benefícios são amplos e profundos. Ao auxiliar o paciente a visualizar, compreender a sua atividade cerebral e regular o próprio cérebro, isso torna-se um poder nas mãos do indivíduo, o poder da autorregulação cerebral. Ao longo de aproximadamente 40 sessões, o cérebro se condiciona a operar em uma nova frequência, resultando em melhorias substanciais em raciocínio, foco, concentração e memória.

Ao discutir os resultados no contexto do desenvolvimento profissional, a aplicação prática do neurofeedback é notável. Imagine um executivo enfrentando ansiedade e déficit de memória. Após um mapeamento cuidadoso, o neurofeedback entra em cena, permitindo que o paciente, ao longo do tempo, regule sua atividade cerebral disfuncional. Isso não só reduz a ansiedade, mas melhora o foco e a concentração, proporcionando uma melhoria direta no desempenho profissional.

Neurofeedback por hemoencefalografia, oxigenar para decidir bem

Nessa técnica, aplico de maneira precisa um equipamento na testa do paciente, focando na oxigenação da região pré-frontal, uma área do cérebro que desempenha um papel vital em uma variedade de funções, desde o controle inibitório até a tomada de decisões.

Esse é um processo que busca melhorar a oxigenação e ensinar o paciente a realizar a modificação no fluxo sanguíneo ao longo das sessões.

Imagine a transformação que isso pode trazer para um executivo que frequentemente se vê indeciso. Trato com essa técnica não apenas para aprimorar o conhecimento, mas também a gestão eficaz de problemas e, sobretudo, a tomada de decisões, foco e concentração.

No ambiente de trabalho, os resultados são notáveis. Aprimorar a tomada de decisões é imprescindível para um executivo enfrentando escolhas complexas, como a compra de uma filial ou a entrada no mercado de ações. Esse tratamento oferece uma segurança emocional que facilita decisões mais claras e confiantes. Além disso, ao modular a região pré-frontal, aprimoramos o controle inibitório, o que contribui para um ambiente de trabalho mais focado e serve como um alicerce sólido para lidar com desafios de modo mais eficaz.

Estimulação transcraniana por corrente contínua (ETCC) e as resoluções de problemas

É a técnica com a mais extensa base de pesquisas, notavelmente simples, indolor e não invasiva, utilizando um equipamento que emite uma corrente elétrica mínima, cerca de dois miliampères (mA). A aplicação de dois eletrodos na cabeça do paciente, um positivo e um negativo, permite uma atuação precisa em regiões específicas do cérebro.

Na prática clínica, a ETCC revela-se uma aliada valiosa, oferecendo melhor regulação emocional e redução da ansiedade no ambiente de trabalho. A técnica é especialmente eficaz em casos de depressão levada para o trabalho, um cenário cada vez mais comum nas empresas modernas e nas demandas que envolvem a memória. Nos casos de depressão, que muitas vezes permeiam o ambiente de trabalho, os resultados podem ser verdadeiramente transformadores. Profissionais que, anteriormente, se viam sem ânimo para realizar tarefas cotidianas podem experimentar uma mudança significativa.

A condução das sessões de ETCC é feita com um segundo equipamento que monitora a atividade cerebral e a oxigenação do cérebro em tempo real. O feedback constante permite um controle preciso do tratamento, ajustando os pontos estimulados conforme necessário para otimizar os resultados.

Neuromodulação auricular vagal, tVNS, para trabalhar feliz

Essa técnica baseia-se na aplicação de corrente pulsante na região da orelha do paciente, aproveitando a conhecida ramificação do nervo vago nessa área. Por meio de protocolos estudados meticulosamente, alcancei resultados positivos na redução de questões cognitivas e emocionais, tais como depressão, ansiedade e transtornos de humor.

Essa abordagem tem como objetivo não sobrecarregar o cérebro e otimizar os resultados.

Fotobiomodulação intranasal, tBPM: potencialização para a ação

Essa técnica é um recurso que representa um verdadeiro acréscimo ao arsenal terapêutico. Trata-se de um dispositivo que disponibilizo aos pacientes durante as sessões (enquanto dura o tratamento); curiosamente, apesar da certa peculiaridade de introduzir no nariz, torna-se uma ferramenta valiosa. LEDs atingem a região inferior do córtex, potencializando os efeitos das sessões de neuromodulação. O interessante é que os pacientes levam o dispositivo para casa, utilizam-no por 15 minutos diários, ligando e desligando automaticamente.

Entrego aos pacientes uma pequena maleta cuidadosamente montada, contendo o equipamento, eletrodos, soro fisiológico, álcool e cotonetes. Junto a isso, forneço informações detalhadas sobre a fundamentação científica por trás da técnica. Essa prática, além de reforçar a oxigenação cerebral, é um complemento valioso para o tratamento.

A fotobiomodulação intranasal destaca-se por potencializar as demais técnicas empregadas. Contudo, é importante ressaltar que nem todos os pacientes se adaptam a ela, especialmente aqueles com desvio de septo. Prezo pelo conforto do paciente e, portanto, não quero que a aplicação seja desconfortável.

O procedimento é bastante simples. Ao se deitar, o paciente faz a higienização nasal e insere os eletrodos nas narinas. A profundidade é essencial, mas sempre reforço que não deve causar desconforto. A grande maioria dos pacientes consegue realizar a aplicação sem problemas.

É fundamental lembrar que a fotobiomodulação intranasal é um complemento que pode ser incorporado a todos os pacientes, sempre de acordo com as necessidades individuais.

Neuromodulação por ondas binaurais

Essa técnica, embora simples, representa um reforço valioso ao tratamento global, sendo implementada por meio de um aplicativo baixado no celular do paciente, no qual realizo a programação específica.

O processo das ondas binaurais consiste na entrada de frequências distintas em cada ouvido, permitindo que o cérebro as divida e crie uma determinada onda, favorecendo estados específicos, como foco e concentração, ou relaxamento para combater a insônia. Essa forma de neuromodulação também é uma adição gratuita ao tratamento, buscando potencializar os resultados.

Ao prescrever a técnica das ondas binaurais, instruo os pacientes sobre qual som específico utilizar para atender às suas necessidades, seja para focar, dormir ou aliviar a ansiedade. O aplicativo é gratuito, tornando-se uma opção econômica.

É importante ressaltar que tanto a neuromodulação por ondas binaurais quanto a fotobiomodulação intranasal são utilizadas como técnicas complementares ao tratamento, e, embora possam ser aplicadas separadamente, eu as incorporo como reforço.

A correta execução é crucial para o sucesso da técnica. O paciente deve seguir as instruções sobre a colocação adequada dos fones de ouvido, garantindo a eficácia do tratamento.

Os resultados obtidos com a neuromodulação por ondas binaurais são notáveis, representando uma amplificação aos benefícios já alcançados. A prática regular dessa técnica, associada à fotobiomodulação intranasal, é uma espécie de "manutenção" entre as sessões que ocorrem geralmente duas vezes na semana.

Além disso, promovo a "psicoeducação", visando orientar o paciente sobre as vantagens de seguir essas práticas entre as sessões. Assim como seguir à risca um medicamento prescrito por um médico, aqueles que aderem às práticas de neuromodulação complementares entre as sessões experimentam mais rapidamente melhoria nos resultados, potencializando os benefícios do tratamento como um todo.

Ao final dessa trajetória pelos caminhos da neuromodulação não invasiva, é essencial destacar a relevância dessa abordagem para a saúde no trabalho, um tema muitas vezes negligenciado no agitado cotidiano dos escritórios e empresas. A aplicação dessas técnicas oferece um caminho para a conquista de uma saúde mental sólida, promovendo benefícios que ultrapassam as barreiras profissionais.

A neuromodulação não invasiva é revolucionária e está respaldada por pesquisas que, embora ainda em desenvolvimento, já evidenciam sua eficácia.

Explorar a neuromodulação não invasiva é se aventurar em uma trajetória de descobertas que conduz a um entendimento mais profundo do cérebro e suas capacidades transformadoras. Meu maior desejo é que essa exploração incentive a disseminação do conhecimento sobre as técnicas aqui abordadas, promovendo um impacto positivo tanto na vida individual quanto na área da saúde, revolucionando a forma como encaramos a saúde mental na vida e no trabalho.

Referências

BRUNONI, A. R.; VANDERHASSELT, M.-A. Working memory improvement with non-invasive brain stimulation of the dorsolateral prefrontal cortex: a systematic review and meta-analysis. *Brain and cognition*, v. 86, p. 1-9, 2014.

FIGUEIRÓ, S. G. *TDAH e você: como esse transtorno te impacta.* São Paulo: Ed. Literare Books International, p. 275-283.

FREGNI, F.; BOGGIO, P. S.; BRUNONI, A. R. *Neuromodulação terapêutica*: princípios e avanços da estimulação cerebral não invasiva em neurologia, reabilitação, psiquiatria e neuropsicologia. São Paulo: Sarvier, 2012.

KEMMERER, S. K. *et al.* Frequency-specific transcranial neuromodulation of alpha power alters visuospatial attention performance. *Brain Research*, v. 1782, p. 147834, 2022.

KEUTE, M.; GHARABAGHI, A. Brain plasticity and vagus nerve stimulation. *Autonomic Neuroscience*, v. 236, p. 102876, 2021.

LUCENA, M. F. G *et al.* Top 100 cited noninvasive neuromodulation clinical trials. *Expert review of medical devices*, v. 16, n. 6, p. 451-466, 2019.

SALEHPOUR, F. *et al.* Therapeutic potential of intranasal photobiomodulation therapy for neurological and neuropsychiatric disorders: A narrative review. *Reviews in the Neurosciences*, v. 31, n. 3, p. 269-286, 2020.

SILVA LANTYER, A. da; BARROS VIANA, M. de; COSTA PADOVANI, R. da. O feedback no tratamento de transtornos relacionados ao estresse e à ansiedade: uma revisão crítica. *Psico-USF*, v. 18, n. 1, p. 131-140, 2013.

VERNON, D. J. Can neurofeedback training enhance performance? An evaluation of the evidence with implications for future research. *Applied Psychophysiology and Biofeedback*, v. 30, p. 347-364, 2005.

18

A NEUROMODULAÇÃO NO ESPORTE E A MELHORA DO RENDIMENTO ESPORTIVO

Neste capítulo, vamos conhecer o mundo teoricamente novo, rico, que a neurociência traz para o desempenho no esporte. O que faz um atleta ser campeão olímpico, o melhor do mundo da sua categoria, além da habilidade, do treino e dedicação? Vamos descobrir juntos como a neuromodulação agrega nessa complexa e encantadora potência do nosso cérebro.

PATRÍCIA MARLUCE

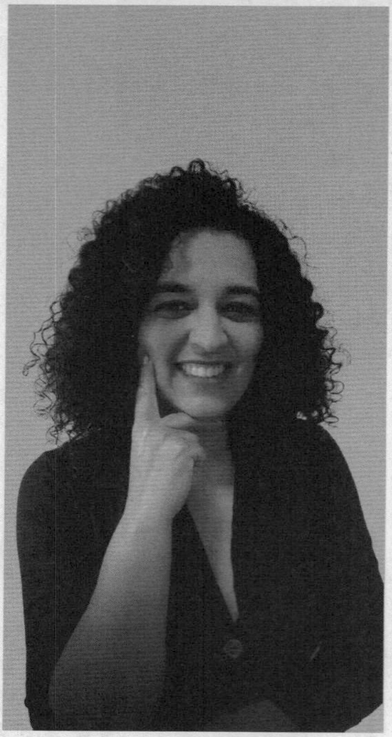

Patrícia Marluce

Psicóloga graduada pela Universidade São Marcos; pós-graduada em Psicopedagogia, Neuropsicologia e Neurociências do Desenvolvimento Infantil pela PUC-RS. Supervisora de neurofeedback e ministrante da etapa prática do Curso de Formação em Neurofeedback. Experiência profissional na área clínica, priorizando atendimento infantil, buscando minimizar dificuldades emocionais e cognitivas durante o processo de aprendizagem e desenvolvimento. Atuação em atendimento clínico com crianças e adultos. Nos últimos anos, dediquei meus estudos a compreender o funcionamento cerebral e como trabalhar de maneira direta e eficaz com a neuroplasticidade. Especialista em avaliação neuropsicológica em crianças e adultos para diagnósticos diferenciais do neurodesenvolvimento e treino cerebral para melhor performance e melhora das funções cognitivas.

Contatos
patriciamarluce1@gmail.com
Instagram: @patriciamarluce.neuropsico
41 99688 1737

Em nome do amor, da neuromodulação e do esporte

Sou mãe de duas lindas e maravilhosas crianças, Ricardo, com 12 anos, e Sofia, com 9 anos. Ambos amam atividades esportivas. Meu filho, como grande parte das crianças, dizia que seria um grande jogador de futebol, um dos melhores do mundo. Achava interessante e o levava semanalmente aos treinos, sem muito compromisso da minha parte; entendia como uma grande brincadeira, uma forma dele se exercitar, realizar atividade física.

Assim caminhamos durante quatro anos, participando de pequenos campeonatos. Ele chamava muita atenção pelo porte físico e altura, porém não tinha a habilidade e a agilidade que eu percebia que outros jogadores tinham, além de dispersar muito a atenção nas quadras e no campo de futebol.

Em junho de 2022, foi convidado a fazer uma seletiva num grande clube de futebol na cidade em que moramos. Fiquei bem surpresa com o convite, ele participou da peneira por duas semanas. No final desse período, recebi a ligação: "Senhora Patrícia, é a mãe do Ricardo?", respondi que sim, era eu. "Sejam bem-vindos ao Coritiba Futebol Clube, seu filho passou na seletiva e agora faz parte do quadro de atletas do clube". Naquele momento meu coração acelerou, fiquei inerte, grata e maravilhada com a notícia. Sim, ele conseguiu! Começou ali nossa nova e desafiadora jornada.

Os treinos semanais começaram, os jogos também. No início, não tinha um olhar técnico, mas algumas coisas percebia que eram diferentes: ele era desfocado, demorava para reagir às jogadas, ficava perdido, sem saber exatamente o que fazer ou qual ação tomar, corria de um jeito estranho, errava passes corriqueiros, não tinha tanta velocidade, ficava muito nervoso e ansioso antes, durante e após os jogos, e isso o deixava cada vez mais inseguro. Com o sofrimento e a dor do meu filho não pude cruzar os braços.

Resolvi aplicar as técnicas com as quais trabalho junto aos meus pacientes com dificuldades atencionais, ansiedade, insegurança, dificuldades cognitivas, e mudar o radar para a performance no esporte.

O conceito do esporte mudou, o que era considerado uma brincadeira agora se fazia ser necessário um plano fino, algo específico, alinhado com uma dimensão que o futebol de base necessita e merece, focando nas habilidades técnicas específicas e necessárias.

Para não cometer erro do julgamento, foi realizada uma avaliação neuropsicológica para entender o funcionamento das funções cognitivas essenciais para o esporte: a atenção, a velocidade de processamento de informações e as complexas funções executivas (FREGNI; BOGGIO; BRUNONI, 2012). Por mais que o ambiente do processo de avaliação seja diferente no momento da execução do futebol, me permitiu entender os parâmetros relacionados com os comportamentos em geral e o que pode ser benéfico e aperfeiçoado para o desempenho esportivo. Para complementar a avaliação neuropsicológica, foi realizado o mapeamento cerebral por meio do EEG, que é a medição quantitativa com eletroencefalograma para avaliar os padrões de ondas cerebrais, utilizando eletrodos conectados no couro cabeludo para quantificar a ativação cerebral. Foquei na análise minuciosa nas áreas consideradas importantes para o esporte, o córtex frontal, o pré-frontal e sensório-motor (DEMOS, 2005). A área pré-frontal está diretamente associada ao planejamento e é responsável pelas funções executivas; é um centro de controle sofisticado e, ao mesmo tempo, extremamente complexo, que possui milhões de conexões com múltiplas regiões cerebrais, como hipocampo, tálamo e os lóbulos cerebrais, compartilhando com eles os mesmos caminhos diretos, pelos quais as informações chegam a todo o momento. É a ação do córtex pré-frontal que permite a tomada de decisões, memorização, inibição de ações. Aperfeiçoando essa área, aumenta-se o controle de impulsos, gerencia-se melhor as emoções, aumenta-se o poder de concentrar a atenção, organizar informações complexas e colocá-las em prática. Isso posto, podemos dizer que é a área que desempenha um papel essencial na definição de metas, objetivos e no planejamento de estratégias de ação necessárias para execução. Estudiosos afirmam que o córtex pré-frontal é o responsável pela avaliação do sucesso ou fracasso das ações desenvolvidas para atingir objetivos (LAGES, 2023).

A análise dessas áreas me forneceu respostas de como estava a circuitaria neural durante o processo atencional, tomada de decisão e ansiedade. Os achados apontaram um excesso de ondas delta (0,5-4Hz), que é a onda mais lenta das frequências e é experimentada em sono profundo, sem sonhos e em profunda meditação transcendental, aparecendo com muita intensidade em bebês e crianças na primeira idade, e teta (4-7,5Hz), que são as ondas que estão presentes durante a meditação profunda e no sono leve, envolvidas em devaneios e responsáveis pela melhora da intuição e criatividade (MARZBANI, 2016). A importância dessa qualificação é fundamental para uma boa manutenção cerebral, mas não no córtex frontal e pré-frontal. Havia uma quantidade menor que o esperado da frequência alpha (8-12Hz), relacionada com ansiedade, estresse e insônia. A partir dessa informação, analisei o ponto de partida dos estudos e plano de ação, utilizando diferentes técnicas de neuromodulação, com o intuíto de ajustar as melhores faixas de frequências e estímulos, aperfeiçoando os resultados, movimentos, minimizando os efeitos do cansaço da fadiga física e mental durante os treinos e campeonatos.

Estimulação transcraniana por corrente contínua (ETCC)

A ETCC é uma técnica de estimulação cerebral não invasiva que se baseia na alteração do potencial de repouso da membrana neuronal para induzir alterações de excitabilidade cortical. Nessa técnica, utilizamos dois eletrodos, ânodo e cátodo, que, em diferentes montagens, criam um fluxo de corrente elétrica de baixa intensidade que atinge uma região específica do córtex cerebral, modulando de acordo com a polaridade. A estimulação anódica induz à despolarização da membrana, facilitando o disparo neural, enquanto a estimulação catódica tem função oposta, hiperpolarizando a membrana neural. Essa técnica é utilizada de maneira terapêutica desde a época do Império Romano e vem sendo estudada com ênfase nos laboratórios de grandes centros de estudos e universidades. Dentre as vantagens do uso da prática clínica, há o baixo custo, poucos efeitos colaterais, geralmente benignos, e a alta tolerabilidade e potencial eficácia em diversas especialidades, incluindo a neurologia, psiquiatria e reabilitação física e neuropsicologia. Além desse potencial terapêutico, a ETCC é uma ferramenta muito interessante nas neurociências, estabelecendo relações entre as atividades motoras, sensoriais e cognitivas, tudo o que eu precisava.

Estudos recentes mostraram que a utilização da estimulação cerebral não invasiva pode apresentar significativas melhoras na performance física de pessoas saudáveis e atletas.

Considerando a aplicação para o aumento do desempenho esportivo, a ETCC tem sido considerada uma possível forma de *doping* ou *neurodoping*, podendo ser utilizada tanto na fase de treinamento, beneficiando o aprendizado motor e cognitivo, como na fase competitiva, utilizada para diminuir o tempo de reação e aumentar a força. Estudos que aplicaram a neuromodulação no contexto do esporte mostraram um potencial do uso da técnica sobre a região F3 e F4 do sistema internacional 10-20 de EEG como estratégia de recuperação em atletas profissionais de futebol. A montagem resulta em grande quantidade de corrente elétrica na ínsula anterior, que é uma área do cérebro envolvida em funções emocionais e sentimentos subjetivos do corpo e demonstrou produzir picos de corrente elétrica no córtex pré-frontal, uma região, como já dito anteriormente, envolvida no processamento de funções cognitivas e emocionais. Alterações em medidas de bem-estar e em indicadores da atividade autonômica foram demonstradas nesses estudos com atletas profissionais, demonstrando o grande potencial de uso da ETCC, além da finalidade de recuperação.

Ora, se pode melhorar a recuperação dos atletas das competições, ela também pode ser usada durante o processo de treinamento como um todo, não apenas com o objetivo de melhorar a recuperação a curto prazo, mas também para neutralizar o estrese relacionado ao esporte, ao ambiente ao qual os atletas estão submetidos constantemente.

Dessa forma, volto ao meu objetivo de melhorar os aspectos atencionais e de tomada de decisão. Considerada uma das características mais importantes no contexto esportivo, o atleta precisa, exposto à elevada pressão (aliada a características situacionais como pressões motoras, emocionais) durante o jogo ser rápido na hora de decidir sobre suas ações. Diferentemente do que ocorre no ambiente domiciliar, em que a pessoa fica minutos com a porta da geladeira aberta, decidindo o que pegar, no ambiente de jogo, o atleta não poderá parar na frente do goleiro e refletir alguns minutos sobre as alternativas para chutar a bola ao gol. Nesse cenário, a percepção, tomada de decisão e ação acontecem contínua e paralelamente, elevando a demanda cognitiva a qual é exposto durante o jogo; dessa forma, melhorar essa função trará ações e resultados dentro da partida.

O ideal é treinar de maneira ecológica junto com o equipamento conectado ao escaldo do meu filho, com situações reais de jogo; porém, nesse contexto não é possível porque os treinos são fechados somente para atletas e equipe técnica, então desenvolvi estratégias dentro do consultório para a estimulação.

Utilizei a estratégia da imagem mental, que consiste na mentalização de entradas sensoriais e motoras, sendo definida como um processo ligado à percepção em ausência de estímulo real externo. A produção de imagem mental apresenta vantagens adaptativas por permitir planejamento e antecipação das ações do outro. Essa teoria se baseia em parâmetros nos quais a rede neural motora seja ativada tanto na mentalização de ações motoras quanto na execução dessas mesmas representações, de maneira análoga ao sistema de neurônios-espelhos, na qual as ativações das mesmas áreas corticais ocorrem quando uma pessoa realiza uma ação enquanto observa uma ação semelhante realizada por outro indivíduo. A hipótese é que os neurônios-espelhos podem constituir parte de um sistema capaz de modular um plano para execução de certa ação por meio da simulação mental. Ao iniciar a ETCC, eram expostos vídeos de jogadas de sucesso na mesma posição que meu filho poderia jogar, ou seja, atacantes com finalizações de sucesso, como volante marcando os atacantes, ou meio de campo centrais do adversário, além de distribuir a bola para os meios-campistas do time e jogar ofensivamente, caso seja a estratégia que a equipe técnica oriente. Para a melhora da atenção, foi usada a mesma estratégia.

Me lembro de que em um desses momentos, enquanto eu dirigia, meu filho assistia aos vídeos selecionados e, naquele momento, estava vendo comemorações de gols. Questionei por que não estava vendo as finalizações e ele respondeu que estava escolhendo qual seria sua comemoração, porque o gol já era uma certeza. Nesse dia, realizou um jogo espetacular, com três gols na mesma partida e a primeira comemoração foi justamente a que ele tinha assistido. Baseou-se na campanha que jogadores estavam fazendo em apoio ao Vini Jr., jogador do Real Madrid que sofreu ataques racistas. Ele ergueu um dos braços e ficou de punho cerrado, simbolizando o ato de luta contra as desigualdades e opressões. Que orgulho, que momento único.

Para ensinar o cérebro a trabalhar de maneira funcional para o esporte, utilizo o neurofeedback, que é uma modalidade não invasiva de condicionamento operante que visa produzir uma melhora no aumento da performance e sensação de bem-estar por meio da indução de alterações plásticas cerebrais. Durante a realização da sessão, Ricardo recebe um feedback, que pode ser visual, auditivo ou combinado, quando alcança um padrão "ideal" para as ondas cerebrais; ele recebe um retorno positivo por intermédio do *software*. O objetivo é aprender a associar um dado interno com o padrão correspondente de ondas cerebrais, aprender a modificá-lo, adaptando ao melhor desempenho. Com os dados do mapeamento, foi realizado um plano de treinamento individual para inibir as frequências que estavam em excesso e aumentar as que estavam em pouca quantidade. As sessões de neurofeedback ocorriam semanalmente e, novamente, são apresentadas jogadas importantes enquanto o cérebro realiza a neuroplasticidade. A única instrução que é dada ao iniciar o treinamento é "relaxa e foca no feedback".

Com a aplicação das técnicas de neuromodulação, as queixas iniciais foram minimizadas, o desempenho aumentou, aperfeiçoando as habilidades motoras, cognitivas e, principalmente, as emocionais. Temos ciência de que ainda estamos no início dessa linda e difícil jornada e continuaremos com a árdua rotina de treinos, alimentação, descanso e muita neuromodulação, até chegarmos ao objetivo final.

Referências

ALBUQUERQUE, R. *Neurociência do comportamento motor, atividade física & esportes*. Belo Horizonte: Ed. Ampla, 2023.

FREGNI, F.; BOGGIO, P. S.; BRUNONI, A. R. *Neuromodulação terapêutica*: princípios e avanços da estimulação cerebral não invasiva em neurologia, reabilitação, psiquiatria e neuropsicologia. São Paulo: Sarvier, 2012.

RYDZIK, Ł. *et al.* The Use of Neurofeedback in Sports Training: Systematic Review. *Brain Sciences*, v. 13, n. 4, p. 660, 2023.

19

NEUROCIÊNCIA COGNITIVA

DESPERTANDO A ALTA PERFORMANCE DA APRENDIZAGEM

Neurofeedback é uma técnica não invasiva de neuromodulação, que visa produzir melhoras em quadros clínicos, saúde mental e aumento da alta performance cognitiva por meio de alterações das ondas cerebrais. O tratamento pode estimular as habilidades naturais do cérebro, contribuindo para regular e desenvolver suas potencialidades e corrigir distúrbios, melhorando o desempenho cognitivo do paciente.

LÉIA FLAUZINA

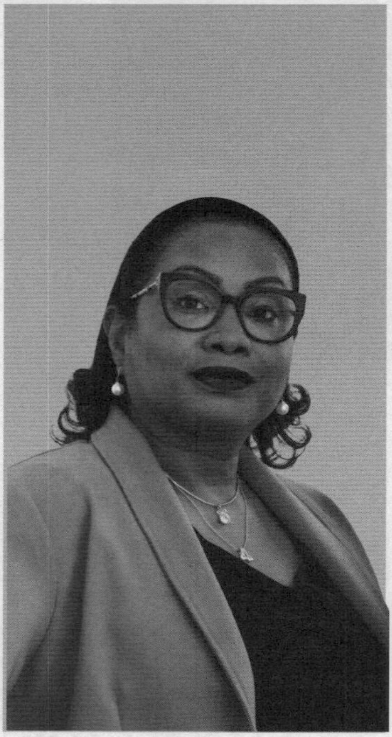

Léia Flauzina

Graduada em Pedagogia pela Universidade Castelo Branco. Pós-graduada (*lato sensu*) em Psicopedagogia Clínica e Institucional pela Universidade Estácio de Sá; pós-graduada em Neuropsicopedagogia com Ênfase em Educação Inclusiva e Especial pela Universidade Cândido Mendes; pós-graduada em Educação Infantil, Neurociência e Aprendizagem pela Universidade Cândido Mendes; pós-graduada em Psicomotricidade e Arteterapia pelo Instituto Sinapses; pós-graduada em TEA e Neuropsicopedagogia Clínica pelo Instituto Marins. Terapeuta de neuromodulação – neurofeedback, estimulação transcraniana por corrente contínua e HEG (hemoencefalografia). Mestre em Educação pela Universidade Columbia. Escritora e palestrante. Atuo como psicopedagoga e neuropsicopedagoga no consultório na Vila da Penha – Zona Norte do Rio do Janeiro –, com ênfase em dificuldades e transtornos de aprendizagem.

Contatos
leia.flauzina@gmail.com
Instagram: @leiaflauzina
21 99746 5562

O presente capítulo propõe dissertar sobre alguns tópicos neurocientíficos que têm motivado as pesquisas e discussões na comunidade acadêmica por meio do estudo da neurociência, voltado para o sistema nervoso e suas funcionalidades. Dessa forma, os três elementos que norteiam este texto são o cérebro, os nervos periféricos e a medula espinhal. Cada um deles faz parte do sistema nervoso do corpo humano, sendo responsáveis por coordenar as atividades voluntárias ou involuntárias. Desde que os Estados Unidos dedicaram a década de 1990 à pesquisa sobre o cérebro, elevando seu financiamento a patamares inéditos, o interesse pelas questões relacionadas ao sistema nervoso aumentou em todo o mundo, pelo fato de que todos nós temos um cérebro. No encontro entre matemática, física, biologia, psicologias, filosofia, antropologia e artes, as neurociências fascinam cada vez mais pessoas pela possibilidade de compreensão dos mecanismos das emoções, pensamentos e ações, doenças e loucuras, aprendizado e esquecimento, sonhos e imaginação; fenômenos que nos definem e constituem.

Por meio dessa pesquisa, buscamos entender essa interface, ou seja, essa integração dos estudos da neurociência e da neuromodulação cerebral por meio do neurofeedback, com o objetivo de potencializar a alta performance cognitiva do ser humano. São estudos que relatam, mediante a neurociência cognitiva, uma subárea da neurociência que se detém na investigação de processos mentais do ser humano, tais como o pensamento, a aprendizagem, a inteligência, a linguagem, a sensação e a percepção. Entender sobre o desenvolvimento de habilidades mentais é fundamental para compreender a organização e o funcionamento da mente humana. Uma abordagem pertinente da neurociência busca correlacionar o neurofeedback à maturação de funções cognitivas específicas.

A neurociência no Brasil

A neurociência no Brasil está representada principalmente pela Sociedade Brasileira de Neurociências e Comportamento (SBNeC), que congrega a pesquisa básica da área. A produção neurocientífica está também presente nas Sociedades Brasileiras de Psicologia, de Farmacologia, de Fisiologia, de Bioquímica e na *Brazilian Research Association on Vision and Ophthalmology*. Na área clínica, a neurociência brasileira é apresentada nas Sociedades Brasileiras de Neurologia, de Psiquiatria e de Neuropsicologia (VENTURA, 2010). A SBNeC, originalmente Sociedade Brasileira de Psicobiologia, tem 34 anos de existência.

O sistema nervoso central (SNC) é constituído por lobos cerebrais.

Os lobos cerebrais são: o lobo frontal, lobo parietal, lobo occipital e lobo temporal, nomes esses oriundos dos ossos cranianos nas suas proximidades e que os recobrem. O lobo frontal fica localizado na região da testa; o lobo occipital, na região da nuca; o lobo parietal, na parte superior central da cabeça, e os lobos parietais, nas regiões laterais da cabeça, por cima das orelhas. O cérebro humano corresponde a 1,5% do nosso peso, mas gasta 20% do oxigênio inalado e 25% da glicose circulante. Ele é uma usina que precisa estar funcionando a todo vapor, mas de maneira ordenada, pois deve não só exercer suas funções, mas também realizá-las no tempo certo. Mediante os estudos realizados no campo da neurociência, será abordada a integração do neurofeedback como facilitador da alta performance cognitiva.

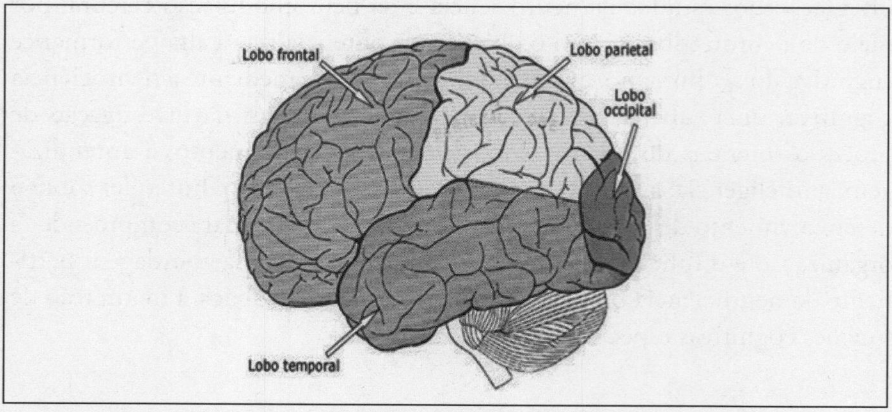

Figura 1 Ilustração: Gray's Anatomy (adaptado)

Neurofeedback: o que é?

O neurofeedback é um campo de especialidade dentro do biofeedback, que se dedica à formação e ao controle sobre os processos eletroquímicos no cérebro humano (ABARBANEL; EVANS, 1999; LAVAQUE, 2003). Visa à aquisição de autocontrole sobre certos padrões de atividades no cérebro, derivando estratégias de autorregulação e implementação dessas habilidades de autorregulação na vida diária (HOLGER GEVENSLEBEN *et al.*, 2010). O biofeedback EEG, ou neurofeedback, surgiu na década de 1960, no *Langley Porter Neuropsychiatric Institute* da Universidade da Califórnia, em San Francisco, com as pesquisas realizadas por Joe Kamiya, correlacionando os estados psicológicos do sujeito em treinamento com a leitura do seu EEG.

A técnica de neuromodulação teve sua iniciativa a partir do avanço da informática, que permitiu o desenvolvimento de equipamentos e softwares mais sensíveis, precisos e eficazes na aquisição e no processamento das informações fisiológicas. O mapeamento cerebral se dá por meio da leitura do eletroencefalograma por intermédio de eletrodos específicos posicionados e monitorados, em tempo real, ao comportamento das áreas mapeadas, utilizando um equipamento que permita captá-las e processá-las de maneira não invasiva. A partir da utilização dos eletrodos, é possível captar a emissão elétrica dos neurônios, a fim de treinar o cérebro para potencializar o desempenho cognitivo e comportamental.

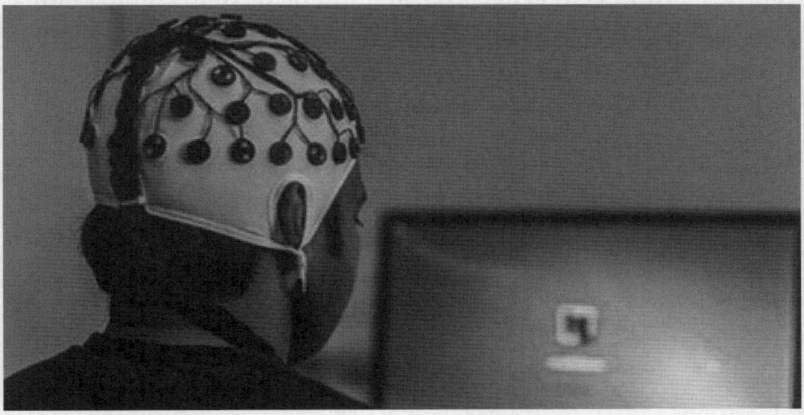

Figura 2

EEG (eletroencefalograma) requer uma anamnese do paciente para entender a sua queixa. O paciente será mapeado por um treinador capacitado, que fará mapeamento completo em 20 pontos do cérebro, pelas áreas dos lobos cerebrais, em cinco etapas. Ao final, o treinador montará um plano de treinamento personalizado para o paciente. O treino é iniciado a partir da aplicação de eletrodos no couro cabeludo do paciente, que será exposto a apresentação de um filme ou uma série que lhe dê prazer em assistir, sentado diante de um monitor. É uma técnica eficiente, não invasiva e indolor, na qual captação e estímulo são feitos por adaptação da touca e dos eletrodos conectados ao couro cabeludo para que sejam produzidas atividades que reduzam os sintomas da queixa relatada ao treinador, ou seja: modificamos o funcionamento das ondas disfuncionais do cérebro.

O cérebro faz todo o trabalho, adaptando sua resposta ao feedback. O paciente só precisa relaxar e deixá-lo usar sua própria capacidade de autorregulação. Os cientistas afirmam que esse movimento cerebral é a neuroplasticidade cerebral acontecendo. Assim, foi descoberto que podemos mudar as atividades do cérebro. A interface neurociência e neurofeedback permite a compreensão da integração com o sistema cerebral e como este se comporta, interpretando os sinais cerebrais para a busca da alta performance cognitiva do paciente.

Alta performance cognitiva por meio do neurofeedback

O treino de alta performance pode ser obtido por intermédio da neuromodulação, a qual, aplicada na região cerebral responsável por funções cognitivas e executivas, otimiza e potencializa circuitos, bem como elimina limitações. Tem por objetivo desenvolver o potencial da mente, aumentar a imunidade ao estresse e, assim, utilizar melhor o potencial da mente, para agir com mais eficácia, obter mais resultados e tornar a vida mais feliz. Hoje, com tantas demandas, muitos profissionais de diversas áreas de atuação, que necessitam usar suas mentes intensivamente, têm procurado a neuromodulação/alta performance para ajudar em seus desafios diários. Entre os profissionais que procuram a neuromodulação, podemos citar:

- Artistas.
- Empresários.
- Motoristas.
- Gestores.
- Pilotos.
- Agentes de polícia.

- Especialistas da área da saúde.
- Desportistas.
- Bombeiros.
- Estudantes.
- Criadores digitais.
- Funcionários públicos.

Quais são os benefícios do treino de alta performance?

- Melhora da concentração.
- Melhora da atenção.
- Aumento da facilidade em tomada de decisões.
- Redução de erros.
- Redução do tempo de reação.
- Aumento da criatividade.
- Melhora da memória.
- Aprendizagem mais rápida.
- Redução do estresse.
- Aumento da produtividade.
- Redução da vulnerabilidade ao esgotamento psíquico.
- Relaxamento mais fácil e profundo.
- Melhora na integração do corpo e da mente.
- Bem-estar.
- Redução da ansiedade e medo.
- Aumento da autoconfiança.
- Melhora do autocontrole.
- Auxílio no desenvolvimento da autoconsciência.
- Auxílio no desenvolvimento da inteligência emocional.

O neurofeedback tem contribuído de modo claro para os processos de alta performance cognitiva e aberto debates acerca do desenvolvimento cognitivo do ser humano, progredindo muito nos últimos anos. Contudo, uma das maneiras de ter uma mente saudável e experimentar melhores emoções é evitando o estresse emocional e pessoas negativas. Já se é sabido por grandes pesquisadores da neurociência, como os da Universidade de Stanford, nos Estados Unidos, que apontaram que meia hora de negatividade por dia já é suficiente para danificar seu cérebro e que pessoas com padrão de comportamento negativo tendem a jogar uma alta carga emocional sobre os outros, e isso afeta o desempenho cognitivo também.

As emoções fazem parte desta atuação, influenciando a alta performance por meio da motivação positiva externa. O neurofeedback fornece *feedbacks* com base nas ondas cerebrais percebidas pelo EEG; com isso, a partir dos padrões analisados anteriormente, a neuromodulação ativa ou inativa áreas e neurônios do cérebro, auxiliando na melhora da alta performance cognitiva. O treinamento é a ferramenta que impulsiona o paciente a um melhor desempenho, possibilitando novos caminhos para a aprendizagem.

Quem não deseja a alta performance hoje? Seja na área cognitiva, esportiva, entre outras. Em nossa escuta clínica, ouvimos a tão desejada alta performance cognitiva de muitos alunos, concurseiros e profissionais da educação que almejam se engajar de maneira assertiva nos estudos. Temos visto relatos dos objetivos e grandes melhoras no desempenho cognitivo serem alcançadas. A neuromodulação fornece um caminho eficaz para alcançar esse desempenho com treinamento cerebral, integrado ao cuidado com o corpo, com saúde mental, além de confirmar que a alta performance é treinável, e uma técnica de evidente potencial bastante diretiva.

Referências

BARTOSZECK, A. B. Neurociência na educação. *Rev. Ele. Fac. Int. Esp.*, v. 1, p. 1-6, 2006.

CÉREBRO Humano. *In*: WIKIPÉDIA: a enciclopédia livre. [São Francisco, CA: Fundação Wikimedia], 2023. Disponível em: <http://pt.wikipedia.org/wiki/Cérebro_humano#C.C3.B3rtex_cerebral_e_lobos_cerebrais>. Acesso em: 21 nov. de 2023.

KANDEL, E. R.; SCHWARTZ, J.; JESSELL, T. *Princípios da neurociência*. Barueri: Manole, 2003.

RATO, J.; CASTRO-CALDAS, A. Neurociências e educação: Realidade ou ficção? *In Simpósio Nacional de Investigação em Psicologia*, Braga: Universidade do Minho, 2010.

SANTOS, M. *O conhecimento de Neurociência Cognitiva e a valorização por professores de cursos de licenciatura da área de ciências da natureza*. 2018. 109 p. Dissertação (Pós-graduação em Educação em Ciências e Matemática) – Escola de Ciências, Pontifícia Universidade Católica do Rio Grande do Sul, Porto Alegre, 2018.

20

NEUROMODULAÇÃO E EQUILÍBRIO HORMONAL

Neste capítulo, vamos dar ênfase na interação entre cérebro e equilíbrio hormonal via auxílio da tecnologia. Essa interação permite que o cérebro nos oriente e nos direcione sobre quais ondas estão desalinhadas, possibilitando o restabelecimento do funcionamento adequado por meio da homeostase do sistema endocrinológico, proporcionando a melhora da qualidade de vida do ser humano como um todo.

ROSANA APARECIDA DE OLIVEIRA

Rosana Aparecida de Oliveira

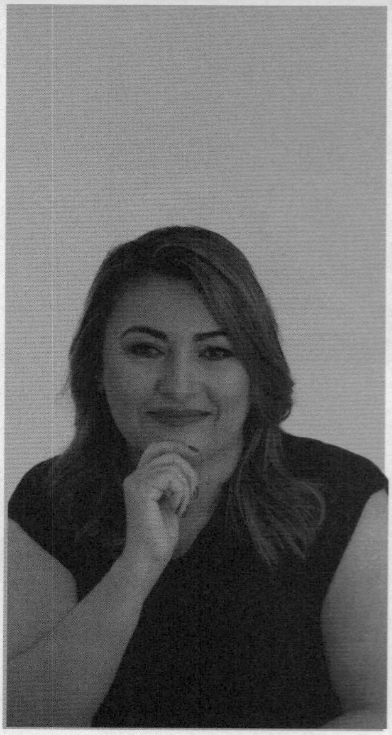

Graduada em Medicina pela Universidade de Santa Catarina. Pós-graduada em Endocrinologia e Metabologia pela Universidade Gama Filho. Curso de Leitura Corporal e de Personalidades Subjetivas pelo Instituto de Psicologia de Uberlândia.

Contatos
drarosana@clinicaorienta.com
Facebook: drarosanaoliveira
Instagram: @drarosanaoliveira
34 99889 1787

Até recentemente, a ideia de empregar a neuromodulação para otimizar a função do sistema endócrino era recebida com surpresa e ceticismo. A intersecção entre a tecnologia e o delicado equilíbrio hormonal parecia uma fronteira distante na medicina. Recordo-me vivamente das circunstâncias em que decidi me aprofundar neste campo: ao inscrever-me em um curso que trata de tecnologia na saúde, fui confrontada com a pergunta: "Você trabalha com endocrinologia?". Essa interrogação refletia o quão inusitado era o cruzamento dessas duas áreas.

Contudo, à medida que mergulhei nos estudos e comecei a analisar meticulosamente os dados laboratoriais, a sintomatologia dos pacientes e as variações das ondas cerebrais, um padrão começou a emergir. Descobri correlações significativas entre o excesso ou a deficiência de determinadas ondas cerebrais e as flutuações nos níveis de hormônios específicos. Essas observações iniciais se traduziram em anotações detalhadas que, com o tempo, evoluíram para protocolos de tratamento rigorosamente monitorados. Os exames laboratoriais tornaram-se uma ferramenta de avaliação importante, administrados após as sessões de neuromodulação para medir o impacto e a eficácia dos tratamentos.

A experiência clínica acumulada ao longo de dois anos de acompanhamento de pacientes revelou a potencialidade da neuromodulação em estabilizar o perfil hormonal. As melhorias observadas foram diversas, incluindo a qualidade do sono, a regulação do apetite e a manutenção do peso corporal. Esses avanços são particularmente notáveis em um contexto clínico, no qual o equilíbrio hormonal é fundamental para o bem-estar geral.

Além dos benefícios gerais, a neuromodulação tem mostrado ser uma ferramenta valiosa para o manejo da dor em diabéticos que sofrem de neuropatia diabética crônica. A aplicação dessa técnica não apenas proporcionou alívio da dor, mas também melhorou marcadores inflamatórios, como evidenciado pelo exame PCR ultrassensível, facilitando assim o controle da glicemia e contribuindo para uma gestão mais eficaz do diabetes.

A relevância da neuromodulação foi ainda mais validada por um estudo colaborativo envolvendo várias instituições acadêmicas de prestígio no Brasil. Universidades como a Federal do Rio Grande do Norte, a do Estado do Rio de Janeiro, a Estadual do Rio de Janeiro, a de Campinas e a de São Paulo uniram forças e conhecimentos, agregando especialistas dos departamentos de educação física e neurologia. O objetivo? Compreender e quantificar os efeitos da neuromodulação cerebral para a promoção da saúde.

Os resultados dessa colaboração interuniversitária foram promissores. Eles confirmaram que as inovações tecnológicas nas últimas décadas viabilizaram o uso eficiente de técnicas de neuromodulação cerebral não invasivas. O estudo abordou mecanismos de ação da neuromodulação a partir de diversas perspectivas, incluindo neurofisiologia motora, farmacologia, neuroimagem e modelos experimentais com animais. Também foram exploradas as implicações práticas da estimulação cerebral, destacando seu potencial para promover a saúde cardiovascular, regular o apetite, mitigar a fadiga e melhorar o desempenho físico após exercícios.

Esse trabalho acadêmico detalhou o impacto da neuromodulação em aspectos específicos da saúde, tais como o controle autonômico do coração e a hipotensão pós-exercício. Os *insights* obtidos apontam para um futuro em que a regulação da função cerebral poderá trazer benefícios tangíveis no controle da ingestão alimentar, na saúde cardiovascular e no desempenho físico.

Com os estudos em mãos, voltamos à prática clínica, na qual uma queixa comum é o estresse e a depressão, e, para examinar esses sintomas, um dos exames solicitados é o nível de cortisol, que é conhecido como o hormônio do estresse e da disposição. A complexidade desse hormônio é fascinante: em níveis equilibrados, ele é vital para a resposta ao estresse e para a manutenção do ânimo, mas seu desequilíbrio pode levar ao desânimo profundo ou a estados de ansiedade exacerbados. A resistência à insulina é um dos efeitos adversos do aumento dos níveis de cortisol, que complica o controle da diabetes e estimula o ganho de peso, resultando na acumulação de gordura em vez de massa muscular.

A disfunção hormonal que se segue pode ser descrita como uma espécie de "efeito dominó", em que o aumento ou a deficiência de cortisol leva ao aumento da resistência à insulina e à diminuição dos níveis de testosterona. Essa última é uma consequência do mecanismo de feedback entre insulina e testosterona, um dos grandes desafios da endocrinologia. Além disso, os processos inflamatórios são exacerbados tanto pelo acúmulo de tecido adiposo quanto pelas flutuações no cortisol, culminando no aumento da secreção de adrenalina.

Aprofundando-se na endocrinologia, é importante notar que a glândula suprarrenal não apenas produz cortisol, mas também hormônios como adrenalina, noradrenalina e aldosterona, sendo este último crucial para a regulação da pressão arterial. Ao considerarmos a depressão, observa-se que a testosterona, frequentemente associada apenas à libido, desempenha um papel fundamental como hormônio antidepressivo humano. Estudos indicam que a depressão, que possui uma natureza neuroinflamatória, é mais prevalente em mulheres, que naturalmente possuem níveis mais baixos de testosterona que os homens.

A neuromodulação foi capaz de modular o desequilíbrio de hormônios e neurotransmissores, como cortisol, insulina, adrenalina, testosterona, impactando também os processos inflamatórios. A desregulação dessas substâncias é associada ao surgimento ou agravamento de várias condições patológicas, incluindo depressão, ansiedade, transtorno obsessivo-compulsivo (TOC), pré-diabetes, diabetes, obesidade, compulsões alimentares e insônia.

A análise dos parâmetros estabelecidos entre os resultados laboratoriais, as queixas dos pacientes e as ondas cerebrais revelou uma associação particularmente forte entre níveis elevados de cortisol e um aumento nas ondas beta rápidas. Curiosamente, isso nem sempre se apresenta com uma deficiência de ondas alfa, embora seja uma tendência comum. A identificação do cortisol como "um dos quatro cavaleiros do apocalipse" da saúde endócrina e neurológica permite agora um direcionamento mais claro para o equilíbrio das ondas cerebrais por meio da tecnologia.

Em estudos a respeito dos efeitos do diabetes mellitus na função cerebral, observou-se diminuição do poder absoluto de alfa na região occipital, que pode estar relacionado com comprometimento cognitivo. Dessa forma, o trabalho com a neuromodulação, seja por neurofeedback ou estimulação transcraniana por corrente contínua, deve ser considerado nesses casos.

Na prática clínica, a capacidade de interpretar os sinais e sintomas dos pacientes em conjunto com os resultados laboratoriais ganhou uma ferramenta poderosa com a introdução da neuromodulação. Essa abordagem tem demonstrado eficácia e fornece orientação valiosa para o tratamento de diversas condições.

Concluo refletindo sobre a importância do conhecimento advindo da neuromodulação com uma observação final: "Não podemos mais afirmar que o cérebro não comunica". Graças à tecnologia, podemos entender as mensagens que ele transmite sobre as ondas cerebrais desreguladas, oferecendo uma orientação precisa para o tratamento. A neuromodulação é um elo transformador que amplia nossa capacidade de ouvir e responder aos sinais do cérebro, abrindo caminhos para intervenções terapêuticas mais efetivas e personalizadas.

Referências

KNEZEVIC, E. *et al.* The Role of Cortisol in Chronic Stress, Neurodegenerative Diseases, and Psychological Disorders. *Cells*, v. 12, n. 23, p. 2726, 2023.

LIU H.; WANG, W. Progresso da pesquisa sobre tecnologia de neuromodulação para regulação da glicose no sangue e intervenção no diabetes. *Journal of Biomedical Engineering*, v. 40, n. 6, p. 1227-1234, 2023.

MITTLI, D. Inflammatory processes in the prefrontal cortex induced by systemic immune challenge: focusing on neurons. *Brain, Behavior, & Immunity-Health*, v. 34, p. 100703, 2023.

MUKHARA, D.; OH, U.; NEIGH, G. N. Neuroinflammation. *Handbook of clinical neurology*, v. 175, p. 235-259, 2020.

OKANO, A. H. *et al.* Estimulação cerebral na promoção da saúde e melhoria do desempenho físico. *Revista Brasileira de Educação Física e Esporte*, v. 27, p. 315-332, 2013.

ÖKSÜZ, Ö.; GÜNVER, M. G.; ARIKAN, M. K. Quantitative Electroencephalography Findings in Patients with Diabetes Mellitus. *Clinical EEG and Neuroscience*, v. 53, n. 3, p. 248-255, 2022.

ŽAJA, R. *et al.* Salivary cortisone as potential predictor of occupational exposure to noise and related stress. *Archives of Industrial Hygiene and Toxicology*, v. 74, n. 4, p. 232-237, 2023.

ZHANG, Y-M. *et al.* Sleep deprivation aggravates lipopolysaccharide-induced anxiety, depression and cognitive impairment: The role of pro-inflammatory cytokines and synaptic plasticity-associated proteins. *Journal of Neuroimmunology*, v. 386, p. 578252, 2024.

21

PSICOTERAPIA E NEUROFEEDBACK

EM BUSCA DA SAÚDE MENTAL

Uma história pessoal sobre psicoterapia e neurofeedback.
Sem saúde mental, não há saúde!

ANDRÉ SCHELLING CUNHA

André Schelling Cunha

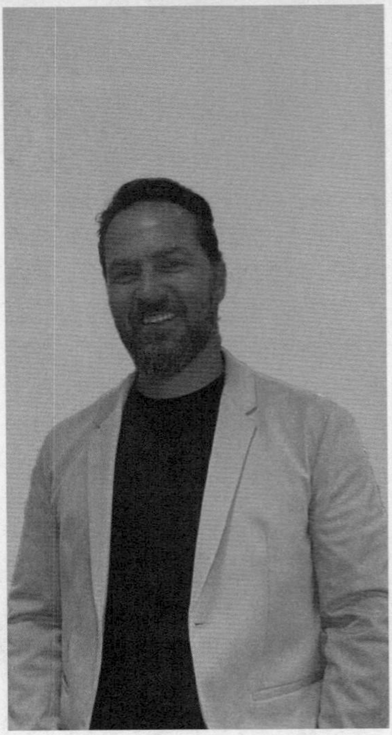

Psicoterapeuta com formação em neurofeedback. Tem especialização em Terapia de Casais e Famílias pela Faculdade de Ciências Biológicas e da Saúde de União da Vitória (Uniguaçu); curso de extensão Fundamentos de Psicopatologia e Neurociências" e curso de atualização "Como Trabalhar com Grupos, ambos certificados pela instituição Gruppos; curso de Formação em Neurofeedback, certificado pela Neurowork.

Contatos
https://agendart.tech/p/schelling-psicoterapia-e-neurofeedback
schellingcunha@gmail.com
Instagram: @schelling.psicoterapia
WhattsApp: 48 99914 2916

O que está acontecendo comigo?

Era 1992, eu acabava de completar 21 anos, praticava esportes e tinha uma vida saudável, parecia que tudo andava bem para quem me via de fora. Porém, eu vivia desde criança uma sensação de "medo" iminente, e essa sensação, com o tempo, passou a ser real. Meu corpo sentia como se eu estivesse morrendo, sumindo ou desaparecendo, e essas sensações reais me levaram algumas vezes até o pronto-socorro. E, para minha surpresa, meu corpo estava bem e saudável! O que está acontecendo? Eu me perguntava e não conseguia entender. Com o tempo fui encaminhado para psicoterapia, e, na primeira sessão, fui encaminhado para um psiquiatra. Pensei: "Caramba, tô ficando louco!". As consultas com o psiquiatra eram muito caras. Ele fazia terapia comigo e me medicava com antidepressivos e calmantes; foram momentos muito difíceis. Eu me sentia fraco, sem energia, vulnerável e, mesmo com a medicação e a terapia, continuava com a sensação de medo iminente. Meu organismo trabalhava num sistema de alerta, porque agora, além do medo, tinha a terapia, o psiquiatra, as medicações e toda a expectativa de que "aquilo" iria passar, ou que eu melhoraria, como num passe de mágica. E "aquilo" não melhorava. Com o tempo, o psiquiatra somente me prescrevia medicações e me mandava viver a vida. Pensei, "poxa, esse cara tá de brincadeira comigo!".

Um dia voltei na terapia e pedi que ele me explicasse o que eu tinha, como funciona o meu problema! Ele me respondeu da seguinte forma: "Você paga uma consulta para vir aqui perguntar coisas! Você não precisa estudar psiquiatria, vá pra casa e faça o tratamento!". Mas eu tinha curiosidade de saber como as coisas funcionavam, saber o que eu poderia fazer para diminuir "aquilo". Após algumas consultas perdidas perguntando para o psiquiatra, ele me deu um panfleto, escrito em inglês, sobre síndrome do pânico; era algo numa linguagem muito médica, que eu quase não entendia nada, e, ainda por cima, o único tratamento era com medicações. Mas não me conformei e fui atrás. Na minha caminhada, me envolvi em formações de respiração, massagem, yoga e atividades corporais que acabaram funcionando para mim muito melhor do que os medicamentos, além de não terem efeitos colaterais desagradáveis. Resumindo, fiquei pouco mais de um ano em tratamento com psiquiatra, tomando medicações, cheio de dúvidas, o que só aumentava a minha sensação de medo.

Em minha última sessão com o psiquiatra, eu estava tenso e receoso de que "aquilo" poderia voltar. O psiquiatra me levou até a porta e me disse: "Não se preocupe, André, você ainda vai me procurar e vamos voltar ao tratamento". Ao sair, pensei: "Ele me tratou ou está me rogando uma praga!". Passados alguns anos, segui um estilo de vida que me ajudava a me manter regulado, bem disposto e sem aquela sensação. Descobri trabalhos de respiração muito eficientes, que regulavam frequência cardíaca e melhoraram meus comportamentos de enfrentamento diante de situações ameaçadoras. Com o tempo, encontrei pessoas que sofriam do que eu sofria e tinham feito um caminho muito parecido. Mas outras não conseguiam mais viver com qualidade de vida, tinham perdido a sensação de bem-estar mental. Foi quando encontrei a mãe de um amigo, que não saía mais de casa, estava com síndrome do pânico, medicada com antidepressivos e calmantes; porém, não se sentia bem, e acabava evitando ambientes e situações que pioravam seus sintomas. Combinei de nos encontrarmos para conversar, agora com minha experiência. Mais bem informado e entendendo melhor do assunto, tomei coragem e passei a ela o que sabia sobre o assunto: respiração e controle da frequência cardíaca, além de algumas atividades de alongamento matinal, atividades física, adequadas ao seu estado. Em pouco dias ela me ligou para contar entusiasmada que estava conseguindo sair de casa e se sentindo melhor! Eu pensei: "É isso!", as pessoas podem saber essas informações e viver uma vida que vale a pena! Nos anos seguintes, me interessei tanto pelo assunto que fiz cursos na área de psicoterapia e comecei a migrar meu interesse para entender e atender pessoas que estavam sofrendo com ansiedade e síndrome do pânico.

> O estresse nunca está nos eventos que identificamos como estressantes – está na nossa reação a eles. O neurofeedback aumenta o limiar cerebral e geralmente aumenta a resiliência ao estresse, pois aumenta a estabilidade (FISCHER, 2014).

Psicoterapia! Essa história me interessa!

Nossos pensamentos, emoções e comportamentos moldam nossas vidas, mas desafios emocionais e mentais, muitas vezes, parecem intransponíveis. É aí que entra a busca pelo bem-estar mental e a história do neurofeedback na psicoterapia. Desde as antigas civilizações até os dias de hoje, a psicoterapia desempenhou um papel crucial na exploração da relação entre mente e cérebro. Filósofos gregos antigos lançaram as bases para abordagens terapêuticas atuais. A medicina tradicional antiga também reconhecia a conexão entre mente e corpo, influenciando a prática da medicina até os dias de hoje. Hipócrates de Cós, o pai da medicina moderna, inovou ao abordar distúrbios mentais com uma visão racional e científica. O século XX viu uma diversificação de abordagens terapêuticas com o desenvolvimento da psicanálise de Freud. No século XXI, a psicoterapia continua evoluindo; e com o avanço da tecnologia o neurofeedback oferece uma abordagem de alta precisão que capacita os pacientes a compreender e gerenciar seu próprio bem-estar mental.

> Quando fornecemos feedback ao cérebro, estamos, essencialmente, a fornecer-lhe um espelho da sua própria função e a convidá-lo a fazer mais de algumas frequências e menos de outras, ou seja, a oscilar de forma diferente [...] Eles [pacientes] expandem seu foco, têm novos pensamentos sobre velhos problemas e, normalmente, seu vocabulário cresce e se torna mais matizado. Eles são capazes de escapar das rotinas de sua narrativa (FISHER, 2014).

Meu primeiro contato com neuromodulação

Em 1992, na metade do ano, logo após ter tido o diagnóstico de síndrome do pânico, fiz uma viagem para a Inglaterra e visitei um local chamado *Camden Town*, em Londres. Esse lugar é famoso por ser uma balbúrdia, um mercado *underground*, onde se misturam moda, curiosidades, turistas e punks. Lá estava eu, no meio daquela doideira, num lugar alternativo! Nessa loucura, fui visitando alguns lugares que achava interessantes e encontrei um senhor de idade, com barba e cabelos brancos, que estava vendendo um equipamento que parecia uns óculos com luzes na lentes e uns fones de ouvido. Para a época, era algo tecnológico e meio esquisito!

Parei e perguntei ao senhor do que se tratava e ele me explicou que tinha desenvolvido esses óculos que emitiam luzes e sons para regular seu cérebro como quisesse. Disse-me que poderiam ser regulados para acalmar a mente ou para agitá-la, conforme o objetivo de cada um. Coloquei os óculos para experimentar a sensação, e dava um sono agradável. Pensei comigo que o meu psiquiatra deveria conhecer esse equipamento; acho que ele poderia me ajudar mais com ele.

Na época, o equipamento era muito caro. Fiquei bastante interessado pela ideia, mas, sem internet, nunca mais ouvi falar daquele aparelho! Porém, fiquei com aquilo na cabeça e, anos depois, acabei procurando aqueles óculos para poder atender meus pacientes que tinham dificuldades, e estavam em tratamento com equipes multidisciplinares, há vários anos. Nos anos 2000, acabei procurando algo parecido e achei algumas empresas estrangeiras que, na época, trabalhavam com equipamentos de EEG para mapeamento e treinamento cerebral. Os valores eram muito altos, e eu não conhecia direito, não sabia como funcionava, nem seus resultados, mas, mesmo assim, era algo que me atraía! Passados alguns anos, com alguns pacientes em tratamento, percebi que necessitava do neurofeedback e busquei profissionais para indicar aos meus pacientes. Acabei encontrando um profissional que atendia no interior; fiz contato e acertamos de indicar meus pacientes para se tratarem com ele. No início, parecia possível, mas a distância era muito grande e o nosso relacionamento profissional acabou não acontecendo.

Uma tarde, estava no consultório pensando sobre neurofeedback e minha esposa entra na sala para conversar e acaba me perguntando por que eu não fazia uma formação em neurofeedback? Ali caiu uma ficha, e fui atrás! Acabei fazendo formação em neurofeedback, e, poucos meses depois, estava fazendo adaptações em meu consultório, comprando computadores, equipamentos de EEG, touca e eletrodos, cadeira para atendimento e uma porção de coisas para incrementar meus atendimentos, agora com neurofeedback. Atualmente, atendo em meu consultório utilizando psicoterapia e neurofeedback. Se alguém me dissesse em 1992, quando eu tinha 21 anos, com síndrome do pânico, que algum dia na vida eu iria trabalhar com neuromodulação e escreveria um livro sobre o assunto. Nunca imaginei, nem em sonhos, que meu pânico me levaria tão longe! Se posso deixar uma mensagem aqui, é: "Acredite em você! Não tenha medo! Suas fragilidades podem se tornar sua força! Siga o seu caminho, e não desista!". Eu nem sabia o que era neurofeedback naquela época, mas, por minha experiência, pensei que isso deveria funcionar!

Para os leitores que estão apenas começando a investigar esse campo, apresento a ciência do neurofeedback, que sugere que a plasticidade cerebral reside nas oscilações elétricas do cérebro que acessamos através do treinamento das ondas cerebrais (FISCHER, 2014).

Neurofeedback na psicoterapia

A eminente autora e psicoterapeuta Sebern F. Fisher trabalha com neurofeedback desde 1996, e afirma em seu livro:

> O trauma infantil se manifesta tanto em problemas físicos quanto mentais, e é por isso que os pacientes que usam o neurofeedback podem apresentar impressionantes melhorias físicas, emocionais e comportamentais. No decorrer do meu trabalho com neurofeedback, observei mudanças na visão, na audição, olfato, paladar, função tireoidiana, estabilidade do açúcar no sangue, prisão de ventre, síndrome do intestino irritável (SII), pressão arterial, enjoo, enxaqueca, neuropatia e outros problemas de dor crônica e erupções cutâneas, entre outras queixas físicas, enquanto treina o cérebro para ansiedade silenciosa ou depressão. O físico e o mental são inseparáveis (FISCHER, 2014).

A inclusão do neurofeedback na psicoterapia é uma inovação recente que permite às pessoas monitorar e regular sua atividade cerebral em tempo real. Isso proporciona uma abordagem personalizada e baseada em dados para o tratamento de condições mentais e emocionais. Essa integração cria uma abordagem mais completa e eficaz para promover o bem-estar mental, representando um avanço na psicoterapia contemporânea. O neurofeedback é uma técnica terapêutica que evolui desde a década de 1920; e a partir de 1960 começou a ser mais explorado. Originalmente usado para tratar distúrbios como TDAH e epilepsia, expandiu seu alcance para incluir distúrbios mentais e emocionais. Protocolos específicos foram desenvolvidos, permitindo o treinamento de padrões de atividade cerebral relacionados a cada condição. Combinado com abordagens tradicionais de psicoterapia, o neurofeedback se tornou mais acessível e eficaz com os avanços tecnológicos. A pesquisa científica contínua está contribuindo para sua evolução, embora seja importante consultar terapeutas qualificados para avaliar a adequação dessa abordagem.

> Esses estudos sobre melhoria de desempenho combinam bem com os efeitos do neurofeedback em indivíduos traumatizados: ajudam a estabilizar e focar os sistemas de atenção no cérebro. O neurofeedback é realmente um paradigma diferente daquele a que estamos acostumados (FISCHER, 2014).

Para relatos de meus pacientes, histórias pessoais, depoimentos sobre o neurofeedback, me sigam!

Nota do autor: A ciência, a psicoterapia e o neurofeedback estão em constante evolução. Com as novas pesquisas amplia-se o conhecimento, e são necessárias modificações nos tratamentos. Este capítulo é um relato pessoal, e não um tratamento. No meu caso, busquei o tratamento recomendado à época, com psicólogo e psiquiatra. Aos leitores, é aconselhada a busca por profissionais quando precisarem.

Referências

CORDIOLI, A. V.; GREVET, E. H. *Psicoterapias: abordagens atuais*. Porto Alegre: Artmed Editora, 2018.

DONNER, I. O. *Neurofeedback em estudantes sem transtorno de atenção.* Curitiba: Appris, 2021.

FISHER, S. F. *Neurofeedback in the treatment of developmental trauma: Calming the fear-driven brain*. WW Norton & Company, 2014.

KOLK, B. V. *O corpo guarda suas marcas: cérebro, mente e corpo na cura do trauma.* Rio de Janeiro: Sextante, 2020.

22

CULTIVANDO A FELICIDADE POR MEIO DA NEUROMODULAÇÃO

Por meio da neuromodulação, é possível mudarmos nossas mentes e estados emocionais, superando a ansiedade, melhorando nossa autoestima e nos desvinculando de crenças limitantes que alimentamos ao longo das nossas vidas. Ao superar esses obstáculos, abrimos espaço para uma existência plena e gratificante.

ROSÂNGELA BELINI

Rosângela Belini

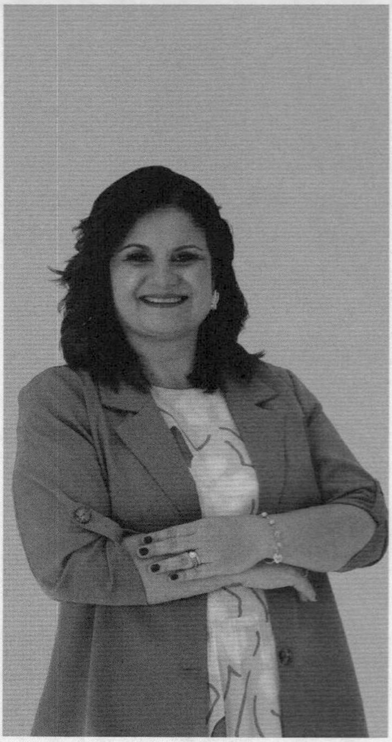

Pedagoga graduada em 2010; pós-graduada em neuropsicologia, saúde mental psicossocial e psicopedagogia clínica; especialista em psicanálise, neuroterapeuta especialista em neurofeedback, estimulação transcraniana por corrente contínua (TDCS) e estimulação elétrica transcutânea do nervo vago (TEENS). Palestrante. Escritora dos livros *Como se livrar da ansiedade e ser verdadeiramente feliz* e *As 4 magias para uma boa autoestima*. Idealizadora do método que já atendeu mais de 1.000 casais com Decididos para Sempre. *Personal coaching*; especialista em *coaching* de casais pela Relationship Coaching Institute Brazil; especialização em terapia familiar e mediação de conflitos. Mentora do grupo terapêutico Centro de Referência da Mulher, da cidade de Marília/SP.

Contatos
https://rosangelabelini.com.br/
rrmbelini@gmail.com
Instagram: @rosangelambelini
14 99758 6048

Neuromodulação

O que ela pode fazer pela sua autoestima?

Você sabia que a autoestima desempenha um papel crucial na saúde mental e no bem-estar emocional?

Ela é a avaliação que fazemos de nós mesmos, influenciando diretamente nossa autoimagem, autoconfiança e a maneira como enfrentamos os desafios da vida. Essencialmente, é o relacionamento que temos conosco.

Quando a autoestima está em níveis saudáveis, ela promove uma maior resistência ao estresse, relacionamentos interpessoais mais satisfatórios e uma sensação benéfica geral de autoconfiança.

Estudos científicos mostram que a autoestima está fundamentalmente ligada à atividade de várias áreas do cérebro, particularmente o córtex pré-frontal. Essa região cerebral desempenha um papel crucial no processamento de informações sociais e emocionais.

Com a autoestima em níveis saudáveis, essa parte do cérebro demonstra uma atividade equilibrada, permitindo uma percepção positiva de si mesmo. No entanto, quando a autoestima está prejudicada, como em casos de depressão, ansiedade ou transtornos diversos, essa atividade cerebral pode ser afetada negativamente, contribuindo para problemas de saúde.

Felizmente, a neuromodulação não invasiva emergiu como uma ferramenta promissora para melhorar a autoestima e o bem-estar psicológico, contornando completamente esse problema.

Estudos científicos e evidências

A estimulação transcraniana por corrente contínua (tDCS) é uma técnica emergente de neuromodulação que oferece um meio seguro, de baixo custo e não invasivo de modular o cérebro, buscando melhorias em sua performance cognitiva.

Em culturas de células, bem como em experimentos *in vivo* no córtex motor, foi demonstrado que as correntes elétricas da tDCS induzem campos elétricos que, dependendo da polaridade da estimulação aplicada, aumentam ou diminuem a atividade neuronal local.

Essas descobertas forneceram a base para pesquisas sobre aplicações clínicas da tDCS, com a hipótese de que a atenuação da atividade neural patológica induzida pela tDCS resultará em melhora clínica para diversos distúrbios, incluindo a depressão.

Os resultados mostraram melhorias significativas na autoestima em indivíduos submetidos à tDCS direcionada para o córtex pré-frontal em comparação com grupos de outros testes paralelos.

Esses resultados fornecem evidências sólidas do potencial da neuromodulação para influenciar positivamente a autoestima e o funcionamento cerebral.

Além disso, estudos de neuroimagem funcional têm revelado alterações na conectividade e na atividade cerebral em indivíduos que passaram por sessões de neuromodulação direcionada.

Essas descobertas sugerem que a neuromodulação não apenas afeta as percepções subjetivas causadas por sintomas da depressão, mas também induz alterações mensuráveis nas redes neurais subjacentes.

A neuroplasticidade, a capacidade do cérebro de se adaptar e reorganizar, desempenha um papel fundamental na promoção de mudanças positivas na autoestima.

Felicidade e neuroestimulação

A busca pela felicidade é uma aspiração universal, e fundamental para a qualidade de vida. Novas perspectivas emergem a partir da neuroestimulação sobre a influência nos circuitos cerebrais associados à felicidade.

Além de proporcionar uma sensação positiva, a felicidade está intimamente relacionada à saúde, reduzindo o estresse, fortalecendo o sistema imunológico e aumentando a expectativa de vida.

Isso ocorre devido à regulação de neurotransmissores, como serotonina e dopamina, no cérebro. Pesquisas exploram a estimulação cerebral como uma forma de liberar neurotransmissores para promover uma duradoura sensação de bem-estar.

Dentro desse contexto, a estimulação transcraniana por corrente contínua (tDCS) ganha destaque devido aos seus crescentes resultados positivos. Mas, além do tDCS, também encontramos inúmeras vantagens nas técnicas envolvendo neurofeedback e estimulação do nervo vago (TEENS).

O neurofeedback e a estimulação do nervo vago (TEENS) emergem como alternativas valiosas na busca pela felicidade e bem-estar mental. Enquanto o neurofeedback permite aos indivíduos regular sua atividade cerebral para otimizar padrões emocionais e cognitivos, a TEENS influencia diretamente o sistema nervoso central, promovendo uma resposta neuroquímica associada à melhoria do humor e estabilidade emocional.

Essas técnicas oferecem uma perspectiva inovadora, pois direcionam intervenções não farmacológicas para alcançar estados emocionais positivos e sustentáveis. A capacidade de reestruturar padrões neurais e facilitar a liberação de neurotransmissores associados à felicidade apresenta um potencial considerável na promoção do bem-estar psicológico.

Além disso, a segurança e a relativa ausência de efeitos colaterais adversos dessas modalidades de neuromodulação as tornam atrativas como complementos ou alternativas aos métodos convencionais de tratamento para distúrbios de humor.

A convergência entre a busca pela felicidade e os avanços na neuromodulação revela um campo empolgante e em expansão, no qual a ciência e a tecnologia se unem para oferecer novas perspectivas na promoção do bem-estar mental e emocional. Essas abordagens inovadoras podem desempenhar um papel fundamental na transformação da terapia e no alcance de um equilíbrio emocional mais significativo para indivíduos em todo o mundo.

Neurofeedback e depressão

Os protocolos de neurofeedback aplicados a esses indivíduos com depressão frequentemente se concentram na regulação de áreas cerebrais associadas à regulação emocional, como o córtex pré-frontal e o sistema límbico. Essas regiões estão frequentemente desreguladas em casos de depressão grave e resistente a tratamentos convencionais.

Além disso, a abordagem não invasiva do neurofeedback oferece uma vantagem adicional em termos de segurança e tolerabilidade.

A personalização dos protocolos de neurofeedback para atender às necessidades específicas de cada paciente, e a integração dessas técnicas em abordagens terapêuticas multifacetadas, também merecem uma atenção cuidadosa para otimizar os resultados clínicos.

O campo do neurofeedback na terapia da depressão está em constante evolução, e sua aceitação e implementação clínica podem oferecer uma nova esperança para aqueles que sofrem de depressão resistente ao tratamento. Essa abordagem emergente tem o potencial de ampliar significativamente o espectro de opções terapêuticas disponíveis para essa condição clínica desafiadora.

Estudos avaliaram os efeitos do neurofeedback como um tratamento dos sintomas depressivos e da recuperação funcional em pacientes com depressão resistente ao tratamento (DRT). Nesse estudo, foram avaliados 24 pacientes adultos com TRD e 12 adultos saudáveis. Para avaliar os níveis séricos do fator neurotrófico derivado do cérebro (BDNF) em ambos os grupos, foram obtidas amostras de sangue antes e depois do tratamento.

Os pacientes foram avaliados por meio da Escala de Avaliação de Depressão de Hamilton (HAM-D), do Inventário de Depressão de Beck (BDI), da Impressão Clínica Global – Gravidade (CGI-S), da versão de 5 níveis do Questionário Europeu de Qualidade de Vida – Classificação de 5 Dimensões (EQ-5D-5L) e da Escala de Incapacidade de Sheehan (SDS), na linha de base e em 1, 4 e 12 semanas.

Resultado

Da linha de base à semana 12, o treinamento com neurofeedback reduziu as pontuações médias na HAM-D, BDI-II, CGI-S e SDS, e aumentou a pontuação média da tarifa EQ-5D-5L. No grupo de aumento do neurofeedback, as taxas de resposta e remissão foram de 58,3% e 50,0%, respectivamente, na semana 12. As alterações no HAM-D, na pontuação da tarifa EQ-5D-5L e no SDS foram significativamente maiores no grupo de neurofeedback do que no grupo somente de medicação (TAU).

Conclusão

Apesar do pequeno tamanho da amostra, esses resultados sugerem que o tratamento com neurofeedback pode ser eficaz como um tratamento significativo, não apenas para sintomas depressivos, mas também para a recuperação funcional em pacientes com TRD.

Resultados promissores

Os procedimentos de indução de estresse em laboratório têm sido fundamentais para esclarecer seus efeitos na saúde humana e como a neuromodulação direcionada para áreas específicas do cérebro associadas à felicidade pode afetar diretamente essas questões, facilitando e otimizando tratamentos relacionados a distúrbios e traumas.

Esses achados promovem cada vez mais a possibilidade de a neuromodulação ser uma ferramenta definitiva para a promoção de sentimentos positivos.

Essas descobertas reforçam a importância da pesquisa contínua nessa área, explorando não apenas os efeitos imediatos, mas também o potencial de longo prazo da neuromodulação. A capacidade de aliviar não só os sintomas, mas também de proporcionar uma melhoria substancial na qualidade de vida dos pacientes, é um marco significativo.

Além disso, os estudos têm demonstrado que a aplicação da neuromodulação não se restringe apenas aos distúrbios mais comuns e tem sido usada com sucesso no tratamento de transtornos de humor, como a depressão, ansiedade e transtornos relacionados. Há uma crescente evidência de seu potencial em transtornos complexos, como o transtorno de estresse pós-traumático (TEPT) e a esquizofrenia, expandindo, assim, seu alcance terapêutico.

A neuromodulação emerge não apenas como uma ferramenta terapêutica, mas como uma promessa de esperança para aqueles que enfrentam esses desafios diariamente.

Potencial transformador da neuromodulação na terapia

A TEENS e a estimulação transcraniana por corrente contínua (tDCS) tiveram impactos significativos nas áreas do cérebro relacionadas à autoestima, ànsiedade e à felicidade, respondendo positivamente à TEENS e ao tDCS, reforçando inclusive a autoimagem.

Dessa forma, conseguimos compreender como a busca pela felicidade pode se tornar acessível graças a técnicas de neuromodulação, considerando sua influência nas áreas responsáveis pelo processamento da serotonina, dopamina e outros hormônios relacionados.

Considerações éticas e práticas

Enquanto a neuromodulação oferece um grande potencial para melhorar o bem-estar psicológico, é essencial abordar questões éticas relacionadas à privacidade e à segurança.

A coleta de dados neurofisiológicos durante sessões de neuromodulação deve ser realizada com a devida privacidade e segurança, garantindo que a confidencialidade dos pacientes seja protegida.

É importante considerar questões éticas mais amplas, como a capacidade de alterar a função cerebral e o impacto potencial nas identidades individuais.

Essas descobertas ressaltam a importância de um diálogo contínuo entre a comunidade científica, os profissionais de saúde mental e os reguladores, a fim de explorar os benefícios e limitações dessas técnicas, garantindo, assim, que sejam usadas de maneira responsável e benéfica para a saúde mental de indivíduos em todo o mundo.

O caminho para a felicidade

Esses avanços científicos abrem portas para uma compreensão mais profunda do potencial transformador da neuromodulação na terapia. A regulação desses neurotransmissores-chave, como serotonina e dopamina, desempenha um papel crucial na regulação do humor, emoções e na sensação geral de bem-estar.

Essas tecnologias não invasivas mostraram-se eficazes ao modular circuitos neurais que influenciam não apenas a autoestima, ansiedade e felicidade, mas também outras áreas, como a regulação do estresse e até mesmo a melhoria da cognição.

A neuromodulação desponta como um recurso promissor na busca pela felicidade e no tratamento de distúrbios psicológicos.

A jornada rumo à felicidade por meio da neuromodulação é uma viagem pessoal e transformadora, na qual cada indivíduo pode descobrir sua própria capacidade de remodelar a mente e cultivar um estado de ser mais positivo e gratificante.

Referências

AMERICAN PSYCHIATRIC ASSOCIATION – APA. *Diagnostic and Statistical Manual of Mental Disorders: DSM-IV-TR*. Washington, DC: American Psychiatric Pub; 2000.

AMERICAN PSYCHIATRIC ASSOCIATION – APA. *Diagnostic and Statistical Manual of Mental Disorders (DSM-5®)*. Washington, DC: American Psychiatric Pub; 2013.

BLUMBERGER, D. M. *et al.* A randomized double-blind sham-controlled study of transcranial direct current stimulation for treatment-resistant major depression. *Frontiers in psychiatry*, v. 3, p. 74, 2012.

CHEON, E. Neurofeedback treatment in adult psychiatric patient: focusing on depressive and anxiety disorder. *J Korean Soc Biol Ther Psychiatry*, v. 19, n. 2, p. 85-92, 2013.

DERUBEIS, R. J.; SIEGLE, G. J.; HOLLON, S. D. Cognitive therapy versus medication for depression: treatment outcomes and neural mechanisms. *Nature Reviews Neuroscience*, v. 9, n. 10, p. 788-796, 2008.

HENDERSON, M. *et al.* Work and common psychiatric disorders. *Journal of the Royal Society of Medicine*, v. 104, n. 5, p. 198-207, 2011.

LE, J. T. *et al.* Physiological and subjective validation of a novel stress procedure: The Simple Singing Stress Procedure. *Behavior Research Methods*, v. 53, p. 1478-1487, 2021.

23

tDCS
TERAPÊUTICA NEUROMODULATÓRIA NÃO INVASIVA NO TRATAMENTO DA DEPRESSÃO

O capítulo a seguir apresenta a estimulação transcraniana por corrente contínua (tDCS) como uma promissora técnica no tratamento da depressão. Diante da complexidade da doença em suas diversas manifestações, os estudos das neurociências apresentam como os efeitos da tDCS podem possibilitar a redução e o alívio dos sintomas. Serão descritos sua ação no metabolismo cerebral e os parâmetros para a aplicação.

PATRÍCIA BRANDÃO CENÍSIO

Patrícia Brandão Cenísio

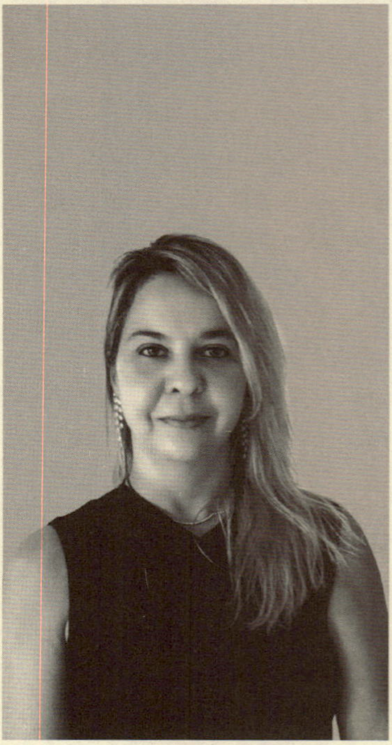

Psicóloga clínica graduada pela Universidade FUMEC (2002), com pós-graduação em Terapia Cognitivo-comportamental (PUC-MG), Neuropsicologia Clínica (PUC-MG), Neuropsicologia Clínica Aplicada à Reabilitação (FHO-Araras/SP), Psicopedagogia (UNI-BH) e Gestão de Pessoas (CEAD - UFMG). Formação em Neurofeedback e tDCS (NeuroWork-RS). Psicoterapia individual com abordagem TCC, avaliação e reabilitação neuropsicológica, mapeamento cerebral (EEG) e neuromodulação cerebral não invasiva por meio de neurofeedback e tDCS.

Contatos
www.alhuresmindpsi.com
patricia.cenisio@gmail.com
Instagram: patriciabrcenisio_psi
31 99637 5660

Caracterização dos transtornos depressivos

As doenças psiquiátricas referentes aos transtornos depressivos e aos transtornos bipolares caracterizam-se por modificações nas funções de algumas áreas do cérebro e relacionam-se com processos inflamatórios no sistema nervoso central (SNC). A depressão nesses transtornos se apresenta de maneira primária por decorrer de alterações no funcionamento cerebral. Sua manifestação também pode ser secundária quando as alterações cerebrais decorrem de doenças clínicas ou por uso de substâncias e medicações (Tavares; Moreno, 2023).

A Organização Mundial de Saúde (WHO, 2023) considera a depressão como um transtorno mental comum que acomete cerca de 5% da população mundial e sua incidência ocorre mais em mulheres do que em homens. O número e a gravidade dos sintomas, assim como os impactos que geram no funcionamento do indivíduo, caracterizam a condição como leve, moderada ou grave.

A depressão pode se apresentar pelos espectros unipolar e bipolar, e em ambas as manifestações alteram as funções de áreas cerebrais relacionadas a energia, humor, prazer, pensamentos, impulsos e psicomotricidade. (Tavares; Moreno, 2023).

A depressão unipolar refere-se a doenças que cursam com sintomas depressivos completos e apresentam as funções cerebrais reduzidas ou lentificadas. São elas: transtorno depressivo maior, transtorno depressivo persistente, transtorno disfórico pré-menstrual, transtorno depressivo induzido por substâncias e transtorno depressivo associado a outra condição médica. Alguns sintomas descritos pelo DSM-5-TR (APA, 2023) em relação à lentificação das funções psíquicas são humor deprimido, interesse ou prazer reduzido, perda significativa de peso, insônia ou hipersonia e capacidade diminuída de pensamento e concentração.

A apresentação da depressão bipolar alterna com períodos de ativação ou de sintomas maníacos, como humor elevado, euforia ou irritabilidade, aumento da energia, autoestima inflada, pensamentos acelerados, diminuição da necessidade de sono, aumento da impulsividade, alterações nas funções cognitivas, dentre outros.

A desregulação das funções psíquicas na depressão ocorre nas áreas do sistema límbico, associadas ao controle do humor, como giro do cíngulo, hipocampo e córtex pré-frontal. Alterações no núcleo Accumbens, responsável pelo sistema de recompensa do cérebro e pela capacidade de sentir prazer. Alterações no córtex frontal que interferem no controle dos impulsos; no hipotálamo e gânglios da base, responsáveis pela energia e psicomotricidade; no tronco encefálico e hipotálamo, responsáveis pelo sono, apetite, libido e dor. Regiões do córtex cerebral referentes às funções cognitivas, como atenção, memória, pensamento, linguagem e planejamento. Podem existir alterações também do córtex temporal, parietal e occipital que influenciam a sensopercepção (Tavares; Moreno, 2023).

Com o avanço das neurociências, a partir da década de 80, pesquisas relacionadas à neuromodulação cerebral não invasiva foram realizadas para auxiliar no tratamento das doenças neuropsiquiátricas. Uma das técnicas refere-se à estimulação transcraniana por corrente contínua (ETCC ou TDCS), que tem apresentado resultados promissores e eficazes no tratamento da depressão (Fregni *et al.*, 2021).

Estimulação transcraniana por corrente contínua: definição e efeitos no tratamento da depressão

A estimulação transcraniana por corrente contínua (tDCS) refere-se a uma técnica neuromodulatória não invasiva (Woods *et al.*, 2016) capaz de ajudar no tratamento de distúrbios neuropsiquiátricos (Moreno-Duarte *et al.*, 2016).

Os resultados da aplicação variam de acordo com a condição clínica, com a área cerebral afetada e com as características individuais de cada paciente. Parâmetros referentes à intensidade da corrente, ao posicionamento e tamanho dos eletrodos e ao tempo de cada sessão também influenciam nos resultados (Fregni *et al.*, 2021). No tratamento da depressão, a variação do número de sessões relaciona-se com a gravidade e a duração da doença. Os resultados tendem a ser cumulativos e o tratamento mais prolongado indica melhoras mais sustentadas na sintomatologia depressiva (Nikolin *et al.*, 2023).

A tDCS afeta a neurobiologia do SNC devido aos efeitos do seu mecanismo de ação, dentre eles: modular os potenciais de membrana neuronal por meio da alteração da excitabilidade e da atividade cortical dos neurônios-alvo (Purpura; MacMurtry, 1965), alterar os neurotransmissores e modular os processos inflamatórios (Woods *et al.*, 2016).

Para que essas ações ocorram, um estímulo terapêutico elétrico é entregue à caixa transcraniana. Trata-se de uma corrente elétrica polarizada, constante e de baixa intensidade, tipicamente de 1-2 miliampéres (mA). Essa corrente produz um potencial elétrico que pode alterar a atividade neuronal e, consequentemente, modular o metabolismo cerebral. Para que ela seja transmitida, dois eletrodos são posicionados diretamente no couro cabeludo, sendo um no alvo neural da área afetada, o ânodo, e o outro na região de referência, o cátodo. O tamanho dos eletrodos varia e a escolha deve ser baseada nos objetivos do tratamento, na área-alvo e nas características dos pacientes. Eletrodos com área de superfície maior reduzem a densidade da corrente e promovem uma estimulação mais difusa e menos localizada. Já os eletrodos com menor área de superfície tendem a estimular regiões cerebrais mais específicas com maior precisão. O tempo da aplicação pode variar de 10 a 30 minutos, assim como a intensidade da corrente (Woods *et al.*, 2016).

A tDCS modula a atividade do sistema nervoso de maneira segura, sem necessidade cirúrgica e com efeitos adversos reduzidos. Pode ocasionar leve desconforto no início da aplicação, como irritação da pele, coceira e formigamento no local do eletrodo. Esses efeitos são transitórios e bem tolerados (Bikson *et al.*, 2016). Apresenta algumas contraindicações, como pacientes epilépticos em uso de anticonvulsivantes e/ou com privação de sono, materiais metálicos implantados ou próximos à cabeça, uso de marca-passo e *stents*, e eczemas na cabeça.

A aplicação da tDCS promove importantes ações na atividade elétrica cerebral e seus efeitos nos mecanismos neuronal e vascular resultam em melhoras nas sintomatologias depressivas e em outras condições neuropsiquiátricas e clínicas. O uso da tDCS revela ser definitivamente eficaz no tratamento da depressão e apresenta também eficácia nos tratamentos da dor crônica, esquizofrenia (sintomas negativos), transtorno obsessivo-compulsivo (TOC), síndrome da fadiga crônica e acidente vascular encefálico (AVE) (Fregni *et al.*, 2021).

Mecanismo de ação da tDCS e seus efeitos no funcionamento cerebral

tDCS e mecanismo neuronal

A aplicação da tDCS gera efeitos no potencial de membrana do neurônio e na atividade dos canais iônicos. Ao aplicar a corrente elétrica, dependendo da sua polaridade, os neurônios podem despolarizar ou hiperpolarizar e causar alterações na atividade neuronal (Bhutta *et al.*, 2016).

Segundo Radman (2013), a despolarização das membranas caracteriza-se quando a estimulação fornecida é positiva – anódica. A estimulação anodal propicia um ambiente intra e extracelular adequado que ajuda a aumentar a excitabilidade neuronal, a taxa de disparo celular e a liberação de neurotransmissores. Dentre eles, o aumento de glutamato, cuja ação excitatória no cérebro é importante para modular a plasticidade sináptica. Já a hiperpolarização do potencial da membrana em repouso ocorre quando há uma estimulação negativa – catódica. Dessa forma, diminui a excitabilidade cortical em várias regiões cerebrais, o que reduz a plasticidade sináptica e diminui a liberação de neurotransmissores.

Para que ocorra a despolarização da membrana, o eletrodo anodal é colocado na área de interesse do cérebro que deve ser estimulada, e o eletrodo catodal sobre uma área de referência. O fluxo da corrente contínua desloca-se do ânodo para o cátodo e gera um potencial de ação que proporciona o fortalecimento das sinapses.

Os pacientes depressivos apresentam hipoatividade no córtex pré-frontal dorsolateral esquerdo; portanto, os efeitos da tDCS no tratamento da depressão visam aumentar a atividade neuronal nessa área. Entende-se que a aplicação da estimulação anodal nesse lobo cerebral propicia o aumento da excitabilidade cortical, que gera maior plasticidade sináptica. Como efeito, reduz e melhora os sintomas depressivos, visto que a atividade dessa área se relaciona com a regulação do humor.

tDCS e hemodinâmica cerebral

A relação entre a depressão e as alterações na hemodinâmica cerebral indica que pacientes deprimidos (depressão unipolar) apresentam reduções no fluxo sanguíneo cerebral (FSC), especialmente nos lobos frontal, temporal e parietal, na região límbica, no giro cingulado anterior e no córtex pré-frontal.

Os pacientes com depressão bipolar e estados de mania também apresentam redução no FSC, como no giro cingulado, região frontal e temporal anterior (Chithiramohan *et al.*, 2022).

A diminuição do FSC nas áreas citadas relaciona-se com as sintomatologias apresentadas por pacientes depressivos. Portanto, aumentar a perfusão sanguínea na área afetada promove consequente aumento da produção de oxigênio no ambiente cerebral, o que melhora os processos metabólicos que ocorrem no nicho aeróbio dos neurônios (Chithiramohan *et al.*, 2022).

A aplicação da tDCS, além de estimular o neurônio – despolarizar –, apresenta uma ação independente no fluxo sanguíneo cerebral. Esses dados mostram que a corrente elétrica, mesmo não conseguindo disparar o neurônio, promove o aumento do fluxo sanguíneo na hemodinâmica cerebral, o que potencializa consideravelmente a capacidade funcional do cérebro (Bahr-Hosseini; Bikson, 2021).

A partir das evidências sobre a redução global do FSC em pacientes deprimidos, intervenções que melhorem o sistema vascular tornam-se necessárias como forma de tratamento.

Parâmetros para a aplicação da tDCS na depressão (FREGNI et al., 2021)

- Intensidade da corrente elétrica: entre 1-2 miliampéres (mA).
- Tempo de aplicação: 20 minutos.
- Frequência da aplicação: 10 a 14 sessões diárias ou em dias alternados por três semanas.
- Tamanho do eletrodo: de 25-35 cm^2.
- Posicionamento dos eletrodos nas áreas-alvo, considerando o sistema internacional 10-20 EEG.

Considerações finais

A resposta da aplicação da tDCS não se apresenta da mesma maneira para todas as condições neuropsiquiátricas, nem para todos os indivíduos. Essas variações decorrem da patologia tratada, da gravidade dos sintomas e das características individuais do paciente.

Os estudos e ensaios clínicos referenciados no capítulo indicam que a aplicação da tDCS nas síndromes depressivas apresenta nível A de evidência, demonstrando ser um tratamento potencial para reduzir ou aliviar os sintomas da depressão.

Por ser uma técnica relativamente segura, não invasiva e apresentar reduzidos efeitos colaterais, a tDCS é considerada promissora na área da saúde mental. Revela-se como uma opção adicional ao tratamento da depressão, principalmente quando os resultados das terapêuticas convencionais não obtiverem êxito. É importante ressaltar a continuidade das pesquisas na área para novas atuações.

Referências

ASSOCIAÇÃO AMERICANA de PSIQUIATRIA – APA. *Manual diagnóstico e estatístico de transtornos mentais: DSM-5-TR. Texto revisado*. Porto Alegre: Artmed Editora, 2023.

BAHR-HOSSEINI, M.; BIKSON, M. Neurovascular-modulation: a review of primary vascular responses to transcranial electrical stimulation as a mechanism of action. *Brain Stimulation,* v. 14, n. 4, p. 837-847, 2021.

BHUTTA, M. R. *et al.* Effect of anodal tDCS on human prefrontal cortex observed by fNIRS. *In: 2016 6th IEEE International Conference on Biomedical Robotics and Biomechatronics (BioRob)*. IEEE, 2016. p. 957-961.

BIKSON, M. et al. Safety of Transcranial Direct Current Stimulation: Evidence Based Update 2016. *Brain Stimulation*, p.641-661, 2016.

CHITHIRAMOHAN, T. *et al.* Investigating the association between depression and cerebral haemodynamics: A systematic review and meta-analysis. *Journal of Affective Disorders*, p.144-158, 2022.

DISABATO, D. J.; QUAN, N.; GODBOUT, J. P. Neuroinflammation: the devil is in the details. *Journal of neurochemistry*, v. 139, p. 136-153, 2016.

FREGNI, F. *et al.* Evidence-based guidelines and secondary meta-analysis for the use of transcranial direct current stimulation in neurological and psychiatric disorders. *International Journal of Neuropsychopharmacology*, v. 24, n. 4, p. 256-313, 2021.

MORENO-DUARTE, I. *et al.* Targeted therapies using electrical and magnetic neural stimulation for the treatment of chronic pain in spinal cord injury. *Neuroimage*, v. 85, p. 1003-1013, 2014.

NIKOLIN, S. *et al.* Time-course of the tDCS antidepressant effect: An individual participant data meta-analysis. *Progress in Neuro-Psychopharmacology and Biological Psychiatry*, v. 125, p. 110752, 2023.

PURPURA, D. P.; MCMURTRY, J. G. Intracellular activities and evoked potential changes during polarization of motor cortex. *Journal of neurophysiology*, v. 28, n. 1, p. 166-185, 1965.

RADMAN, T. *et al.* Role of cortical cell type and morphology in subthreshold and suprathreshold uniform electric field stimulation in vitro. *Brain stimulation*, v. 2, n. 4, p. 215-228. e3, 2009.

TAVARES, D. F.; MORENO, R. A. *Depressão e transtorno bipolar: a complexidade das doenças afetivas*. Cotia, SP: Vital, 2023.

WOODS, A. J. *et al.* A technical guide to tDCS, and related non-invasive brain stimulation tools. *Clinical neurophysiology*, v. 127, n. 2, p. 1031-1048, 2016.

WORLD HEALTH ORGANIZATION–WHO. *Depressive disorder (depression)*, 2023. Disponível em: <https://www.who.int/news-room/fact-sheets/detail/depression>. Acesso em: 18 dez. de 2023.

WORLD HEALTH ORGANIZATION. *International Classification of Diseases for Mortality and Morbidity Statistics: ICD 11*. 2022.

24

EFICÁCIA DO NEUROFEEDBACK NO TRANSTORNO DE ANSIEDADE E PÂNICO

UM ESTUDO DE CASO

Neste capítulo, você encontrará um caso clínico de uma paciente que sofria com transtorno de ansiedade e pânico. Utilizando a neuromodulação não invasiva, especificamente o neurofeedback, com mapeamento cerebral e treinos personalizados, foram observadas redução da ansiedade e remissão das crises de pânico.

SIMONE MOMBRINE

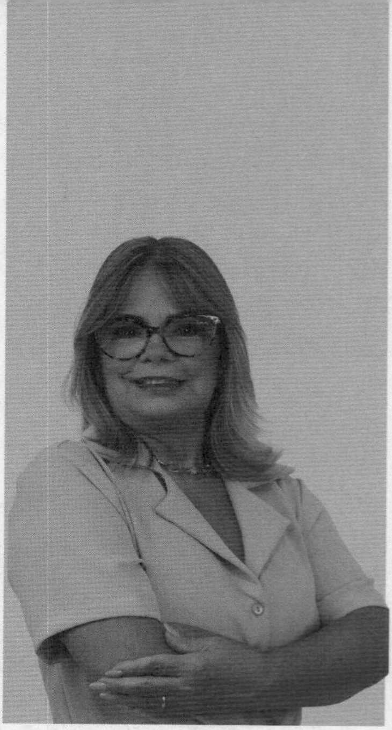

Simone Mombrine

Psicóloga graduada pela FAESA (2015), com pós-graduação em Terapia Familiar e Conjugal (Universidade Unida); especialização em Avaliação Psicológica (pós-graduação IPOG); especializada em Neurofeedback e tDCS (estimulação transcraniana por corrente contínua), pela Neurowork. Publicação do artigo: "Construções afetivas: intervenção psicossocial em uma penitenciária capixaba", em revista científica da FAESA. Treinamento de capacitação no programa Amigos do Zyipy pela ASEC (Associação pela Saúde Emocional de Crianças). Curso de Capacitação de Profissionais em Saúde Mental do ES - Despertar para a vida. Diretora da Infinity Psicologia; curso de terapia familiar sistêmica - Portal Educação (2015) e minicurso "O *coaching* como ferramenta de desenvolvimento estratégico" - FAESA (2011).

Contatos
www.simonemombrine.com.br
simone.mombrine@gmail.com
Instagram: simonemombrinepsi

Simone Mombrine

"Se nossos pensamentos forem limpos e claros, estaremos mais bem preparados para alcançar nossos objetivos."
Aron Beck

O DSM-5-TR (APA, 2013) define os transtornos de ansiedade como condições que apresentam excessiva preocupação e comportamentos relacionados. O medo é uma resposta emocional a uma ameaça iminente, enquanto a ansiedade envolve a antecipação de perigo futuro. Embora esses estados se sobreponham, diferem em características como a excitação autonômica associada ao medo e a tensão muscular associada à ansiedade. O medo está mais ligado a reações imediatas, como lutar ou fugir, enquanto a ansiedade envolve preparação para perigo futuro. Comportamentos de evitação podem reduzir tanto o medo quanto a ansiedade.

Os transtornos de ansiedade se distinguem uns dos outros pelos objetos, situações e cognições associadas que causam medo, ansiedade ou evitação. Embora sejam frequentemente comórbidos, uma análise detalhada das situações temidas e dos pensamentos associados pode diferenciá-los. Além disso, diferenciam-se de episódios transitórios de medo ou ansiedade pelo caráter persistente, geralmente com duração de seis meses ou mais. A avaliação da excessividade ou desproporcionalidade é feita pelo clínico, considerando fatores contextuais culturais. Muitos transtornos de ansiedade têm início na infância e tendem a persistir se não forem tratados.

Os transtornos de ansiedade têm uma prevalência maior em meninas em comparação com meninos (proporção de cerca de 2:1). Cada transtorno é diagnosticado quando os sintomas não são causados por substâncias, medicamentos, condições médicas ou outros transtornos mentais. Os ataques de pânico são destacados como uma resposta específica ao medo nos transtornos de ansiedade.

No transtorno de pânico, o indivíduo vivencia ataques de pânico recorrentes e inesperados, com uma preocupação persistente em ter mais ataques. Isso pode levar a comportamentos mal adaptativos, como evitar exercícios ou lugares desconhecidos. Os ataques de pânico são episódios abruptos de medo intenso ou desconforto, acompanhados por sintomas físicos e/ou cognitivos, atingindo um pico elevado em minutos.

Os ataques de pânico com sintomas limitados envolvem menos de quatro sintomas e podem ser esperados (em resposta a um objeto ou situação temida) ou inesperados (sem motivo aparente). Esses ataques servem como marcador e fator prognóstico para a gravidade do diagnóstico, curso e comorbidade em vários transtornos, incluindo ansiedade, uso de substâncias, transtornos depressivos e psicóticos.

Critério de diagnóstico – F41.0

Conheça os sintomas do pânico de acordo com a CID-10 (OMS, 2016):

1. Palpitações ou batimentos cardíacos acelerados.
2. Sudorese.
3. Tremores ou abalos.
4. Sensações de falta de ar ou sufocamento.
5. Sensação de asfixia.
6. Dor ou desconforto no peito.
7. Náusea ou desconforto abdominal.
8. Sensação de tontura, instabilidade, tontura ou desmaio.
9. Calafrios ou sensações de calor.
10. Parestesias (sensações de dormência ou formigamento).
11. Desrealização (sentimentos de irrealidade) ou despersonalização (ser desapegado de si mesmo).
12. Medo de perder o controle ou "enlouquecer".
13. Medo de morrer.

O diagnóstico requer que pelo menos um dos ataques tenha sido seguido por um mês ou mais de preocupação persistente com ataques adicionais ou mudanças significativas e desadaptativas no comportamento relacionado aos ataques, como evitar exercícios ou situações desconhecidas.

O surgimento do neurofeedback

Na década de 1950, Joe Kamiya identificou a capacidade das pessoas de aprender a reconhecer ondas alfa por meio de feedback, associadas ao relaxamento. Na década de 1970, Barry Sterman mostrou que o neurofeedback poderia influenciar condições patológicas, especialmente em casos de epilepsia. O interesse pelo neurofeedback atingiu seu auge nesse período, mas foi reduzido com o surgimento de medicamentos psiquiátricos. Desde então, o interesse tem sido intermitente, com a maior parte da pesquisa ocorrendo em países da União Europeia, na Rússia e na Austrália. Apesar de cerca de 10.000 profissionais nos Estados Unidos, a técnica enfrenta limitações de recursos e aceitação devido à diversidade de sistemas e às limitações comerciais.

Franchi *et al.* (2021) destacam que as manifestações de transtornos de ansiedade estão associadas a disfunções de eixos de estresse neurofisiológico e circuitos de excitação cerebral. Explicam que, curiosamente, a atividade cerebral relacionada à excitação pode ser modulada por neurofeedback baseado em eletroencefalograma (EEG), um método não farmacológico e não invasivo que envolve treinamento neurocognitivo por meio da interface cérebro-computador (BCI). O cérebro aprende e entende o processo do equilíbrio, no qual tanto o paciente quanto o computador estão envolvidos na modificação da atividade ou conectividade neuronal, melhorando assim os sintomas associados de ansiedade e/ou sobre-excitação.

O EEG registra a atividade cerebral por diferentes ritmos, representados em uma escala de lento a rápido. Ele mede a amplitude e a frequência das ondas cerebrais, sendo a frequência indicativa do número de ciclos que uma onda completa em um segundo, medida em hertz (Hz) ou ciclos por segundo (cps). Todas as frequências no EEG são pertinentes para compreensão e tratamento do trauma, e os conceitos básicos são facilmente compreensíveis.

O neurofeedback provoca alterações significativas na conectividade funcional em várias áreas e redes cerebrais, conforme indicado por pesquisas recentes (DOBRUSHINA *et al.*, 2020). Estudos sugerem que o neurofeedback está sendo incorporado às recomendações de tratamento baseadas em evidências para diversos transtornos mentais. Esse estudo de caso busca demonstrar a eficácia do neurofeedback no tratamento do transtorno de ansiedade e do transtorno de pânico, ressaltando a necessidade de mais pesquisas clínicas sobre as alterações fisiológicas cerebrais associadas.

Caracterização da paciente

A paciente "M" procurou ajuda devido a problemas de ansiedade e pânico desencadeados por um difícil processo de separação há cerca de quinze anos. Inicialmente, ela recebeu tratamento médico, incluindo medicamentos e psicoterapia, porém, com o passar do tempo, não continuou com a psicoterapia e os medicamentos. As crises de ansiedade e pânico tornaram-se frequentes, levando-a ao pronto atendimento constantemente. Após ser diagnosticada com transtorno de ansiedade e transtorno de pânico aos 48 anos, ela iniciou um curso de tratamento de neurofeedback; nesse período já estava sem o uso de medicamentos e a psicoterapia. Ao longo de 42 sessões de treinos de neurofeedback, personalizadas com foco nos sintomas ansiosos, houve uma redução notável dos sintomas ansiosos e a remissão do transtorno de pânico.

Mapeamento cerebral

O mapeamento cerebral de "M", uma mulher de 52 anos, coletado em 14/09/2021, revelou diferentes ritmos cerebrais e características associadas. Os principais ritmos observados foram delta, teta, alfa, beta e gama. A análise desses ritmos, locais e comportamentos permitiu a formulação de hipóteses sobre suas queixas. O mapeamento é crucial para criar protocolos personalizados de neurofeedback, correlacionando os dados com a história do cliente, sintomas e objetivos. Algumas observações incluem a predominância de ondas rápidas associadas a pensamento lógico e irritabilidade, excesso de beta na região posterior direita, relacionado à ansiedade e a perfeccionismo, e baixa razão teta/beta, indicando dificuldades de sono e estresse. Outras características, como coerência hipercoerente e níveis de SMR abaixo do esperado, foram identificadas em diferentes regiões, associadas a diversas condições, como inflexibilidade mental, hipersensibilidade corporal, distúrbios do sono e dificuldade de psicomotricidade fina. O mapeamento fornece *insights* valiosos para a criação de protocolos específicos de neurofeedback e a compreensão do quadro clínico da paciente.

Os protocolos de treinamento de neurofeedback buscam regular as atividades cerebrais para reduzir os sintomas associados ao transtorno de ansiedade e transtorno de pânico. O neurofeedback, também conhecido como biofeedback cerebral, utiliza informações em tempo real sobre a atividade cerebral para ajudar as pessoas a aprenderem a autorregular seu funcionamento cerebral. No contexto da ansiedade e do transtorno de pânico, os objetivos do treinamento de neurofeedback incluem a regulação das ondas cerebrais, o ensino da autorregulação, a redução dos sintomas, a melhoria no funcionamento cognitivo e o aumento do bem-estar geral, contribuindo para uma abordagem mais equilibrada diante de situações estressantes.

Elaboração dos protocolos de neurofeedback

O mapeamento cerebral orientou a criação de protocolos de neurofeedback para a paciente "M", correlacionando-se com sua história, sintomas e objetivos. As hipóteses levantadas foram validadas com a paciente, e os protocolos foram estabelecidos. Os treinos de neurofeedback ocorreram de 2 a 3 vezes por semana, com sessões de 40 a 50 minutos cada. Os protocolos foram aplicados de maneira intercalada até a última sessão. A paciente relatou uma diminuição das crises de pânico a partir da quarta sessão, cessando após a oitava. Houve melhorias no sono, redução da ansiedade, humor, controle emocional e no quadro depressivo, demonstrando os benefícios da terapia de neurofeedback.

Bloco 1

	Ativo				Referência		Config. Ref.	Treino	Medida		Tempo	Condição
1	1	2	3	4	R1	R2			Inibir	Realçar		
A	T3	T4	T5	T6	A1	A2	3	Frequência	19-38	8-12	15	OF/OA
B			T5	T6	A1	A2	3	Balanceamento	8-42		15	OF/OA

Bloco 2

	Ativo				Referência		Config. Ref.	Treino	Medida		Tempo	Condição
2	1	2	3	4	R1	R2			Inibir	Realçar		
A	O1	O2	P3	P4	A1	A2	3	Frequência	19-38	8-12	10	OF/OA
B	O1	O2	P3	P4	A1	A2	3	Coerência	13-38		10	OF/OA
	PZ	OZ			A1	A2	3	Frequência	19-38	8-12	10	OF/OA

Bloco 3

	Ativo				Referência		Config. Ref.	Treino	Medida		Tempo	Condição
3	1	2	3	4	R1	R2			Inibir	Realçar		
A	F3	F4			A1	A2	3	Coerência	13-18		15	OF/OA
B	F3	F4	FZ	CZ	A1	A2	3	Frequência	19-38	13-17	15	OF/OA

Fonte: elaborado pela autora.

Resultado e conclusão

O estudo abordou os transtornos de ansiedade, especialmente o transtorno de pânico, destacando seus critérios de diagnóstico e os sintomas associados, conforme a CID-10. O transtorno de pânico é caracterizado por ataques súbitos de medo intenso, acompanhados por sintomas físicos e cognitivos, sendo diagnosticado quando esses ataques são seguidos por preocupação persistente ou mudanças comportamentos desadaptativas.

O neurofeedback foi apresentado como uma abordagem eficaz para tratar transtornos de ansiedade e pânico. O estudo de caso envolveu uma paciente, "M", que buscava tratamento devido a crises de ansiedade e pânico relacionadas a um processo de separação difícil ocorrido há 15 anos. A paciente passou por 42 sessões de treinos de neurofeedback, observando melhorias significativas em diversos sintomas.

O mapeamento cerebral foi fundamental na elaboração de protocolos de neurofeedback personalizados para ela, correlacionando dados do EEG com sua história e sintomas. O tratamento resultou na remissão das crises de pânico, melhoria no sono, redução da ansiedade, humor e controle emocional.

O texto conclui destacando a eficácia do neurofeedback no tratamento de transtornos de ansiedade e pânico, ressaltando a necessidade de mais pesquisas clínicas para compreender as alterações fisiológicas cerebrais associadas. Além disso, fornece uma visão histórica do neurofeedback, desde sua descoberta até sua aplicação contemporânea.

Em suma, o estudo fornece uma análise abrangente, fundamentada e clinicamente relevante sobre transtornos de ansiedade e transtorno de pânico, neurofeedback e a aplicação prática desses conceitos em um caso específico.

Referências

AMERICAN PSYCHIATRIC ASSOCIATION – APA. *Diagnostic and statistical manual of mental disorders* (5th ed.). Arlington, VA: American Psyschiatric Publishing, 2013.

BECK, A. T. Cognitive therapy: A 30-year retrospective. *American Psychologist*, v. 46, n. 4, p. 368-375, 1991.

CRIPPA, J. A. de S. (coord.). *Manual diagnóstico e estatístico de transtornos mentais*: DSM -5 -TR. 5, texto revisado. Porto Alegre: Artmed Editora, 2023.

DOBRUSHINA, O. R. *et al.* Changes in functional connectivity during neurofeedback. *Human Physiology*, v. 46, n. 6, p. 693-700, 2020.

FRANCHI, J. A. M. *et al.* EEG neurofeedback for anxiety disorders and post-traumatic stress disorders: A blueprint for a promising brain-based therapy. *Current Psychiatry Reports*, v. 23, p. 1-14, 2021.

HOU, Y. *et al.* Neurofeedback training improves anxiety trait and depressive symptomin GAD. *Brain And Behavior*, [S.L.], v. 11, n. 3, p. 1-20, 27 jan. 2021.

ORGANIZAÇÃO MUNDIAL DA SAÚDE – OMS. *Classificação estatística internacional de doenças e problemas relacionados à saúde* – 10ª rev. (CID-10). Genebra: OMS, 2016.

25

NEUROMODULAÇÃO NÃO INVASIVA

E SUA CONTRIBUIÇÃO NO TRATAMENTO DOS TRANSTORNOS DE ANSIEDADE

Neste capítulo, abordaremos a ansiedade na sociedade atual, suas causas e impactos e o papel da tecnologia e das terapias inovadoras. Diante dos desafios modernos, criamos ferramentas para um cuidado eficaz. Exploraremos caminhos para o tratamento, destacando a neuromodulação não invasiva como abordagem promissora.

CÍNTIA MOTA

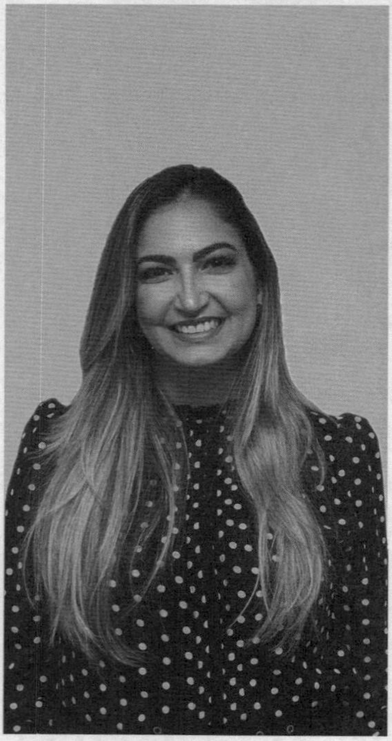

Cíntia Mota

Psicóloga clínica (2003). Mestra em psicologia e saúde mental (2018). Especialista em saúde mental (2006). especialista em educação permanente em saúde, especialista em neuropsicologia, especialista em terapia cognitivo-comportamental. Formação em EMDR (Eye Movement Desensitization and Reprocessing), em biofeedback e neurofeedback; formação em estimulação transcraniana por corrente contínua (tDCS/ETCC). Pós-graduanda em neurociência e tecnologia aplicada. Doutoranda em psicologia (UCES/ARG). Psicoterapeuta com experiência no atendimento de adolescentes e adultos; terapeuta cognitivo-comportamental e neuroterapeuta. Ampla atuação em atenção à crise em saúde mental, na Atenção Psicossocial no SUS e gestão de políticas públicas de saúde mental. Também é docente e supervisora clínica.

Contatos
acolhersaudemental.com.br
cintiamota@yahoo.com.br
@cintiamotaferraz
@acolher_saudemental
LinkedIn.com/in/cintia-mota-30530064
81 99114 4519

A ansiedade na contemporaneidade: desafios e avanços

Na era da informação, da conectividade digital e do ritmo acelerado, a ansiedade se tornou comum devido às demandas constantes e pressões sociais. A busca pela perfeição e a comparação constante alimentam os transtornos de ansiedade, que muitas vezes se escondem nas entrelinhas da vida cotidiana. Para muitos, isso se traduz em um coração acelerado, uma mente agitada e um corpo tenso, refletindo preocupações e medos desproporcionais à situação.

Os transtornos de ansiedade representam um desafio significativo para a saúde pública em todo o mundo, afetando milhões de pessoas e influenciando suas vidas diariamente de maneiras complexas. Estima-se que 4% da população mundial experimente atualmente um transtorno de ansiedade. Em 2019, 301 milhões de pessoas no mundo tinham um transtorno de ansiedade, tornando-os o mais comum de todos os transtornos mentais (GLOBAL HEALTH DATA EXCHANGE, *apud* OMS, 2023).

A ansiedade, uma resposta natural ao estresse, torna-se problemática quando excessiva, persistente e debilitante, indicando um possível transtorno de ansiedade. Esses transtornos, que afetam até 29% das pessoas, muitas vezes carecem de tratamento adequado. Psicofármacos e terapia cognitivo-comportamental são opções comuns, mas cerca de 25% dos pacientes não respondem a essas abordagens. A coexistência frequente de sintomas depressivos destaca a necessidade de uma abordagem integrada para garantir um tratamento eficaz (D'ANGELO; SILVA, 2017).

A conscientização sobre os transtornos de ansiedade é fundamental. Educação, acesso a tratamentos eficazes e desestigmatização são passos essenciais para lidar com esse problema. As abordagens de tratamento mais utilizadas incluem terapia cognitivo-comportamental, medicação e técnicas de redução de estresse, mas é fundamental adaptar o tratamento às necessidades individuais.

Segundo o DSM-5-TR (APA, 2023), os sintomas dos transtornos de ansiedade variam, mas podem incluir preocupação excessiva, agitação, irritabilidade, tensão muscular, dificuldade em se concentrar e problemas de sono. Em casos graves, ataques de pânico podem ocorrer, causando intensa ansiedade física e emocional.

Buscando compreender os aspectos biológicos relacionados aos transtornos de ansiedade, a evidência neurofisiológica sugere que as regiões corticais superiores do cérebro estão envolvidas nas respostas de medo e ansiedade, e são alvo de intervenções clínicas (CLARK; BECK, 2012).

A fisiopatologia sugere que nos transtornos de ansiedade exista um possível desequilíbrio inter-hemisférico ou um déficit no controle córtico-límbico. A "hipótese de valência" sugere que a ansiedade reside no hemisfério direito, enquanto emoções positivas estão no hemisfério esquerdo. Indivíduos com ansiedade apresentam desequilíbrio, aumentando a atividade no hemisfério direito em situações adversas. A hiperativação da amígdala, ligada ao medo, ocorre devido ao déficit no controle inibitório do córtex pré-frontal, resultando em inadequada supressão de informações emocionais ligadas ao medo. (D'ANGELO; SILVA, 2017).

Para muitos, encontrar tratamentos eficazes tem sido um desafio constante. No entanto, nos últimos anos, avanços na área da neurociência e da neuromodulação não invasiva têm oferecido novas esperanças para aqueles que sofrem com esses transtornos.

Nova fronteira na abordagem dos transtornos de ansiedade

Os tratamentos para transtornos de ansiedade visam ao alívio e à melhoria na qualidade de vida. A terapia cognitivo-comportamental (TCC) destaca-se na reestruturação de padrões negativos, com respaldo em pesquisas. Medicamentos, sob orientação médica, são aliados importantes. Abordagens como relaxamento e meditação proporcionam alívio, e o *mindfulness*, associado à terapia cognitiva, demonstra resultados positivos. Exercícios físicos regulares desempenham papel fundamental, fortalecendo o corpo e liberando endorfinas.

Essas opções de tratamento se apresentam como possibilidades de esperança, mas cada pessoa é única, e o caminho para a cura pode variar. Por esse motivo, consultar um profissional de saúde é o primeiro passo para criar um plano personalizado que traga tranquilidade e equilíbrio à vida.

Em meio ao turbilhão de ansiedade, há uma promissora abordagem, a neuromodulação não invasiva, uma intervenção inovadora que utiliza tecnologias para modificar a atividade neural. Essas técnicas têm se mostrado promissoras na gestão dos transtornos de ansiedade.

Neuromodulação não invasiva

Para entender como a neuromodulação não invasiva funciona, é necessário conhecer seus princípios subjacentes. Dessa forma, abordaremos alguns conceitos por trás das técnicas, incluindo e destacando como elas influenciam a atividade cerebral.

A neuromodulação é uma abordagem terapêutica inovadora que utiliza estímulos elétricos, magnéticos ou químicos para modular a atividade do sistema nervoso, visando tratar condições neurológicas e psiquiátricas. No contexto dos transtornos de ansiedade, várias técnicas de neuromodulação têm mostrado potencial para contribuir de maneira significativa.

Aqui estão algumas das principais formas de neuromodulação e como elas podem ser benéficas: a estimulação transcraniana por corrente contínua (ETCC ou tDCS) é uma técnica de estimulação cortical não invasiva que permite modificações significativas das funções cerebrais (LEFAUCHEUR, 2016). Envolve a aplicação de correntes elétricas de baixa voltagem no couro cabeludo para modular a atividade cerebral. Pode ser uma opção para reduzir a ansiedade, ajudando a normalizar padrões de atividade cerebral disfuncionais. A estimulação transcraniana por corrente alternada (ETCA), similar à ETCC, modifica a atividade cerebral usando correntes elétricas, mas com frequências alternadas. Também tem mostrado potencial no manejo de transtornos de ansiedade. O treinamento do neurofeedback é obtido a partir da atividade elétrica observada pelo registro do eletroencefalograma (EEG). As alterações elétricas encefálicas da ansiedade evidenciam aceleração na faixa High Beta (uma das ondas elétricas) da região motora e do córtex dorsolateral no hemisfério direito (MASCARO, 2012).

A neuromodulação oferece uma perspectiva promissora para o tratamento dos transtornos de ansiedade, especialmente para aqueles que não respondem bem a outras formas de terapia. No entanto, é importante destacar que a pesquisa nesse campo está em constante evolução, e a eficácia e segurança dessas técnicas devem ser cuidadosamente consideradas e discutidas com profissionais de saúde especializados antes de qualquer intervenção.

Neuromodulação não invasiva e a ansiedade: evidências científicas

Uma análise crítica das pesquisas mais recentes revela como a neuromodulação não invasiva tem sido testada em pacientes com transtornos de ansiedade. Apresentaremos estudos clínicos, destacando os resultados positivos e as áreas de potencial aplicação.

Lefaucheur (2016) publicou um banco de dados abrangente de ensaios clínicos – publicados entre 2005-2016 –, em que apresenta uma lista detalhada dos 340 artigos (excluindo relatos de casos únicos) que avaliaram o efeito clínico da ETCC em pacientes, pelo menos quando entregues a alvos corticais.

Santana e Bião (2018) realizaram revisão sistemática da literatura, em que foi feito um levantamento bibliográfico dos artigos publicados entre 2003 e 2014 nas principais bases de dados nacionais e internacionais. Foram encontrados 14 artigos sistematizados em três categorias: instrumentos utilizados, áreas cerebrais correlatas e média de sessões de neurofeedback. Ficou evidenciada a avaliação positiva do uso do neurofeedback e sua eficácia.

Aplicabilidade clínica

A aplicabilidade clínica da neuromodulação não invasiva destaca-se na prática para tratar transtornos de ansiedade. A combinação com abordagens terapêuticas tradicionais pode aprimorar a resposta ao tratamento de diversas maneiras:

- *Melhoria da resposta ao tratamento*: a neuromodulação pode potencializar a resposta às terapias tradicionais, como psicoterapia e medicação. Modulando a atividade cerebral, cria um ambiente mais receptivo para as terapias, tornando os processos de aprendizagem e adaptação mais eficazes.
- *Tratamento de resistentes*: para indivíduos com resposta inadequada a tratamentos convencionais, a neuromodulação se apresenta como uma alternativa valiosa. Esse enfoque é especialmente útil em casos de transtornos de ansiedade resistentes ou crônicos, proporcionando uma abordagem diferente e possivelmente mais eficaz.
- *Redução da dosagem de medicamentos*: em alguns casos, a neuromodulação possibilita a redução da dosagem de medicamentos, minimizando os efeitos colaterais associados. Essa abordagem é relevante para atenuar

reações adversas, contribuindo para uma melhoria da qualidade de vida do paciente.

- *Tratamento complementar*: a neuromodulação pode ser integrada como tratamento complementar, combinada com outras terapias. Essa abordagem multifacetada e abrangente visa tratar os sintomas da ansiedade, abordando tanto os aspectos biológicos quanto os psicológicos.
- *Efeito duradouro*: estudos sugerem que a neuromodulação pode resultar em efeitos duradouros mesmo após o término do tratamento. Essa persistência dos efeitos contribui para uma eficácia a longo prazo, proporcionando uma melhoria sustentada.

É fundamental enfatizar que a decisão de utilizar a neuromodulação em conjunto com abordagens tradicionais deve ser tomada após uma avaliação completa por profissionais de saúde. O tratamento deve ser personalizado, considerando as necessidades e características únicas de cada indivíduo, sempre visando aos melhores resultados no gerenciamento dos transtornos de ansiedade.

O futuro da neuromodulação não invasiva e os transtornos de ansiedade

Finalmente, qual é o futuro da neuromodulação não invasiva no tratamento dos transtornos de ansiedade? Poderá a tecnologia evoluir ainda mais e proporcionar soluções mais eficazes e personalizadas?

A crescente conscientização sobre saúde mental destaca a importância de abordar a ansiedade de maneira aberta e compassiva. À medida que compreendemos melhor sua complexidade, surgem oportunidades para a inovação terapêutica. A neuromodulação não invasiva representa uma abordagem inovadora no tratamento de transtornos de ansiedade, prometendo alívio contínuo à medida que as pesquisas avançam.

A discussão sobre a neuromodulação não invasiva nas últimas décadas destaca o crescente interesse científico e a aplicação potencial em transtornos de ansiedade e relacionados. Porém, apesar de importantes evidências clínicas, ainda enfrentamos desafios como amostras pequenas e falta de padronização nos estudos. Outro aspecto que carece de avanço é uma maior compreensão quanto à fisiopatologia dos transtornos de ansiedade.

Investir em pesquisas, programas de saúde mental e campanhas de conscientização é uma necessidade urgente. Ao tratar a ansiedade de maneira eficaz, podemos não apenas aliviar o sofrimento das pessoas afetadas, mas também reduzir os custos sociais e econômicos associados a esses transtornos. A saúde mental merece uma atenção significativa em nossa agenda de políticas de saúde.

Referências

CLARK, D. A.; BECK, A. T. *Terapia cognitiva para os transtornos de ansiedade.* Porto Alegre: Artmed, 2012.

D'ANGELO, L. B.; SILVA, R. M. R. Transtornos de Ansiedade e Transtornos relacionados a Traumas e Estressores. *In:* BRUNONI, A. R. (Org.). *Princípios e práticas do uso da neuromodulação não invasiva em psiquiatria.* Porto Alegre: Artmed, 2017, p. 263-278.

LEFAUCHEUR, J.-P. A comprehensive database of published tDCS clinical trials (2005–2016). *Neurophysiologie Clinique/Clinical Neurophysiology*, v. 46, n. 6, p. 319-398, 2016. Disponível em: <https://www.sciencedirect.com/science/article/abs/pii/S0987705316303525?via%3Dihub>. Acesso em: 12 dez. de 2023.

MASCARO, L. *Para que Medicação? O treinamento neurológico por neurofeedback voltado ao tratamento não medicamentoso de depressão, ansiedade e pânico, déficit de atenção, dislexia, autismo, insônia, TOC (transtorno obsessivo-compulsivo), stress pós-traumático, TCE (traumatismo cranioencefálico), quadros isquêmicos.* Rio de Janeiro: Elsevier, 2012.

ORGANIZAÇÃO MUNDIAL de SAÚDE – OMS. *Transtornos de ansiedade.* Disponível em: <https://www.who.int/news-room/fact-sheets/detail/anxiety-disorders>. Acesso em: 10 dez. 2023.

SANTANA, C. C.; BIÃO, M. A. S.. Eficácia do neurofeedback no tratamento da ansiedade patológica e transtornos ansiosos: revisão sistemática da literatura. *Psicologia, saúde & doenças*, v. 19, n. 2, p. 234-242, 2018. Disponível em: <https://scielo.pt/scielo.php?script=sci_arttext&pid=S1645=00862018000200006-?script-sci_arttext&pid=S1645-00862018000200006>. Acesso em: 1 dez. de 2023.

26

NEUROFEEDBACK NO TRATAMENTO DA DOR CRÔNICA E ASPECTOS PSICOLÓGICOS ASSOCIADOS

Este capítulo abordará o tema neurofeedback no tratamento da dor crônica e aspectos psicológicos associados. Para isso, serão trazidos conceitos de neurofeedback e dor, discorrer-se-á sobre a relação entre dor e fatores psicológicos; e, ao final, serão apresentados estudos que comprovaram a eficácia do tratamento utilizando neurofeedback no manejo da dor crônica em diferentes contextos, bem como dos fatores psicológicos envolvidos no processo da dor.

VANESSA NASCIMENTO NEVES DILLSCHNEIDER

Vanessa Nascimento Neves Dillschneider

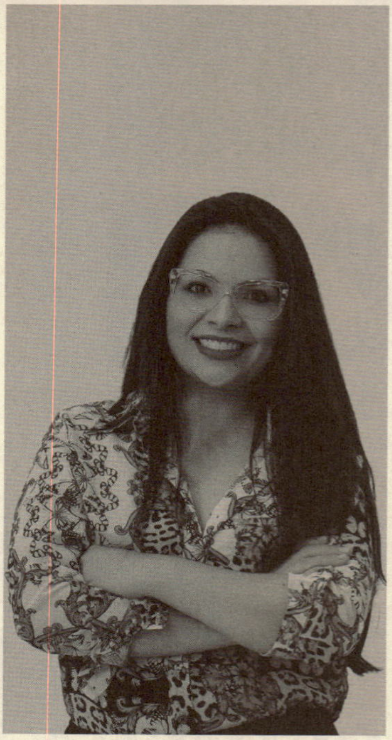

Psicóloga clínica CRP 07/40444, especialista em terapia cognitivo-comportamental, com formação em neurofeedback, tDCS (estimulação transcraniana por corrente contínua), TaVNS (estimulação auricular vagal) e fotobiomodulação. Sócia-fundadora da clínica Osteo Saúde Física e Mental (@osteo_saude), referência em saúde e reabilitação no interior do Estado do Rio Grande do Sul.

Contatos
Instagram: @osteo_saude
55 93505 9268
54 3199 1873

Conceitos

O neurofeedback é uma técnica de neuromodulação que mensura a atividade cerebral, processa os parâmetros e os traduz para sinais, que são alimentados de volta ao usuário em tempo real, por meio de software de EEG (eletroencefalograma). Assim, as características do funcionamento cerebral das regiões selecionadas são percebidas e podem ser autorreguladas, alterando diretamente o mecanismo neural subjacente da cognição e comportamento (Enriquez-Geppert *et al.*, 2019).

Trata-se de uma técnica não invasiva, que tem como objetivo mudar traços comportamentais ou condições médicas associadas à atividade neural alterada. Essa mudança é feita por meio de condicionamento operante (recompensando frequências desejadas e inibindo frequências não funcionais) (Güntensperger *et al.*, 2017).

Neste capítulo será abordada a utilização do neurofeedback no tratamento da dor crônica – aquela que dura mais de três meses; ou está presente em mais de 50% dos dias por seis meses; ou permanece além do período de cicatrização e não tem a função de aviso da dor aguda (Treede *et al.*, 2015) bem como dos fatores psicológicos associados. Sabe-se que quadros psicológicos negativos como depressão e ansiedade são frequentemente associados a quadros de dor e contribuem para a progressão dos sintomas (Doan *et al.*, 2015), evidenciando uma provável etiologia bidirecional entre dor crônica e má saúde mental (Von Korff; Le Resche; Dworkin, 1993).

Relação entre dor e fatores psicológicos

Atualmente, nas principais plataformas de pesquisa cientifica, é possível encontrar diversos achados sobre a relação entre dor e fatores psicológicos.

Uma pesquisa, publicada em 2022, analisou estudos que utilizaram neuroimagem para evidenciar as regiões cerebrais envolvidas em quadros de dor e depressão; os achados dizem que em situações em que a dor é primária a região envolvida é a amígdala direita, ao passo que em quadros em que a depressão é primária, percebe-se uma hipoatividade do córtex pré-frontal dorsolateral esquerdo; além disso, os achados fornecem evidências de que dor e depressão têm efeitos cumulativos negativos em um conjunto específico de regiões do cérebro (Zheng; Van Drunen; Egorova-Brumley, 2022).

Um ensaio clínico randomizado e controlado, publicado em 2022, nos Estados Unidos, identificou e caracterizou uma relação preditiva entre depressão e dor crônica. Fatores como baixa autoeficácia da dor, alto estresse percebido e má qualidade de sono são mediadores e devem ser considerados alvos principais para atenuar os efeitos adversos da depressão nos resultados funcionais que predispõem o aparecimento de quadros de dor crônica (Nephew *et al.*, 2022).

Outro estudo recente, publicado em 2023, testou se as sobreviventes de câncer de mama com maior exposição ao estresse social ou não social agudo ou crônico tiveram maiores aumentos na dor, tristeza e fadiga durante uma resposta inflamatória aguda. Foram randomizadas 156 sobreviventes do câncer de mama que passaram por diversas testagens; ao final, concluiu-se que o estresse social frequente e contínuo pode sensibilizar o sistema nervoso para os efeitos da inflamação, com implicações potenciais para a dor crônica e risco de depressão entre os sobreviventes de câncer de mama (Madison *et al.*, 2023).

Atualmente, há um crescente interesse na comunidade científica em realizar pesquisa utilizando realidade virtual para controle de dor, a maior parte busca amenizar a dor de crianças no momento da vacinação e contato com agulhas (Gerçeker *et al.*, 2021; Eijlers *et al.*, 2019; Felemban *et al.*, 2021; Wong; Choi, 2023); demonstrando a relação entre fatores psicológicos – ansiedade, estresse etc. – e percepção da dor de uma maneira mais evidente.

Neurofeedback no tratamento da dor crônica e aspectos psicológicos associados

Um estudo norte-americano que investigou a eficácia da utilização do neurofeedback em um grupo de veteranos de guerra, que além de dor crônica apresentavam outras condições patológicas como TEPT (transtorno do estresse pós-traumático) e TCE (traumatismo cranioencefálico); dos 41 participantes, 36 relataram menor intensidade de dor, sintomas depressivos e de TEPT, raiva, perturbação do sono, ideação suicida, após intervenção de três meses com neurofeedback em comparação com a linha de base (Elbogen *et al.*, 2021).

Outro estudo investigou a eficácia do neurofeedback em pacientes com fibromialgia e teve como resultado uma melhora nos processos psicológicos básicos como atenção e percepção, além de aumento da conectividade cerebral em regiões responsáveis pelo processamento da dor, denotando uma melhora considerável na qualidade de vida associada à fibromialgia (Barbosa-Torres *et al.*, 2019).

Um estudo realizado na Espanha e publicado em 2020 recrutou 17 pacientes com diagnóstico de fibromialgia que foram divididos em dois grupos, um grupo recebeu seis sessões de neurofeedback e o outro recebeu sessões simuladas. Após a finalização do processo, concluiu-se que o treinamento de neurofeedback provocou alterações significativas nas áreas somatossensoriais, levando a uma redução significativa na dor (Terrasa *et al.*, 2020).

Um ensaio clínico randomizado e controlado publicado em 2021 avaliou os efeitos do neurofeedback na fibromialgia; 80 pessoas participaram do estudo como voluntários e, após oito semanas em regime de treinamento com neurofeedback, tiveram melhora significativa na gravidade e intensidade da dor, gravidade dos sintomas de fibromialgia, latência do sono e atenção sustentada (Wu *et al.*, 2021).

Um ensaio clínico randomizado e controlado avaliou os efeitos do neurofeedback em pacientes com neuropatia crônica induzida por quimioterapia; foram 67 mulheres sobreviventes de câncer divididas em dois grupos – um grupo recebeu 20 sessões de neurofeedback e o outro, controle. O grupo que recebeu o neurofeedback apresentou melhores resultados na diminuição da dor e outros sintomas como dormência, sintomas relacionados ao câncer, funcionamento físico, saúde geral e fadiga (Prinsloo *et al.*, 2018).

Nos anos de 2020 e 2021, na Inglaterra, 16 pessoas participaram de um estudo que utilizou o neurofeedback para tratar a dor crônica e suas implicações secundárias. Foram aplicadas de 32 a 48 sessões, e após este período, 11 participantes relataram melhora no quadro de dor, oito com melhoras clinicamente significativas, além de redução da ansiedade e melhora na qualidade do sono (Birch *et al.*, 2022).

Um estudo randomizado de segurança e viabilidade controlado por placebo duplo-cego, publicado em janeiro de 2023, explorou o tratamento de neurofeedback para dor lombar crônica em um ambiente universitário; 60 participantes receberam 12 sessões de neurofeedback focado no córtex cingulado anterior pré-genual e dorsal e córtex somatossensorial; e 12 receberam placebo – conclui-se que a técnica é viável, segura e aceitável para a dor lombar crônica (Adhia *et al.*, 2023).

Um ensaio clínico paralelo, duplo-cego, randomizado, controlado por simulação, realizado na Nova Zelândia, investigou a viabilidade e segurança do neurofeedback no tratamento da dor crônica em pessoas com osteoartrite do joelho. Aquelas elegíveis participaram de nove sessões de 30 minutos de neurofeedback em três áreas corticais ligadas à dor; os achados do estudo indicaram que o neurofeedback é uma intervenção viável, segura e aceitável para o manejo da dor em pessoas com osteoartrite do joelho, com altos níveis de efetividade percebida (Mathew *et al.*, 2022).

Referências

ADHIA, D. B. *et al.* Exploring electroencephalographic infraslow neurofeedback treatment for chronic low back pain: a double-blinded safety and feasibility randomized placebo-controlled trial. *Scientific Reports*, v. 13, n. 1, p. 1177, 2023.

BARBOSA-TORRES, C. *et al.* Neurofeedback para mejorar la atención, el dolor crónico y la calidad de vida en pacientes con fibromialgia. *Atención Primaria*, v. 51, n. 5, p. 316, 2019.

BIRCH, N. *et al.* Home-based EEG neurofeedback intervention for the management of chronic pain. *Frontiers in Pain Research*, v. 3, p. 855493, 2022.

DOAN, L. *et al.* Neuroplasticity underlying the comorbidity of pain and depression. *Neural Plasticity*, v. 2015, 2015.

EIJLERS, R. *et al.* Virtual reality exposure before elective day care surgery to reduce anxiety and pain in children: A randomised controlled trial. *European Journal of Anaesthesiology*, v. 36, n. 10, p. 728, 2019.

ELBOGEN, E. B. *et al.* Mobile neurofeedback for pain management in veterans with TBI and PTSD. *Pain Medicine*, v. 22, n. 2, p. 329-337, 2021.

ENRIQUEZ-GEPPERT, S. *et al.* Neurofeedback as a treatment intervention in ADHD: current evidence and practice. *Current Psychiatry Reports*, v. 21, p. 1-7, 2019.

FELEMBAN, O. M. *et al.* Effect of virtual reality distraction on pain and anxiety during infiltration anesthesia in pediatric patients: a randomized clinical trial. *BMC Oral Health*, v. 21, n. 1, p. 1-10, 2021.

GERÇEKER, G. Ö. *et al.* The effect of virtual reality on pain, fear, and anxiety during access of a port with huber needle in pediatric hematology-oncology patients: Randomized controlled trial. *European Journal of Oncology Nursing*, v. 50, p. 101886, 2021.

GÜNTENSPERGER, D. *et al.* Neurofeedback for tinnitus treatment–review and current concepts. *Frontiers in Aging Neuroscience*, v. 9, p. 386, 2017.

MADISON, A. A. *et al.* Conflicts hurt: social stress predicts elevated pain and sadness after mild inflammatory increases. *Pain*, p. 10.1097, 2022.

MATHEW, J. *et al.* Source localized infraslow neurofeedback training in people with chronic painful knee osteoarthritis: A randomized, double--blind, sham-controlled feasibility clinical trial. *Frontiers in Neuroscience*, v. 16, p. 899772, 2022.

NEPHEW, B. C. *et al.* Depression predicts chronic pain interference in racially diverse, income-disadvantaged patients. *Pain Medicine*, v. 23, n. 7, p. 1239-1248, 2022.

PRINSLOO, S. *et al.* The long-term impact of neurofeedback on symptom burden and interference in patients with chronic chemotherapy-induced neuropathy: analysis of a randomized controlled trial. *Journal of Pain and Symptom Management*, v. 55, n. 5, p. 1276-1285, 2018.

TERRASA, J. L. *et al.* Self-regulation of SMR power led to an enhancement of functional connectivity of somatomotor cortices in fibromyalgia patients. *Frontiers in Neuroscience*, v. 14, p. 236, 2020.

TREEDE, R.-D. *et al.* A classification of chronic pain for ICD-11. *Pain*, v. 156, n. 6, p. 1003-1007, 2015.

VON KORFF, M.; LE RESCHE, L.; DWORKIN, S. F. First onset of common pain symptoms: a prospective study of depression as a risk factor. *Pain*, v. 55, n. 2, p. 251-258, 1993.

WONG, C. L.; CHOI, K. C. Effects of an immersive virtual reality intervention on pain and anxiety among pediatric patients undergoing venipuncture: a randomized clinical trial. *JAMA Network Open*, v. 6, n. 2, p. e230001-e230001, 2023.

WU, Y.-L. *et al.* Effects of neurofeedback on fibromyalgia: a randomized controlled trial. *Pain Management Nursing*, v. 22, n. 6, p. 755-763, 2021.

ZHENG, C. J.; VAN DRUNEN, S.; EGOROVA-BRUMLEY, N. Neural correlates of co-occurring pain and depression: an activation-likelihood estimation (ALE) meta-analysis and systematic review. *Translational Psychiatry*, v. 12, n. 1, p. 196, 2022.

27

NEUROFEEDBACK NO AUTISMO E NA ANSIEDADE GENERALIZADA

UMA JORNADA DE TRANSFORMAÇÃO

Neste capítulo, você encontrará a jornada de transformação de um autista que teve diagnóstico tardio; as angústias e as alegrias de uma mãe que acreditou incessantemente que a vida do seu próprio filho poderia mudar. Além disso, lerá sobre a jornada de uma neurocientista que vivenciou um marco, tanto pessoal e quanto profissional, após conhecer a neuromodulação não invasiva.

MARI SANTANA

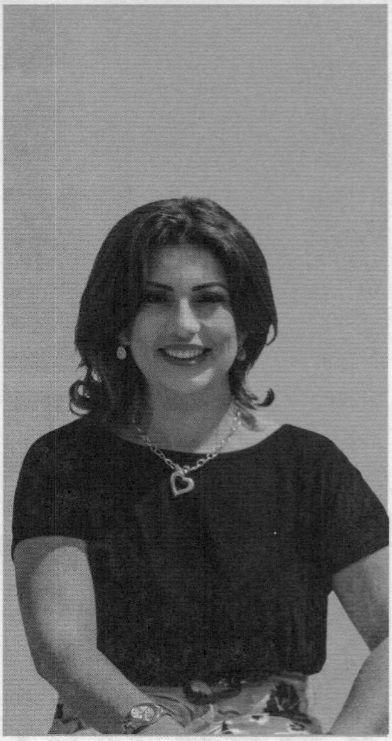

Mari Santana

Gestora de recursos humanos graduada pela Unicesumar (2017); pós-graduada em Gestão Estratégica de Pessoas pela Unicesumar (2018), Neurociência e Comportamento pela PUC (2023), Neuroaprendizagem Avançada pela Insulpar (2017), Oratória Avançada pela Isulpar (2019). Obteve título de Especialista em Jornadas de Autoconhecimento com Estados Ampliados de Consciência pelo Instituto Tawa (2023). É expert em parentalidade pela Academia Parent Coaching Brasil; neurofeedback e estimulação transcraniana pela Neurowork Brasil (2021), facilitadora Maha Lilah e jogos de autoconhecimento pelo Instituto O Jogo da Vida; especialista master trainer training em programação neurolinguística pelo Instituto de Bem com a Vida (2018); psicoaromaterapeuta pelo Instituto Brasileiro de Aromatologia (2017). Idealizadora do Movimento Mulheres que Renascem. É mãe, esposa e mulher em busca contínua de evolução.

Contatos
www.sigatransformando.com
contato@sigatransformando.com
Instagram: @Sigatransformando.oficial
@mulheresquerenascem.oficial

"Este processo libertou a minha alma...!" Essa foi a frase que impactou de maneira extraordinária o meu coração.

Mas essa história não começa aqui, vou relatar a jornada do meu filho, a minha jornada como mãe e as minhas descobertas como profissional. Trata-se de uma grande mistura de sentimentos e emoções em virtude da jornada de 18 anos em busca de um diagnóstico, com muitas incertezas, medos e angústias, além da sensação de impotência que machucou meu coração de mãe por muitos anos.

O ano era 2005, recebi um envelope; e dentro dele, uma fotografia. Era uma foto do meu filho Isaac, então com três anos. A professora da creche comentava comigo a dificuldade dele em interagir com as outras crianças, pois não olhava para elas; ele gostava muito de pedras. No bilhete, ela me orientava dizendo: "Mãe, seu filho é diferente das demais crianças da classe, busque atendimento especializado, talvez uma psicóloga. Fotografei, pois ele passa o dia todo isolado, sem muita interação, e em poucos momentos interage comigo, como se não houvesse mais crianças na sala. Com amor, professora".

Confesso que não foi uma surpresa, eu percebia meu menino sempre distante. Ele tinha essa mania de encontrar pedras desde muito pequeno e as guardava embaixo da cama e, então, conversava com elas e com seus amigos imaginários. Busquei ajuda; meu coração estava ao mesmo tempo apreensivo e eufórico, pois, finalmente, eu entenderia o que acontecia com o meu caçula.

Falar sobre o que senti nos anos seguintes da vida dele me traz uma sensação de impotência e tristeza. Isso porque, ao longo deste relato, ficará evidente para você também, caro leitor, que o diagnóstico foi demorado, sinto até que negligenciado, de certa maneira.

A primeira profissional que busquei me disse que ele era "uma criança normal" e muito pequena para se imaginar algum transtorno. Saí de lá cheia de culpa, me sentindo uma péssima mãe; chorei e voltei para casa sem resposta.

Os anos que se seguiram não foram diferentes, ele não dormia à noite. Ainda muito pequeno, com cinco anos, passava a noite acordado e durante o dia também. Quando dormia bastante, era em média quatro horas de sono. Quantas vezes acordamos com seus pulinhos! Ele acordava, ligava o *videogame* na sala e começava a jogar, e ele só conseguia fazer isso se fosse pulando. Por um tempo, eu acordava e ficava com ele, outro dia era o pai, volta e meia a irmã mais velha, mas chegou um tempo em que nenhum de nós conseguia acompanhar a rotina de sono dele; então, muitas vezes, eu acordava pela manhã e ele já estava na sala há tempos.

Refluxo, asma, hiperatividade, aquele pequeno menino sempre apresentava algo novo, eu o levava aos médicos e ouvia: "É normal, mãe". Quantas vezes me senti incompetente como mãe! Então, decidi que tentaria outras estratégias, traria para casa amiguinhos para que ele pudesse brincar o dia todo até se cansar e, então, sentisse sono à noite. No entanto, o que acontecia era que ele ia para o quarto dele e deixava as crianças sozinhas, brincando com os brinquedos dele e mal falava com elas. Meu filho se isolava, e dizia: "Não gosto de crianças, mãe. Deixe eles brincarem. Quero ficar sozinho".

Comecei, então, a buscar uma explicação e cheguei a pensar que fosse depressão. Em resumo, posso afirmar que a angústia e a impotência que eu sentia era algo que tomava grande parte da minha energia.

Meu filho cresceu e se tornou um adolescente extremamente empático e generoso, porém, com uma inocência e uma falta de malícia assustadoras para as coisas da vida. Não olhava para atravessar a rua e sempre justificava que os carros iriam parar; colocava facas na boca em total desatenção ao perigo; quando alguém lhe ofendia, ele não retrucava ou ficava chateado. Era como se ele estivesse sempre esperando o melhor das pessoas. Por conta disso, nunca se defendia em nenhuma situação, não contrariava a nenhuma ordem, não argumentava. Então, eu pensava: como ele seria no mundo? Ah, esse mundo que tantas vezes é cruel não seria um ambiente fácil para ele lidar.

Aos 15 anos, iniciou no trabalho como jovem aprendiz, e na mesma empresa ficou até os 17 anos. Porém, quando foi efetivado, começaram a ficar mais evidentes a sua falta de proatividade e a sua dificuldade com a literalidade. No caso, da maneira exata que fosse solicitado, ele replicava, mas não tinha nenhuma atitude inovadora ou surpreendente no dia a dia, demanda essa que o cargo exigia.

Certo dia, recebo uma mensagem dele, que estava no banheiro da empresa, muito assustado. Havia sido demitido e, segundo ele, não imaginava o porquê; afinal, nunca sinalizaram que ele não trabalhava bem.

A conversa que tive com a gerente dele naquele dia mudaria toda a nossa vida.

Ela me disse que demitir meu filho doía no coração dela, como se estivesse fazendo isso com o próprio filho: "Mari, meu filho é autista, tem a síndrome de Asperger e tenho certeza de que seu filho tem também. Ele tem pouca proatividade, não tem ação espontânea sem um comando, apesar de ser uma das pessoas mais queridas que conheço". Ela estava emocionada ao telefone, e confesso que, naquele momento, vi uma luz no fim do túnel, alguém finalmente via o mesmo que eu.

Iniciei a busca por um neurologista, uma referência em autismo e TDAH, e, finalmente, encontrei o que considero um dos melhores profissionais da área em Curitiba.

Na primeira consulta, após explicar por quase meia hora todas as minhas suspeitas, ele me sinaliza que identificava características de autismo, TDAH, síndrome de Tourret, TAG e TOC e, então, solicitou um laudo. Não contive as lágrimas, meu filho, agora com quase 18 anos; eu pensava: por que demorei tanto para descobrir? Por que não viram antes? Como ele deve ter sofrido!

Após as sessões com a neuropsicóloga que fora indicada, o laudo confirmou de fato todas as suspeitas do neurologista. Após tantos anos, tantas buscas, eu, finalmente, tinha a resposta que procurava. Rapidamente, demos início ao tratamento com medicamentos controlados para tratar a ansiedade generalizada e o TOC. Os dias que se seguiram foram difíceis, adaptação ao medicamento, perda de peso, falta de sono etc., mas acreditei que seria um caminho válido a ser percorrido.

Na segunda consulta o médico me disse que a condição era irreversível, que meu filho aprenderia com as terapias, como cognitivo-comportamental, a melhorar muitos dos seus aspectos, mas a inocência e a ansiedade sempre estariam com ele.

Conhecendo a neuromodulação

Sou uma estudiosa das neurociências. Minha formação de base em neuroaprendizagem avançada já me permitia compreender o quanto podemos alcançar ganhos consideráveis quando o assunto é neuroplasticidade cerebral.

Nessa época, eu já era terapeuta há 8 anos; então decidi buscar novos meios, tecnologias ou técnicas que me ajudassem a mudar aquele quadro. Em meio às pesquisas, encontrei a neuromodulação por neurofeedback. Optei por fazer a formação e, assim, poder aplicar a técnica nele.

Neurofeedback é uma técnica não invasiva de autorregulação fisiológica por retroalimentação, com base em medidas da atividade cerebral. A história da técnica se dá no início de 1950, quando Neal E. Miller demonstrou, com base em seu trabalho, que era possível treinar seres humanos a controlar a frequência cardíaca e a pressão arterial, reduzindo o estresse e melhorando as funções cardíacas. Essas descobertas possibilitaram que, menos de uma década mais tarde, fosse demonstrada a possibilidade de controlar a atividade elétrica do cérebro, o que veio, então, a ser conhecido como neurofeedback.

Trata-se de uma modalidade específica de aprendizagem por condicionamento operante, por meio do qual o cliente aprende a regular seus padrões de ondas cerebrais, utilizando reforçadores externos, oferecidos de maneira visual e/ou sonora. Também conhecido como EEG biofeedback, tem como base os padrões de ativação das ondas cerebrais.

Utiliza-se comumente de um a quatro eletrodos ativos, e o protocolo é gerado a partir do resultado do exame prévio realizado no paciente. No caso, o mapeamento cerebral, que apresentará os excessos e as faltas de determinadas ondas cerebrais em cada região, especificamente.

As ondas cerebrais

O EEG usualmente é dividido nas seguintes faixas de onda:

- Delta (0-4hz) – sono profundo.
- Teta (4-8hz) – baixo nível atencional e criatividade.
- Alfa (8-12hz) – estado de atenção e relaxamento.
- Beta (13-30hz) – processamento cognitivo, sendo que entre 20 e 30 estão relacionadas com excesso de alerta mental e estresse.
- Gama (30-42hz) – importantes para memória e processamento das informações.

Mapeamento cerebral

Ao realizar o primeiro mapeamento cerebral, encontrei um cérebro infantil ainda imaturo, com excessos de ondas delta e teta nos lobos temporais e parietais, o que se espera encontrar em crianças e pré-adolescentes. Faz-se o mapeamento nessas regiões, pois são responsáveis pela regulação emocional e pela construção de significado, pelo reconhecimento facial e de símbolos, por ser o local onde ocorre o entendimento de conteúdo emocional, organização da informação e preocupação com os limites, pensamentos excessivos, ruminação emocional, vigilância e consciência espacial. Essas características foram originalmente definidas e numeradas pelo alemão anatomista Korbinian Brodmann, de acordo com suas observações no córtex cerebral.

Agora eu compreendia mais profundamente as dificuldades que meu filho apresentava.

Treinamento cerebral

O treinamento cerebral acontece a partir de protocolos definidos após o resultado do mapeamento que foi realizado previamente.

Trata-se de sessões semanais, em que o aparelho de EEG é conectado aos eletrodos e acoplado ao capacete confortavelmente ajustado à cabeça do paciente. Com a utilização do gel condutor para EEG, geramos a conexão entre o aparelho e a região a ser estimulada. O paciente escolhe entre assistir a um programa de sua preferência ou a jogos de estimulação neural.

Uma película é projetada sobre a tela da TV, dando ao paciente o estímulo visual, com uma tela que escurece e clareia conforme a evolução do treino, bem como um estímulo auditivo que acontece concomitantemente ao som do programa escolhido pelo paciente (*feedback* auditivo). Dessa forma, em cada sessão o reforço do estímulo neural irá inibir e realçar as ondas cerebrais de acordo com os achados do mapeamento e as necessidades específicas do paciente.

Por volta da 15ª sessão, começamos a nos surpreender com as reações do Isaac. Não havia mais aquela passividade, passando a deixar claro do que gostava ou não e a verbalizar seus incômodos, além de se tornar mais proativo, com desejo de interagir mais com outras pessoas. A fobia social havia desaparecido.

No segundo mapeamento, realizado dois meses após o início do protocolo, já não apresentava a lentidão nas regiões temporal e parietal, havia maior vigilância e considerável melhora nas ondas alfa. Dessa forma, a performance cerebral melhorou consideravelmente. Ele estava mais atento e menos ansioso.

No retorno ao neurologista, foram suspendidos todos os medicamentos; as intervenções com neurofeedback ocasionaram grande mudança em nossas vidas! E sim, agora eu tinha provas disso.

Foram apenas 25 sessões! Enquanto escrevo este livro, faz três anos, e nunca mais repetimos o treino cerebral com ele. Não foi mais necessário voltar a tomar medicamentos para TAG e TOC. É um homem independente, agora com 21 anos.

Foi comovente quando ele disse: "Mãe, ainda que você todos os dias reflita sobre a mudança que proporcionou na minha vida, jamais será capaz de imaginar, você libertou a minha alma, e serei eternamente grato por isso".

Por convite do Isaac, realizamos uma live no Instagram e foi um sucesso, em que o próprio Isaac contou sua história, seus sentimentos e suas angústias sendo autista.

Hoje atendo centenas de pessoas. Ao longo desses três anos, já passaram por meu consultório casos diversos, pessoas que já haviam perdido a esperança, que buscavam uma última porta, casos graves como ideações suicidas, depressão e pânico, que, após o treinamento cerebral, retomaram suas vidas. Aquela que seria a última porta tem se tornado o início de uma nova vida, de um recomeço.

Tudo começou com as angústias de uma mãe que precisava encontrar algo para ajudar o próprio filho, e agora se tornou na minha carreira um marco. É a prova de que quando você transforma seu mundo, transforma o mundo ao seu redor.

Sempre acredite no impossível! Desejo que você siga transformando a sua e outras vidas.

Abaixo, o QR code para que você possa assistir a essa maravilhosa live. Basta usar a câmera do celular para acessar o link.

Referências

BRUNONI, A. R. (Org.). *Princípios e práticas do uso da neuromodulação não invasiva em psiquiatria*. Porto Alegre: Artmed, 2017.

FREGNI, F.; BOGGIO, P. S.; BRUNONI, A. R. *Neuromodulação terapêutica: princípios e avanços da estimulação cerebral não invasiva em neurologia, reabilitação, psiquiatria e neuropsicologia*. São Paulo: Sarvier, 2012.

MUSZKAT, M.; GRECCO, L. A. C. *Estimulação cerebral não invasiva nos transtornos do neurodesenvolvimento*. Curitiba: CRV, 2017.

28

NEUROFEEDBACK COMO POSSIBILIDADE PARA O AUTISMO NA VIDA ADULTA

Neste capítulo, apresento os benefícios do neurofeedback em adultos com autismo, em uma abordagem terapêutica para contribuir na melhoria da qualidade de vida, na potencialização das funções cognitivas e comportamentais.

MARA JACKELINE MORAES RIBEIRO

Mara Jackeline Moraes Ribeiro

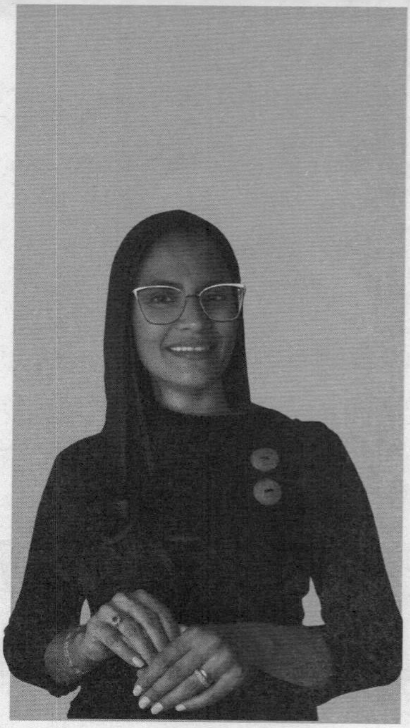

Graduada em Psicologia pelo Centro Universitário do Norte (UNINORTE); pós-graduada (*lato sensu*) em Neuropsicologia pelo Centro Universitário Amparense; pós-graduada em Transtorno do Espectro Autista pelo Rhema; graduanda em ABA e Neurofeedback, com formação em Neuromodulação, Neurofeedback e Biofeedback pela Neurowork. Atua como neuroterapeuta desde 2020. Como supervisora de neurofeedback, colabora com o desenvolvimento de vários profissionais das áreas da saúde e educação.

Contatos
neuropsiative@gmail.com
Instagram: @mara_jackeline
Facebook: mara jackeline
92 99384 8663

Segundo dados da Organização Mundial da Saúde (OMS), há cerca de 70 milhões de pessoas no mundo com transtorno de espectro autista (TEA). No Brasil, estimam-se em torno de dois milhões de casos de TEA, sendo que a metade ainda não foi diagnosticada. Destes, somente 20% têm vidas independentes ou parcialmente independentes e um em cada cinco está em tratamento psiquiátrico ou psicológico (Secretaria da Saúde do Estado de Minas Gerais, 2023).

Embora o TEA seja normalmente diagnosticado na infância, muitos adultos estão procurando especialistas em busca de respostas para sintomas que interferem, e muito, em suas relações pessoais e profissionais. Diante do diagnóstico, percebem que sofreram e conviveram com os sintomas do autismo em boa parte da vida, sem sequer imaginarem que podiam ter o transtorno.

A pouca oferta de tratamento para jovens e adultos está entre os principais problemas apresentados pela médica psiquiatra especializada em TEA, Rosa Magaly Campelo Borba de Morais (integrante da Associação de Amigos do Autista – AMA, de São Paulo, e responsável pelo projeto para autonomia e autossustentação de ONGs, em parceria com o governo da Suécia, além de coordenadora do Programa do Transtorno do Espectro Autista [PROTEA] –IPq-HC-FMUSP). Durante a 316ª reunião ordinária do Conselho Nacional de Saúde (CNS), ela afirma: "O diagnóstico precoce é cada vez mais estudado, enquanto a vida adulta não recebe a mesma atenção. O desafio é pensar no autismo durante o período de envelhecimento".

TEA em adultos: sintomas

O TEA apresenta, como características, dificuldades na interação social, padrão de comportamentos estereotipados e repetitivos, interesses restritos, inabilidade na comunicação, déficit na linguagem e dificuldades em comportamentos não verbais, segundo o DSM-5-TR (APA, 2023).

Mesmo que haja variação nos sintomas, alguns aspectos comuns observados nos adultos são:

- *Dificuldade na interação social*: a pessoa não consegue manter conversas, interpretar pistas sociais, fazer contato visual adequado, compreender emoções e expressões faciais, ou estabelecer relacionamentos próximos.
- *Comunicação atípica*: a pessoa sente dificuldade em iniciar e manter conversas, interpretar linguagem corporal e linguagem não verbal, compreender sarcasmo, ironia ou linguagem figurativa, podendo utilizar um tom de voz monótono.
- *Interesses restritos ou fixação*: a pessoa apresenta interesses por tópicos específicos, como colecionar objetos incomuns, foco em detalhes minuciosos, rigidez na rotina.
- *Sensibilidades sensoriais*: a pessoa é muito sensível a estímulos sensoriais, como ruídos altos, luzes brilhantes, texturas de alimentos ou toques leves, podendo resultar em reações de evitamento.
- *Dificuldades na mudança de rotina*: a pessoa apresenta resistência a mudanças e a se adaptar a situações imprevistas, tem necessidade de seguir rotinas predefinidas.
- *Hipersensibilidade ou hipossensibilidade emocional*: a pessoa apresenta dificuldade em expressar ou reconhecer emoções em si e nos outros, costuma ter reações emocionais incomuns.
- *Habilidades motoras diferentes*: a pessoa apresenta dificuldade com habilidades motoras finas ou grossas, como coordenação motora, equilíbrio ou movimentos estereotipados.

Os aspectos apresentados são os mais comuns, porém diagnosticar o autismo na vida adulta pode ser um desafio por apresentar comportamentos menos evidentes. Além disso, muitos sinais ou sintomas podem ser "mascarados" por outras comorbidades psiquiátricas, como transtorno de ansiedade, obsessivo-compulsivo ou mesmo esquizoafetivo.

Por não se tratar de uma doença, o autismo não tem cura, e sim tratamento.

TEA em adultos – diagnóstico

Comumente, o adulto procura um especialista em duas situações: a primeira, movido pelo filho que está apresentando atrasos em seu desenvolvimento e dificuldades comportamentais e a família busca por uma avaliação; a segunda, relacionado a um sofrimento da pessoa em não conseguir lidar com as situações cotidianas, tanto familiares como profissionais, ou com algum quadro de sofrimento psíquico.

Na primeira situação, diante do diagnóstico do filho, o adulto percebe que apresenta as mesmas características desde a infância, muitas vezes de modo sutil. Nesse caso, em razão de o autismo ter um nível de suporte menor, a pessoa é tida apenas como tímida, antissocial ou "esquisita", o que atrasa o diagnóstico.

Na segunda situação, a questão é mais complexa, porque o adulto sofre com as consequências de um diagnóstico tardio e desenvolve patologias ligadas, na maioria dos casos, ao isolamento social e à autoestima baixa em decorrência do *bullying*, da exclusão e da sensação de ser invalidado em tudo o que faz.

O autismo em adultos muitas vezes vem acompanhado de comorbidades que também podem apontar ao diagnóstico. Elas podem ser psíquicas, como ansiedade, depressão, TDAH, TOC, irritabilidade e desregulações gastrointestinais, distúrbios do sono, epilepsia e problemas motores. Também é caracterizado por hiperfoco no trabalho, dificuldades com mudanças na rotina e sensorialidade exacerbada.

Como o diagnóstico do TEA é clínico, o procedimento é investigar as causas das patologias por meio da terapia, entrevista e anamnese. Para isso, parte-se para um retrocesso da vida do paciente desde a infância, com perguntas que vão conduzindo a pessoa a trazer informações relacionadas às áreas disfuncionais, sensório-motoras e distúrbios do sono, realizando um rastreio cognitivo e comportamental para identificação de sinais e sintomas.

Diagnosticar o TEA em adultos não é um processo tão simples como na criança. Geralmente o diagnóstico tardio apresenta o autismo de suporte 1; por esse motivo consegue "mascarar" determinadas reações para lidar com as situações durante a vida. Muitos deles não se lembram do relato dos pais ou mesmo de episódios escolares; a ausência de registros médicos é outro dificultador, além da limitação relativa à memória pela idade.

Os principais sintomas de TEA em adultos são:

Quanto à interação

- Dificuldade para compreender regras sociais que não são óbvias.
- Problemas para entender metáforas, piadas ambíguas e ironias.
- Ingenuidade pela falta de malícia.

- Dificuldade para entender sinais por olhares e gestos.
- Dificuldade para perceber sinais emocionais óbvios como tristeza, raiva, alegria ou tédio.

Quanto à socialização

- Dificuldade para demonstrar ou receber afetos.
- Incômodo com a proximidade e demonstrações de carinho.
- Problemas para compreender abstrações como intuição.
- Olhar objetivo e prático para a vida.
- Permanência em assuntos específicos por muito tempo e dificuldade de percepção de desinteresse do interlocutor.
- Uso constante de linguagem formal e direta em qualquer ambiente, chegando até a ser "grosseiro(a)" em algumas ocasiões.

Quanto ao funcionamento

- Alta resistência para sair da rotina e fazer algo fora do planejado, gerando até certa irritação e ansiedade.
- Hiperfoco em assuntos, ferramentas, instrumentos etc.
- Desempenho superior em algumas atividades.

Quanto à sensibilidade

- Incômodo intenso com barulhos e ambientes agitados.
- Restrições alimentares, como não gostar de uma comida pela textura ou gosto diferente do que está acostumado.
- Sensibilidade à luz, a barulhos, lugares lotados etc.

TEA em adulto: tratamento com neurofeedback

O neurofeedback é uma técnica autorregulatória, a qual permite, por condicionamento operante, que o paciente possa controlar sua atividade cerebral por meio de treinamentos. Esses treinamentos não são invasivos;

a resposta se dá por meio do feedback visual e auditivo, em tempo real, reforçando os comportamentos adequados e "punindo" os comportamentos cerebrais indesejáveis.

Para o tratamento com neurofeedback, o especialista coloca eletrodos no couro cabeludo do paciente, utilizando o sistema 10/20 para posicionamento, com o objetivo de captar sinais elétricos do sistema neural e enviar a um computador, com um *software* que permite o acompanhamento do cérebro em tempo real. Pela autorregulação, o cérebro é estimulado a regular as ondas cerebrais, de modo a ampliar o funcionamento de outras áreas neurais, corrigindo padrões de atividade elétrica que não estão harmoniosos no cérebro.

De acordo com o estudo de Datko e colaboradores, em 2018, publicado na *European Journal of Neuroscience*, existem diferenças significativas na atividade cerebral de crianças, adolescentes e adultos com autismo após as sessões de neurofeedback, demonstrando ganhos em vários aspectos comportamentais, como: melhora atencional e do controle inibitório, redução da hiperatividade e regulação do sono.

Em revisão sistemática, publicada em 2021, no *Journal of Psychophysiology*, Van Dongen demonstrou evidências da eficácia do neurofeedback, bem como os efeitos benéficos a longo prazo para o desenvolvimento cognitivo e comportamental.

Como o neurofeedback pode modificar atividades cerebrais desreguladas, repercute em melhora na hiperatividade, na falta de atenção e no foco, na redução da ansiedade, na aprendizagem e demonstra impulsionamento nas funções executivas. Portanto, é uma proposta inovadora e complementar no tratamento de crianças, adolescentes e adultos com TEA, levando-os a melhor potencial cerebral.

Com esse tratamento, as seguintes vantagens são oportunizadas ao paciente:

- Redução dos medicamentos.
- Autogestão.
- Autonomia.
- Autoconhecimento.
- Domínio das técnicas de controle mental, conhecendo como seu corpo reage a determinadas situações e pensamentos.
- Fortalecimento de funções cognitivas como a memória, a atenção e os pensamentos.
- Aumento do foco e da concentração.

Considerações finais

Sendo assim, é possível afirmar que o neurofeedback é uma técnica promissora no tratamento dos déficits cognitivos e comportamentais observados nas pessoas com TEA. Por meio da intervenção com neurofeedback, conseguimos aprimorar a conectividade funcional que se apresenta anormal no cérebro do TEA, com a estimulação da neuroplasticidade, melhorando os padrões da atividade elétrica cerebral e refletindo nas respostas comportamentais e cognitivas.

E se torna ainda mais interessante pelo fato de que o treinamento cerebral, quando realizado em local onde é posicionado o eletrodo, influencia a atividade elétrica de uma região bem maior, conseguindo, assim, resultado satisfatório em outras conexões, propiciando resposta no ambiente neural.

Conforme os estudos citados neste texto, o neurofeedback é uma forma eficaz de intervenção que afeta a eletrofisiologia em regiões cerebrais específicas, e seus benefícios repercutem tanto nas áreas comportamentais e cognitivas como na redução global de características disfuncionais.

Dessa forma, os benefícios que o neurofeedback pode propiciar a uma pessoa com autismo são a potencialização da função cerebral, sendo um instrumento de intervenção que aprimora áreas cerebrais que trazem impactos na vida cotidiana, e melhora na qualidade de vida, além de oferecer uma possibilidade de desenvolvimento que influenciará nas relações sociais e psíquicas da pessoa com TEA.

Referências

AMERICAN PSYCHIATRIC ASSOCIATION – APA. *Manual diagnóstico e estatístico de transtornos mentais*: DSM-5-TR (texto revisado). Porto Alegre: Artmed, 2023.

DATKO, M.; PINEDA, J. A.; MÜLLER, R. Positive effects of neurofeedback on autism symptoms correlate with brain activation during imitation and observation. *European Journal of Neuroscience*, v. 47, n. 6, p. 579-591, 2018.

DONGEN, Van J. D. M., BRAZIL, I. A., VAN der VEEN, F. M., FRANKEN, I. A. H. (2021). Electrophysiological correlates of empathic processing in persons with psychopathic meanness. *Neuropsychology*, 32, 996.

MELLO, A. M. S. de; ANDRADE, M. A.; HO, H.; DIAS, I. S. *Retratos do autismo no Brasil*. 1ª. ed. São Paulo: AMA, 2013.

PINEDA, J. A. *et al.* Neurofeedback training produces normalization in behavioural and electrophysiological measures of high-functioning autism. *Philosophical Transactions of the Royal Society B: Biological Sciences*, v. 369, n. 1644, p. 20130183, 2014.

SECRETARIA de Estado de Saúde de Minas Gerais. *Autismo afeta cerca de 1% da população*. Secretaria de Estado de Saúde, 2023. Disponível em: <https://www.saude.mg.gov.br/component/gmg/story/6884-autismo-afeta-cerca-de-1-da-populacao>. Acesso em: 21 mar. de 2024.

TCHAIKOVSKY, I. PhD. Avanços e desafios do universo do autismo. *Folha de Pernambuco*. 2023. Disponível em: <https://www.folhape.com.br/noticias/opiniao/avancos-e-desafios-do-universo-do-autismo/264133/>. Acesso em: 21 mar. de 2024.

29

NEUROMODULAÇÃO APLICADA AO TDAH

DO DIAGNÓSTICO AO TRATAMENTO, UMA ANÁLISE DOS ASPECTOS FAVORÁVEIS NA REGULAÇÃO DAS DISFUNÇÕES NEUROPSICOLÓGICAS

Neste capítulo, o objetivo é discursar sobre a importância de conhecer os conceitos fundamentais do transtorno de déficit de atenção e hiperatividade, e entender algumas questões, como o diagnóstico tardio e o tratamento em neuromodulação aplicada ao TDAH. Nesse sentido, serão apresentados um breve estudo de caso da coautora, com respostas científicas quanto à eficácia do seu tratamento para TDAH em neuromodulação e os aspectos favoráveis na regulação das desordens neuropsicológicas.

MARIA DA PAZ

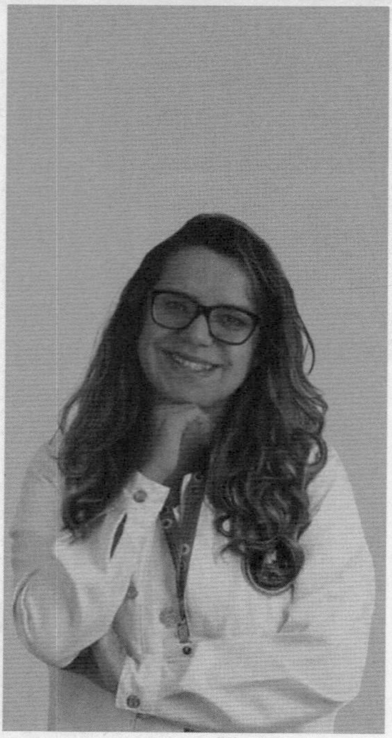

Maria da Paz

Neuropsicóloga sob CRP 12/17182. CEO da Clínica Neuropsique. Formação em neuromodulação; especialista em neuropsicologia clínica, terapia cognitivo-comportamental, nutrição com ênfase em obesidade e emagrecimento. Graduanda em nutrição. terapeuta em *mindfulness* pelo Centro de Psicologia Positiva (CPPMP). Participou do programa de oito semanas da terapia cognitiva baseada em *mindfulness*, protocolo MBCT (*Mindfulness*-Based Cognitive Therapy) pelo Centro Brasileiro de *Mindfulness* e promoção da saúde - Mente Aberta Brasil (UNIFESP).

Contatos
https://g.co/kgs/eZRBys
clinicaneuropsique22@gmail.com
Instagram:@clinica.neuropsique
47 3304 8366

Um resumo dos fundamentos históricos do transtorno de déficit de atenção e hiperatividade

O transtorno de déficit de atenção e hiperatividade, ao longo de sua história, tem tomado uma proporção de conceitos e significados muito diferentes e controversos. Não é de se admirar que essa discussão vem se arrastando desde 1890, de acordo com Pereira (2020). O pioneiro William James capturou com perspicácia as principais características dos fenômenos de atenção que estão sob investigação até os dias de hoje.

Nesse período, ocorreram muitas pesquisas e publicações, e, entre idas e vindas, questionamentos sobre como denominar as desordens psiquiátricas de crianças com comportamentos e características tão diferentes. Isso levou certos autores a usarem conceitos e nomenclaturas díspares como conduta moral, atribuindo às crianças hiperativas diagnósticos como dano cerebral, síndrome infantil da hiperatividade e distúrbio orgânico de comportamento etc.

O tempo passa e, novamente, voltam-se os olhares para a possibilidade de a "falta de atenção" ser um ponto de partida a ser observado. Com um transtorno que abrange tanta discussão, só na década de 1970 a nomenclatura passa a ser transtorno do déficit de atenção (TDA):

> Na década de 70, o foco passou para a falta de atenção, compreendendo-a como um componente do transtorno. De acordo com Macêdo (2006, p. 24): "As pesquisas sobre os déficits de atenção passaram a ser o centro da investigação científica e o transtorno foi nomeado como Transtorno do Déficit de Atenção (TDA)", pois, segundo Santos (2017), os estudos sobre a hiperatividade levavam a crer que esse quadro, aparentemente característico da infância, melhoraria com o passar dos anos e desaparecia após a adolescência (CAMPELO, *et. al.* 2022, p. 865).

Até aquela década, as pesquisas eram voltadas para as crianças. Acreditava-se que quando a criança atingisse o seu crescimento/desenvolvimento, poderia mudar o seu comportamento; no entanto, no mesmo período, alguns pesquisadores mencionavam a importância de incluir os adolescentes, já que esses comportamentos perpassavam a infância, com predominância na adolescência.

Não muito diferente dos adolescentes, a inclusão para diagnosticar os adultos ocorreu em 1980, sendo possível finalmente estender aos adultos um possível diagnóstico. De acordo com Campelo *et al.* (2022), "nos anos 80 o problema deixou de ser visto como uma causa comum só em crianças". Segundo os autores, nessa época a comunidade científica norte-americana incluiu nos anais da psiquiatria o TDAH como um possível problema também de adultos (MACÊDO, 2006, *apud* CAMPELO, 2022, p. 866). Considerando a fala desses autores, faz todo sentido o motivo de o diagnóstico tardio do TDAH-Adulto ser incluído recentemente nos anais da psiquiatria. A comunidade científica norte-americana, responsável pela criação do Manual Diagnóstico e Estatístico de Transtornos Mentais (DSM) (APA, 2014), incluiu determinadas patologias e transtornos no rol das desordens mentais como o TDAH, e, assim, instituiu mudanças significativas na nomenclatura usada até hoje, com o transtorno de déficit de atenção e hiperatividade (TDAH) sendo considerado um transtorno do neurodesenvolvimento com características do tipo: desatenção, hiperatividade e/ou impulsividade, com possibilidades de ser diagnosticado desde a criança até os adultos e, assim, apresentando níveis de comprometimento como: leve, moderado e grave.

Diagnóstico tardio do TDAH na vida adulta – estudo de caso: consequências da ausência de um laudo, uma vida toda entre sofrimentos, lutas, preconceitos, desafios e conquistas

Quando se pensa em diagnóstico, logo vem à mente que todos os processos de avaliações foram realizados na infância. Contudo, no meu estudo de caso, como autora informo que não foi nada fácil minha trajetória até chegar ao diagnóstico. Foi uma conturbada história de vida de sofrimento e de superação. Sem maximizar o sofrimento, é possível compreender que as consequências da ausência de um laudo desde a infância podem causar traumas e sofrimentos psicológicos irreparáveis, como preconceitos e *bullying* de toda natureza que alguém possa imaginar. Desde a infância, sempre me percebi diferente das minhas outras irmãs, sendo a penúltima, dos oito filhos da família, a nascer. Apresentei algumas dificuldades, sendo que minha perna direita era rígida e inflexível e ficava dobrada sobre o meu corpo e nenhum estímulo fazia isso retroceder.

Ao ingressar na escola, além dos problemas já mencionados, outros foram surgindo e ampliando o grau de dificuldades. Na maioria das disciplinas as notas eram sempre abaixo da média e a aprendizagem era bem comprometida. Sempre entrava em pânico no período de avaliação, chorando muito e temendo ser reprovada. Outra coisa que impactava negativamente a minha condição era ter comportamentos como agitação mental, impulsividade, desatenção e falar demais. Isso fazia parte do meu histórico de exclusão social, e cada vez mais a solidão era minha companheira. Enfim, com pouco apoio, o jeito era criar estratégias para lidar sozinha com os meus problemas. Nesse sentido, para estudar, um dos locais de minha preferência era na frente de espelho, onde elaborava um extenso relatório com perguntas e respostas, lendo em voz alta, repetindo a leitura no mínimo três, quatro, cinco vezes. Fui percebendo que essas estratégias me ajudavam bastante, e assim faço até hoje.

Sempre fui uma menina sonhadora; mesmo diante dos desafios nunca me deixei abalar/paralisar. Algumas pessoas até ficam admiradas pela minha perseverança, porque, mesmo diante dos *bullyings* e de todas as pressões psicológicas da época, nunca desisti de estudar e trabalhar, e, muitas vezes, o choros e desesperos faziam parte do meu dia a dia por perceber quão diferente eu era das pessoas do meu convívio social.

Nessa trajetória, até então sem saber por que sofria tanto, várias perguntas sem respostas ecoavam dentro de mim: "Por que sou tão diferente das pessoas? Por que tudo é tão difícil para mim? Por que as pessoas não me compreendem? Por que não sou inteligente como os demais? Por que...? Por que...? Por que...?" Mesmo assim, nunca desisti de lutar e sempre almejava uma vitória no futuro! Sempre pensando que um dia venceria todas essas dificuldades.

Para aliviar a dor, usei recursos muitos práticos, como a imaginação, ter alguns objetivos/sonhos, que foram alcançados na minha vida. Durante todo o período de estudo na graduação de psicologia, uma luz se acendeu mostrando que as dificuldades pelas quais passava desde a infância poderiam se encaixar em algumas características do TDAH.

Quando tudo começou a fazer sentido, as buscas por uma avaliação neuropsicológica ficaram mais intensas e a idade avançando e o desejo aumentando para saber qual seria o meu problema. Foram idas e vindas em vários profissionais.

Certo dia, uma amiga me indicou um profissional que realizava mapeamento cerebral e a suspeita do TDAH aumentou; os marcadores biológicos de um possível TDAH no mapeamento cerebral eram visíveis. Porém, ainda sem um diagnóstico, mas lutando para consegui-lo, recebi de alguém que apresentava TDAH a indicação de um psiquiatra, cuja avaliação clínica foi fundamental para apresentar um laudo que apontava um TDAH combinado a um nível grave.

> O diagnóstico de TDAH é essencialmente clínico, baseado em critérios estabelecidos em sistemas classificatórios como o DSM-5 (APA, 2013) e o CID-10 (OMS, 1993). De acordo com os parâmetros clínicos da Academia Americana de Psiquiatria da Criança e do Adolescente, a avaliação deve incluir entrevistas com pais ou responsáveis e com o próprio paciente, investigação acerca do funcionamento escolar, de comorbidades psiquiátricas e revisão do histórico médico, psicossocial e familiar (WAGNER; ROHDE; TRENTINI, 2016, p. 573).

Entendendo a fala de Wagner, Rohde e Trentini (2016) que o laudo para TDAH é essencialmente clínico, receber um laudo foi para mim muito libertador. Foram muitas tentativas frustradas entre críticas e atribuições negativas à minha pessoa e, agora, com o laudo na mão, isso veio como uma avalanche na mente, entre o choro e a alegria. Quando tudo se acalmou, não medi esforços para lutar e buscar ajuda. O passo seguinte seria criar estratégias de como lidar com o transtorno e procurar um tratamento em neuromodulação, pois já conhecia a técnica. O tratamento começou e os resultados foram tão favoráveis na minha regulação emocional, na impulsividade e na hiperatividade, que as respostas positivas com a neuromodulação mudaram a minha vida e me proporcionam experiências muito impactantes.

Então fui movida por um desejo de ajudar outras pessoas e me especializei em neuropsicologia com foco em avaliação para o TDAH e autismo, ofertando também o tratamento em neuromodulação. Com resultados tão expressivos, posteriormente fundei a Clínica Neuropsique, em Blumenau/SC, sendo hoje referência nesse seguimento.

A neuromodulação e os aspectos favoráveis na regulação das disfunções neuropsicológicas no cérebro do paciente com TDAH

Nas últimas décadas, o termo *disfunção* foi utilizado em várias pesquisas com o objetivo de uso correto para incluir na termologia da linguagem médica. De acordo com Rezende (2008) "Nos trabalhos indexados por título na base de dados do programa LILACS, o termo transtorno mantém-se na dianteira, com 499 ocorrências, seguido por disfunção, com 456, e distúrbio, com 140 ocorrências" (REZENDE, 2008, p. 282)".

Nesse sentido, parafraseando ainda a fala de Rezende (2008), a definição do termo *disfunção* refere-se excepcionalmente à função de um órgão ou sistema, que neste capítulo é mencionado como as disfunções do cérebro, que corresponde a uma linguagem mais próxima das disfunções neuropsicológicas que serão usadas como referência na prática de neuromodulação.

As técnicas em neuromodulação são práticas que ajudam na regulação das disfunções neuropsicológicas, disfunções fisiológicas, psiquiátricas e neuropsíquicas, provocando o equilíbrio neuronal.

Apesar de inúmeros estudos da neuromodulação para o tratamento nos transtornos do neurodesenvolvimento serem voltados para transtorno do espectro autista (TEA) e poucos artigos científicos serem voltados ao tratamento para TDAH em neuromodulação, ainda assim, os poucos artigos científicos revelam resultados promissores quanto ao tratamento para o TDAH. De acordo com Cosmo (*apud* MUSZKAT, 2017).

> Em um estudo cruzado, 15 minutos de ETCC a 1,5 mA, em uma única sessão, foi aplicado sobre (CPFDL) esquerdo em 20 adolescentes com TDAH. No mesmo protocolo foi utilizado para três diferentes intervenções: estimulação catódica, anódica e procedimento placebo. A intervenção catódica revelou melhora da performance cognitiva (COSMO, apud MUSZKAT, 2017, p. 80).

Portanto, a neuromodulação tem sido um dos recursos mais utilizados por mim e aplicados aos meus pacientes na Clínica Neuropsique, aliada a outras terapias combinadas para tratamento e regulação das desordens neuropsicológicas. São utilizados vários recursos, como: *mindfulness*, terapia cognitivo-comportamental, neuromodulação transcraniana por corrente contínua (TDCS), neurofeedback, neuromodulação auricular vagal, fotobiomodulação, entre outros. Todos com excelentes resultados quanto à regulação das desordens neuropsicológicas, incluindo o tratamento para transtorno do déficit de atenção com hiperatividade e outros transtornos psiquiátricos, como depressão, ansiedade, pânico e dores emocionais.

A neuromodulação aplicada ao TDAH realmente proporciona aspectos favoráveis na regulação das desordens neuropsicológicas. Os meus resultados são excepcionais no quadro de hiperatividade, impulsividade e desatenção. Com resultados tão expressivos, a Clínica Neuropsique é referência em minha cidade, com divulgação na mídia social mencionando os resultados promissores dessas técnicas. As dificuldades superadas, pessoas próximas comentam que são visíveis as mudanças de comportamentos. Nesse caso, as pessoas buscam atendimentos para diversos transtornos, como TDAH, TEA, depressão, ansiedade e outros. A Clínica Neuropsique surgiu da minha condição com diagnóstico de TDAH. A minha história, contada neste capítulo, tem o objetivo de motivar todas as pessoas que estão na mesma condição. Apesar de ter tido uma vida cheia de sofrimento e superação, hoje a neuromodulação faz parte da minha profissão com objetivo claro de acalentar e acolher todos que estão em sofrimento e também servir de inspiração para meus pacientes, pais, professores, amigos e familiares; mostro que é possível vencer, mesmo sendo diagnosticada com alguma condição.

É compreensível que em alguma ocasião da vida as pessoas possam pensar que se tiverem um diagnóstico de TDAH ou TEA não terão uma oportunidade na vida ou não terão independência. Informo que é possível ter desdobramentos bem diferentes. Mesmo com tantas dificuldades, estou a cada dia provando que ao ser diagnosticada com uma desordem neuropsicológica é possível vislumbrar sonhos, concretizar objetivos e viver uma vida funcional e independente e plena.

Considerações finais

Em síntese, a prática no dia a dia na Clínica Neuropsique confirma que as pesquisas científicas preconizam que a neuromodulação aplicada ao TDAH realmente proporciona muitos aspectos favoráveis na regulação das desordens neuropsicológicas.

Além dos artigos científicos, é importante considerar que no meu caso, com 57 anos de idade, e considerando a minha história de vida com inúmeras dificuldades hoje superadas, só tenho o que celebrar. O tratamento em neuromodulação fez toda a diferença na minha vida e na dos meus pacientes. Veja no Google os depoimentos (https://g.co/kgs/eZRBys).

E assim tenho vivido, na prática com meus pacientes, uma extraordinária jornada de mudanças, celebrando os resultados das técnicas em neuromodulação como uma excelente ferramenta que vem ajudando na regulação das disfunções neurofisiológicas, psiquiátricas, neuropsíquicas e provocando o equilíbrio neuronal nas pessoas com TDAH, autismo e outras desordens.

Não se preocupe, toda ESTRELA diante do sol brilha!
Dra. Ana Claudia Ornelas

Referências

AMERICAN PSYCHIATRIC ASSOCIATION – APA. *DSM-5: Manual diagnóstico e estatístico de transtornos mentais*. Artmed Editora, 2014.

CACHOEIRA, C. T. *et al.* Positive effects of transcranial direct current stimulation in adult patients with attention-deficit/hyperactivity disorder: A pilot randomized controlled study. *Psychiatry Research*, v. 247, p. 28-32, 2017.

CAMPELO, T. R. F. *et al.* Notas sobre a história oficial do transtorno do déficit de atenção/hiperatividade TDAH/Notes on the Official History of Attention Deficit/Hyperactivity Disorder ADHD. *Revista de psicologia*, v. 16, n. 60, p. 862-871, 2022.

PEREIRA, D. *Neuropsicologia da atenção*. Site *IBNeuro*. 22 jul. 2020. Disponível em: <https://ibneuro.com.br/blogs/noticias/neuropsicologia-da-atencao>. Acesso em: 19 dez. de 2023.

REZENDE, J. M. de. Transtorno. Distúrbio. Disfunção. Desarranjo. Desordem. Perturbação. *Revista de Patologia Tropical/Journal of Tropical Pathology*, v. 37, n. 3, p. 281-282, 2008.

WAGNER, F.; ROHDE, L. A. de; TRENTINI, C. M. Neuropsicologia do transtorno de déficit de atenção/hiperatividade: modelos neuropsicológicos e resultados de estudos empíricos. *Psico-USF*, v. 21, p. 573-582, 2016.

ZAEHLE, T.; KRAUEL, K. Transcutaneous vagus nerve stimulation in patients with attention-deficit/hyperactivity disorder: A viable option? *Progress in brain research*, v. 264, p. 171-190, 2021.

30

OS BENEFÍCIOS DA NEUROMODULAÇÃO PARA PESSOAS COM TDAH

Vamos abordar neste capítulo como a ETCC (estimulação transcraniana por corrente contínua) pode ser benéfica no tratamento de distúrbios neurológicos e psiquiátricos. Trata-se de uma técnica não invasiva de fácil adaptabilidade e com potencial terapêutico para o tratamento do TDAH. Os estímulos da neuromodulação podem ser de natureza elétrica, magnética ou fotônica.

KAREEN LIMA DE AMARAL

Kareen Lima de Amaral

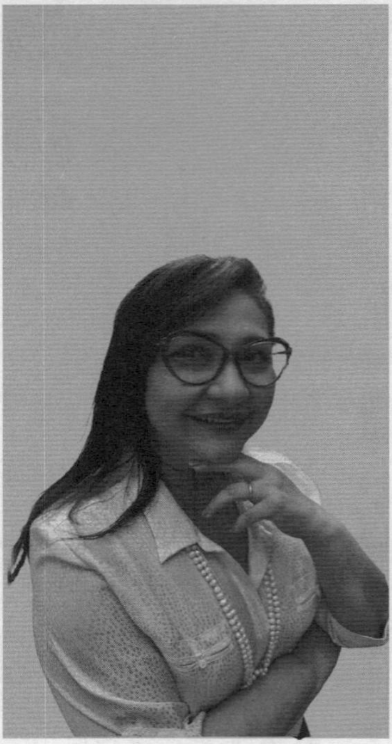

Psicóloga formada pelo Centro Universitário Luterano de Manaus. Mestre em Gestão Educacional pela Universidade Politécnica do Equador. Pós-graduada em Neuropsicologia pelo Centro Universitário Amparense. Pós-graduada pela Universidade Católica de Brasília nos cursos de Aprendizagem Cooperativa e Tecnologias Voltadas Para a Educação. Formação em Neuromodulação, Biofeedback, Neurofeedback, Estimulação Transcraniana por Corrente Contínua, Fotobiomodulação, Nervo Vago pela Neurowork - tecnologias aplicadas à saúde e educação.

Contatos
wtkareen@hotmail.com
Instagram: @psi_kareenlima
92 99132 2619

Transtorno do déficit de atenção

O TDAH é um dos transtornos do neurodesenvolvimento mais comuns entre crianças e adolescentes. É caracterizado pelo desenvolvimento inadequado de níveis de desatenção, impulsividade e hiperatividade. É um transtorno crônico e pressupõe um tratamento de longo prazo. Hoje, estima-se que 70% das crianças com TDAH vão permanecer com sintomas na vida adulta (EVANS, 2007),

Comumente acompanhado por prejuízo de adaptação social e possíveis dificuldades acadêmicas, pode apresentar como comorbidades a ansiedade e a depressão. Uma terapia sustentada e contínua poderá favorecer o indivíduo com TDAH a ter uma melhor qualidade de vida.

Dispomos de diversas opções farmacológicas para o tratamento do TDAH. Alguns dos efeitos colaterais do uso dessas medicações devem ser avaliados quanto ao seu benefício no tratamento. Geralmente os pacientes respondem de maneira positiva; entretanto, sintomas como insônia, falta de apetite e desaceleração do crescimento devem ser avaliados.

Uma alternativa atual e não medicamentosa muito utilizada no tratamento do TDAH é a ETCC/tDCS.

ETCC/tDCS – estimulação transcraniana por corrente contínua

Estudos com instrumentos terapêuticos datam do início do século XX, mais precisamente, na década de 1960, quando se investigavam parâmetros de aplicação em casos de desordens neuropsiquiátricas (CARNEY, 1969). No final dos anos 1990, a ETCC voltou a ser estudada em razão dos seus benefícios na produção da plasticidade neuronal.

Trata-se de uma técnica não invasiva, usada para auxiliar no tratamento de alguns distúrbios neurológicos (doença de Parkinson, dor crônica e epilepsia) e psiquiátricos, como depressão e esquizofrenia (MÜLLER *et al.*, 2013).

A neuromodulação do tipo terapêutico refere-se a estímulos externos ao indivíduo, aplicados por um profissional devidamente treinado e habilitado para essa função. Os estímulos podem ser de natureza elétrica, magnética ou fotônica.

Na ETCC, é utilizado um gerador de corrente contínua, conectado por fios condutores aos eletrodos. É gerada uma corrente elétrica de baixa voltagem, que se desloca do polo ânodo para o cátodo, formando um circuito elétrico que facilita a despolarização da membrana neuronal ou hiperpolarização, que pode resultar na elevação ou redução da excitabilidade, respectivamente. (MUSZKAT *et al.*, 2017).

Não há indicações relatadas de quaisquer efeitos adversos graves com o uso de ETCC de 1-2 mA (ARUL-ANANDAM; LOO; SACHDEV, 2009). No entanto, podem ocorrer efeitos colaterais temporários leves, como dor de cabeça, sensação cutânea nos locais de estimulação, fadiga moderada, vermelhidão na pele sob a almofada do eletrodo, dificuldade de concentração, alterações agudas de humor e náusea (POREISZ *et al.*, 2007; BRUNONI *et al.*, 2012). Esses efeitos são autorrelatados em aproximadamente 17% dos indivíduos saudáveis (POREISZ *et al.*, 2007). O efeito colateral mais relatado é uma sensação cutânea (POREISZ *et al.*, 2007), que diminui quando a corrente estabiliza (NITSCHE *et al.*, 2008).

ETCC e seus benefícios

Os dispositivos de ETCC, em virtude de serem de baixa intensidade e alimentados por bateria, podem ser projetados para serem portáteis (WOODS *et al.*, 2016), intervindo como uma modalidade de estimulação cerebral atraente para pacientes que não toleram farmacoterapia (BRUNONI *et al.*, 2019) ou que buscam tratamentos alternativos.

O uso da ETCC melhora a plasticidade sináptica, aumenta a frequência de disparo e da neurotransmissão. Com isso, temos a potencialização de longo prazo associada à memória de aprendizagem, que permanece e fortalece as conexões entre rede e neurônios, que é o desejado para modificar comportamentos.

Assim, existe um aumento hemodinâmico, ou seja, mais sangue, mais glicose e melhor produção da molécula de adenosina trifosfato. Quando elevamos a hemodinâmica cerebral, estamos a elevar a produção da matéria-prima necessária para melhor funcionar os neurônios, levando a gerar uma resposta no líquido cefalorraquidiano. Esse líquido é um fluido corporal estéril e de aparência clara, localizado entre as membranas aracnóidea e pia-máter das meninges, que defende o sistema nervoso central contra agentes infecciosos, remove resíduos e, principalmente, auxilia na circulação de nutrientes; sua principal função é a proteção mecânica contra choques e pressão (DIMAS; PUCCIONI-SOHLER, 2008).

Por que usar a ETCC?

A ETCC permite a modulação reversível da atividade em determinadas regiões do cérebro. Isso fornece uma ferramenta valiosa para estabelecer relações cérebro-comportamento em uma variedade de domínios cognitivos, motores, sociais e afetivos (FILMER; DUX; MATTINGLEY, 2014) e, em populações saudáveis, demonstrou modificar temporariamente comportamento, acelerar a aprendizagem e aumentar o desempenho das tarefas (COFFMAN *et al.*, 2014; PARASURAMAN; McKINLEY, 2014).

A estimulação anódica melhora o reconhecimento de expressões faciais (WILLIS *et al.*, 2015) ou inibe respostas agressivas (DAMBACHER *et al.*, 2015). Também foi demonstrado que a estimulação catódica promove a aprendizagem motora implícita ao estimular o córtex pré-frontal dorsolateral, suprimindo a atividade da memória de trabalho (ZHU *et al.*, 2015).

No grupo de pesquisa que realizou o primeiro ensaio clínico aplicando a estimulação transcraniana por corrente contínua em indivíduos com TDAH, para verificar a eficácia na modulação do controle inibitório em adultos, destacou-se que a intervenção catódica revelou melhora na performance cognitiva do componente da tarefa Go/go (teste que analisa a capacidade de controle inibitório do indivíduo testado, ao avaliar a inibição da resposta preponente), em comparação aos grupos sham e estimulação anódica; enquanto a intervenção anódica evidenciou maior número de respostas corretas (estímulo Go), quando comparados ao grupo sham (MUSZKAT *et al.* 2016).

Fatores neurobiológicos durante o tratamento devem ser considerados, tais como a mudança de comportamentos positivos ao tratamento, como melhor desempenho, capacidade de melhor socialização, menor irritabilidade, melhora no humor e na atenção.

A ETCC tem sido aplicada com sucesso para reduzir os sintomas de depressão (FREGNI *et al.*, 2006; NITSCHE *et al.*, 2009). Embora ainda esteja em expansão, trata-se de um campo científico bem explorado para a área neurológica. Em estudos de pequena escala, foi demonstrado que reduz as alucinações em pessoas com esquizofrenia (AGARWAL *et al.*, 2013) e melhora os atrasos na aquisição da sintaxe no transtorno do espectro do autismo (SCHNEIDER; HOPP, 2011). Em breve, demais estudos em diferentes seguimentos beneficiarão a nossa população com tratamentos eficazes e com respostas positivas.

Considerações finais

Em termos práticos, o equipamento para ETCC é reutilizável, de fácil manejo entre os profissionais habilitados e poderá em breve ser utilizado juntamente com (ou em substituição de) tratamentos medicamentosos, acelerando a recuperação e melhorando o desempenho motor e cognitivo (BRUNONI *et al.*, 2012).

A teoria científica nos afirma que o TDAH apresenta uma disfunção da neurotransmissão dopaminérgica na área frontal, regiões subcorticais e região límbica cerebral. A utilização de medicamentos visa estimular o sistema nervoso central, aumentando a disponibilização dos neurotransmissores, dopamina e norepinefrina, em partes do cérebro.

A ETCC anódica pré-frontal é relatada como mais eficaz em comparação à estimulação do giro frontal inferior direito. Foi considerada segura e parcialmente eficaz. Para avaliação da utilidade clínica, são necessários ensaios clínicos randomizados maiores, com desenho duplo-cego e medidas de acompanhamento. Dessa forma, a ETCC é uma técnica segura, com fácil adaptabilidade e com grande potencial terapêutico no tratamento do TDAH, uma vez que trabalha alterando o funcionamento das regiões do cérebro que são estimuladas por corrente elétrica que flui pelos eletrodos, ativando o potencial de ação.

Referências

AGARWAL, S. M.; SHIVAKUMAR, V.; BOSE, A.; SUBRAMANIAM, A.; NAWANI, H.; CHHABRA, H.; KALMADY, S. V.; NARAYANASWAMY, J. C.; VENKATASUBRAMANIAN, G. (2013). Transcranial direct current stimulation in schizophrenia. In: *Clinical Psychopharmacology and Neuroscience* (Vol. 11, Issue 3, p. 118-125). Disponível em: <https://doi.org/10.9758/cpn.2013.11.3.118>. >. Acesso em: 21 mar. de 2024.

ARUL-ANANDAM, A. P.; LOO, C.; SACHDEV, P. Transcranial direct current stimulation-what is the evidence for its efficacy and safety? *F1000 Medicine Reports*, v. 1, 2009.

BRUNONI, A. R. *et al.* Estimulação transcraniana por corrente contínua para o tratamento do transtorno depressivo maior: um resumo dos achados pré-clínicos, clínicos e translacionais. *Prog Neuropsicofarmacol Biol Psiquiatria* 39: 9-16. *PubMed*, v. 39, p. 9-16, 2012.

CARNEY, M. W. P. Negative polarisation of the brain in the treatment of manic states. *Irish Journal of Medical Science (1968-1970)*, v. 2, n. 3, p. 133-135, 1969.

COFFMAN, B. A. *et al.* Impact of tDCS on performance and learning of target detection: interaction with stimulus characteristics and experimental design. *Neuropsychologia*, v. 50, n. 7, p. 1594-1602, 2012.

DAMBACHER, F. *et al.* Reduzindo a agressão proativa por meio de estimulação cerebral não invasiva. *Soc. Cog. Afeto. Neurosci.* v. 10, p. 1303-1309, 2015.

DAMBACHER, F.; SCHUHMANN, T.; LOBBESTAEL, J.; ARNTZ, A.; BRUGMAN, S.; SACK, A. T. Reduzindo a agressão proativa por meio de estimulação cerebral não invasiva. *Soc. Cog. Afeto. Neurosci.* 2015, 10, 1303-1309. doi: 10.1093/scan/nsv018.

DIMAS, L. F.; PUCCIONI-SOHLER, M. Exame do líquido cefalorraquidiano: influência da temperatura, tempo e preparo da amostra na estabilidade analítica. *J. Bras. Patol. Med. Lab.*, v. 44, n. 2, p. 97-106, 2008.

EVANS, J. R. (Ed.). (2007). *Handbook of neurofeedback: dynamics and clinical applications*. CRC Press.

FILMER, H. L.; DUX, P. E. E.; MATTINGLEY, J. B. Aplicações da estimulação transcraniana por corrente contínua para a compreensão da função cerebral. *Tendências Neurosci.* v. 37, p. 742-753, 2014.

FREGNI, F., OTACHI P.; DO VALLE A.; BOGGIO P.; THUT G.; RIGONATTI S, et al. A randomized clinical Trial of repetitive transcranial magnetic stimulation in patients with refractory epilepsy. *Ann. Neurol.* 2006;60:447-55.

MÜLLER, V. T. *et al.* O que é estimulação magnética transcraniana? *Revista Brasileira de Neurologia,* Volume 49, Nº 1, jan – fev – mar, 2013. Disponível em: <http://files.bvs.br/upload/S/0101-8469/2013/v49n1/a3589.pdf>. Acesso em: 21 mar. de 2024.

MUSZKAT, M. T. S. G. Neurodesenvolvimento: conceitos e modularidade. *In* MUSZKAT, M.; GRECCO, L. A. C. *Estimulação cerebral não invasiva nos transtornos do neurodesenvolvimento.* Curitiba: CRV; 2017.

NITSCHE, Michael A. *et al.* Transcranial direct current stimulation: state of the art 2008. *Brain stimulation*, v. 1, n. 3, p. 206-223, 2008.

PARASURAMAN, R.; McKINLEY, R. A. Usando estimulação cerebral não invasiva para acelerar o aprendizado e melhorar o desempenho humano, 2014.

POREISZ, C. *et al.* Safety aspects of transcranial direct current stimulation concerning healthy subjects and patients. *Brain research bulletin*, v. 72, n. 4-6, p. 208-214, 2007.

SCHNEIDER , H. D.; HOPP, J. P. The use of the Bilingual Aphasia Test for assessment and transcranial direct current stimulation to modulate language acquisition in minimally verbal children with autism. *Clin Linguist Phon.* 2011;25 (6-7): 640-654. doi: 10.3109/02699206.2011.570852.

WOODS, A. J. *et al.* A technical guide to tDCS, and related non-invasive brain stimulation tools. *Clinical neurophysiology*, v. 127, n. 2, p. 1031-1048, 2016.

WILLIS, M. L.; MURPHY, J. M.; RIDLEY, N. J; VERCAMMEN, A. Anodal tDCS targeting the right orbitofrontal cortex enhances facial expression recognition. *Soc. Cogn. Affect. Neurosci.* 2015, 10, 1677-1683. doi: 10.1093/scan/nsv057.

ZHU, F. F. *et al.* Cathodal transcranial direct current stimulation over left dorsolateral prefrontal cortex area promotes implicit motor learning in a golf putting task. *Brain stimulation*, v. 8, n. 4, p. 784-786, 2015.

31

PERSPECTIVAS TERAPÊUTICAS DA NEUROMODULAÇÃO EM DISTÚRBIOS NEUROPSICOLÓGICOS EM IDOSOS

Mudanças cognitivas ocorrem no desenvolvimento humano e têm especificidades na pessoa idosa. O uso de técnicas de neuromodulação traz esperança na manutenção da autonomia da pessoa idosa e no enfrentamento de distúrbios que atingem essa população. Veremos as principais perspectivas nesses casos.

THIAGO M. MARCOS

Thiago M. Marcos

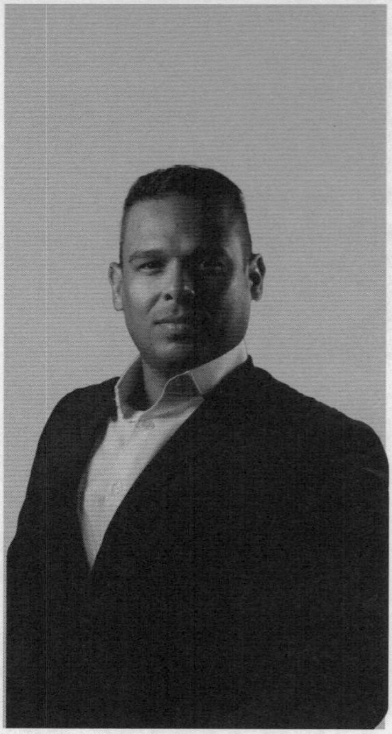

Psicólogo graduado (2009); tem uma formação acadêmica consistente, com título de Especialista em Psicologia Clínica pelo CFP, Neuromodulação Não Invasiva pela Unifesp, Neurofeedback pela Neurowork e formação na abordagem centrada na pessoa. Mestrando em Psicologia e Intervenções em Saúde pela EBMSP. Acredita no poder de transformação humana por meio do exercício de relações saudáveis e no uso de novas tecnologias na busca de saúde mental e desenvolvimento do potencial humano. Suas estratégias de promoção, prevenção e tratamento em saúde incluem serviços de psicoterapia, neurofeedback e neuromodulação. Com robusta experiência profissional no atendimento de diversos casos clínicos, tem se dedicado ao tratamento de transtornos mentais comuns, reabilitação neuropsicológica e transtornos do neurodesenvolvimento em jovens, adultos e idosos. Atualmente, é diretor na Neurowork Nordeste, sócio-administrador do Instituto Transpessoal e psicólogo clínico.

Contatos
https://thiagommarcos.com.br/
Thiago@luthy.com.br
Instagram: @Thiago.m.marcos
WhatsApp: 75 98843 6926

Thiago M. Marcos

Longevidade é uma das conquistas mais importantes da nossa evolução social, econômica e tecnológica. A expectativa de vida cresce nos últimos séculos e hoje podemos esperar viver mais de 60 anos. A possibilidade de prolongar nossa existência, experienciar, aprender, reelaborar, conviver com familiares e laços afetivos é um bem inestimável e deve ser cuidado como tal, garantindo vida ao processo de envelhecimento.

No Brasil, o Estatuto do Idoso define como pessoa idosa habitantes com 60 anos ou mais, sendo o segmento populacional que mais aumenta no Brasil, com taxa de crescimento superior a 4% ao ano. Isso corresponde a um acréscimo de mais de um milhão de pessoas ao ano. Há mais de 30 milhões de brasileiros com mais de 60 anos e, com a expectativa de crescimento atual, o percentual de idosos irá alcançar 30% da população brasileira até 2050.

A heterogeneidade do processo de envelhecimento varia de acordo com condições socioeconômicas, gênero, relações étnico-raciais, orientação sexual, aspectos cartográficos e culturais. A transição demográfica traz o aumento na prevalência de doenças crônicas não transmissíveis (DCNT), responsáveis por 75% dos desfechos fatais. O curso clínico muda conforme o período, com momentos de agudização, gerando incapacidades físicas e impacto cognitivo.

Esses adoecimentos de base implicam prejuízos psíquicos, cognitivos e no humor, agravando a autopercepção negativa de saúde, dificultando a vinculação e aumentando o desafio do suporte em saúde. O plano global da OMS, para a redução da prevalência de desfechos fatais, como agravo das DCNTs em um terço até 2030, ainda enfrenta severos desafios e não deverá ser alcançado nos países de língua portuguesa.

Pessoas idosas com autonomia contribuem para o bem-estar familiar e comunitário, mantendo-se produtivas para seus sistemas de convivência. O Guia de Atenção a Reabilitação da Pessoa Idosa contempla, dentre estratégias e avaliações especificas, a necessidade da avaliação psicossocial e os aspectos relacionados à cognição e ao humor.

A manutenção das habilidades cognitivas é indispensável para o desempenho das atividades de vida diária (AVDs). O controle de finanças, alimentação, uso de medicação, mobilidade comunitária, limpeza doméstica, atividades espirituais, ações de emergência, realizar compras e inserção digital são atividades que exigem desempenho cognitivo superior.

Para eficiência nas AVDs, ao menos cinco domínios cognitivos são necessários: atenção e concentração, habilidades visuoespaciais, funções executivas, memória e aprendizagem, formação do discurso e linguagem.

A atenção permite a manutenção do foco em atividades simples ou múltiplas, com níveis de alerta para lidar com questões da percepção. Problemas na atenção podem trazer à pessoa idosa dificuldades em manter conversações ou cometer erros simples por descuidos.

Funções executivas referem-se a autorregulação, planejamento, execução, percepção de feedbacks e elaboração da informação. Dificuldades na tomada de decisão, rigidez cognitiva, comportamento teimoso, inconsequente e inflexibilidade perante a erros cometidos são problemas que sinalizam alterações negativas nas funções executivas.

Memória e capacidade de aprendizagem são fundamentais na localização, reconhecimento facial, resgate de informações e retenção de novas instruções. Disfunções na memória são percebidas inicialmente com esquecimento de eventos recentes, reabordargens frequentes de assuntos já mencionados e dificuldades em honrar compromissos.

Linguagem, discurso e prosódia são fundamentais na comunicação das necessidades e sociabilidade da pessoa idosa. O reconhecimento do discurso, entendimento de vocábulos e interação apropriada são funções da linguagem. Dificuldades em compreender frases, palavras ou discursos completos demarcam prejuízos por alterações nesse domínio cognitivo.

A orientação visuoespacial é importante na interpretação, organização e nas ações apropriadas perante a informação visual. A avaliação dos estímulos visuais, variações nas luzes e mudanças no espaço são determinantes na prevenção de acidentes.

Diagnósticos com alta prevalência entre pessoas idosas causam prejuízos diretos no funcionamento desses domínios cognitivos, como a doença de Alzheimer (DA), o transtorno depressivo maior (TDM), o transtorno de ansiedade generalizada (TAG), o transtorno obsessivo-compulsivo (TOC), a adicção, a demência vascular e a doença de Parkinson. Um dos primeiros impactos dos diagnósticos são as disfuncionalidades na rotina de vida, necessitando de reabilitação.

O campo da neuromodulação oferece possibilidades complementares, com evidências científicas para as principais condições neuropsicológicas. O uso dessas técnicas potencializa resultados e muda o panorama das reabilitações. Os principais métodos de neuromodulação utilizados são: estimulação transcraniana por corrente continua (ETCC/tDCS), estimulação magnética transcraniana (EMT) e neurofeedback (neuromodulação autorregulatória).

Declínio cognitivo patológico e doença de Alzheimer

O envelhecimento natural traz alterações nas funções cognitivas, não representando diretamente um adoecimento. Contudo, o declínio cognitivo patológico, causado por condições neurodegenerativas, interfere diretamente no funcionamento do indivíduo e tem a doença de Alzheimer como principal causa de demência. Para o diagnóstico, ao menos dois domínios cognitivos são avaliados como comprometidos, considerando também mudanças na personalidade e no comportamento (MORAES *et al.*, 2018).

O transtorno neurocognitivo devido à doença de Alzheimer apresenta sintomas cognitivos, com prejuízos à memória e à aprendizagem, alterações visuoespaciais, deterioração da linguagem e comportamento. A característica progressiva, iniciando a partir das dificuldades de aprendizagem e memória, com danos a função executiva, fortalece a indicação diagnóstica da doença de Alzheimer (APA, 2014).

A tDCS anódica, aplicada na intensidade de 2 mA no córtex pré-frontal dorsolateral esquerdo durante 30 minutos, apresenta melhora na memória de reconhecimento desde a primeira sessão em pacientes diagnosticados com doença de Alzheimer. Sessões continuadas, mesmo com 20 minutos, apresentam efeitos em relação à cognição, a comportamento e sintomas de apatia. Neuromodulações realizadas com tDCS no lobo parietal esquerdo também apresentaram efeitos positivos na memória em detrimento aos pacientes não estimulados (CHANG; LANE; LIN, 2018;. YU; LANE; LIN, 2021).

Tratamentos em duas semanas com EMT apresentaram melhoras nas funções executivas, linguagem, desempenho cognitivo e memória associativa. A associação da EMT com estimulação cognitiva durante as tarefas demonstrou maior beneficio do que somente a neuromodulação. Estimulações de alta frequência ou de baixa frequência mostraram-se efetivas na melhora cognitiva em pacientes de Alzheimer (YU; LANE; LIN, 2021).

Mudanças nas frequências cerebrais também caracterizam o curso de adoecimento, com redução nas ondas de alta frequência, com predominância de ondas lentas. Estudos sobre aumento de ondas alfa e propostas de incremento de ondas gama são possibilidades terapêuticas atuais para a DA (MENARDI *et al.*, 2022).

O neurofeedback tem mostrado benefícios nas funções cognitivas, memória de processamento e de aprendizagem. Esses aprimoramentos sugerem manutenção de neuroplasticidade persistente, apesar do diagnóstico de DA. A promoção da neuroplasticidade apresenta-se como tratamento para reduzir ou reverter o declínio cognitivo provocado pelas demências, ou pelo declínio cognitivo patológico (LUIJMES; POUWELS; BOONMAN, 2016, Markiewcz, 2017).

Transtorno depressivo maior (TDM)

A persistente perda de interesse pelas atividades cotidianas, que traziam satisfação, com humor deprimido na maior parte do dia, durante semanas, com alterações significativas no ciclo de sono, sensação de fadiga imotivada e sentimentos de culpa pode indicar a presença de TDM (APA, 2023).

O quadro de TDM no idoso é seguido por impactos cognitivos, com agravos após os 70 anos. O quadro depressivo pode surgir como consequência de alterações cerebrovasculares, necessitando de acompanhamento especializado e atento aos diagnósticos diferenciais (MORAES *et al.*, 2018). O diagnóstico na pessoa idosa está diretamente relacionado à dificuldade em aderir a estratégias de saúde, mortalidade e risco de suicídio (MARTINS; DINIZ, 2017).

A abordagem com estimulação magnética transcaniana é considerada recomendada para o tratamento de depressão, mesmo em fase aguda, para alívio dos sintomas e dos riscos eminentes, com ou sem uso concomitante de antidepressivo. Pode ser proposta como reabordagem de pessoas que se beneficiaram anteriormente de outros tipos de tratamento (BRINI *et al.*, 2023). Evidências da EMT são apresentadas com redução nos índices qualitativos e quantitativos dos sintomas depressivos (LEFAUCHEUR *et al.*, 2020).

O uso de neurofeedback tem amplo potencial de melhorar anedonia e ansiedade comórbida em pacientes com TDM. O quadro depressivo é melhorado e os sintomas reduzidos, com benfeitorias no humor, emoções e redução de recorrência nos episódios depressivos. Os benefícios do tratamento são percebidos mesmo em pacientes que experimentaram outras abordagens terapêuticas, mas não experienciaram melhorias. Entretanto, ainda há a necessidade de aprofundamento na determinação do neurofeedback como terapia primária ou secundária no tratamento de TDM (DOBBINS *et al.*, 2023).

A manutenção da neuroplasticidade e da capacidade de aprendizagem na pessoa idosa, mesmo em condições diagnósticas diversas, garante a possibilidade de intervenções neuromodulatórias não invasivas com êxito, principalmente nos domínios cognitivos. O resgate e o aprimoramento dessas habilidades aliviam sintomas relacionados a outras condições comuns, como o transtorno de ansiedade generalizada, transtorno obsessivo-compulsivo e dependência química, que mitigam o bem-estar da pessoa idosa. Na doença de Parkinson, as alternativas de neuromodulação também colaboram nos sintomas cognitivos, além do aspecto motor.

Apesar das descobertas recentes sobre tratamentos realizados com formas de neuromodulação, ainda há futuros questionamentos sobre a padronização dos tratamentos e mecanismos de ação, bem como maneiras de lidar com a heterogeneidade dos quadros psíquicos da pessoa idosa. Contudo, há certeza de que a abordagem neuromodulatória é promissora e traz esperança de qualidade de vida e bem-estar.

Referências

AMERICAN PSYCHIATRIC ASSOCIATION – APA. *Manual diagnóstico e estatístico de transtornos mentais: DSM-5-TR*. Texto revisado. Porto Alegre: Artmed, 2023.

BRINI, S. *et al.* Efficacy and safety of transcranial magnetic stimulation for treating major depressive disorders: an umbrella review and re-analysis of published meta-analyses of randomised-controlled trials. *Clinical Psychology Review*, p. 102236, 2022.

CHANG, C-H.; LANE, H-Y.; LIN, C-H. Brain stimulation in Alzheimer's disease. *Frontiers in psychiatry*, v. 9, p. 201, 2018.

DOBBINS, I. C. de S. *et al.* Effects of neurofeedback on major depressive disorder: a systematic review. *Einstein (São Paulo)*, v. 21, p. eRW0253, 2023.

LEFAUCHEUR, J-P. *et al.* Evidence-based guidelines on the therapeutic use of repetitive transcranial magnetic stimulation (rTMS): An update (2014-2018). *Clinical neurophysiology*, v. 131, n. 2, p. 474-528, 2020.

LUIJMES, R. E.; POUWELS, S.; BOONMAN, J. The effectiveness of neurofeedback on cognitive functioning in patients with Alzheimer's disease: Preliminary results. *Neurophysiologie Clinique/Clinical Neurophysiology*, v. 46, n. 3, p. 179-187, 2016.

MARKIEWICZ, R. The use of EEG Biofeedback/Neurofeedback in psychiatric rehabilitation. *Psychiatria Polska*, v. 51, n. 6, 2017.

MARTINS, E. A. R.; DINIZ, B. S. Neuromodulação em Psicogeriatria. *In* BRUNONI, A. R. (Org.). *Princípios e práticas do uso da neuromodulação não invasiva em psiquiatria*. Porto Alegre: Artmed, 2017, p. 277-284

MENARDI, A.; ROSSI, S.; KOCH, G.; HAMPEL, H.; VERGALLO, A.; NITSCHE, M. A. et al. Toward noninvasive brain stimulation 2.0 in Alzheimer's disease. *Ageing research reviews*, 75, 101555, 2022. https://doi.org/10.1016/j.arr.2021.101555.

MORAES, E. N. *et al.* Geriatria. *In* DINIZ, L. F. M. *et al. Avaliação neuropsicológica*. 2. ed. Porto Alegre: Artmed, 2018.

YU, T-W.; LANE, H-Y.; LIN, C-H. Novel therapeutic approaches for Alzheimer's disease: An updated review. *International Journal of Molecular Sciences*, v. 22, n. 15, p. 8208, 2021.

32

OS BENEFÍCIOS DO NEUROFEEDBACK NO TRATAMENTO DA DOENÇA DE PARKINSON

Neste capítulo, o objetivo é conhecer como o neurofeedback pode ser um grande aliado no tratamento da doença de Parkinson (DP). Incluir esse tipo de tratamento junto aos já existentes pode trazer uma melhora significativa na qualidade de vida do paciente com DP.

JOSIANE GARBARI

Josiane Garbari

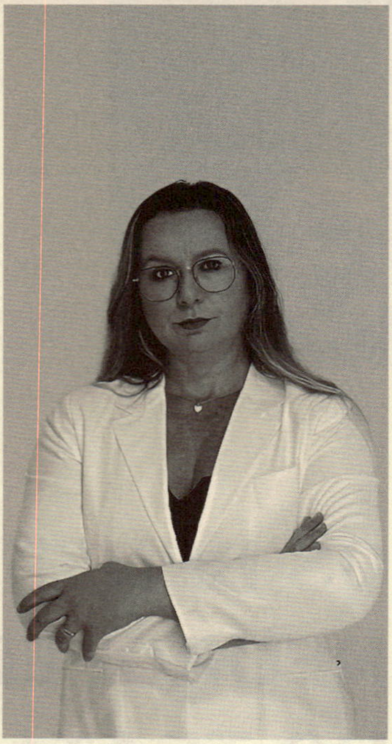

Psicóloga graduada (UNIDAVI 2007); especialista em Terapia Sistêmica (Instituto Movimento, 2011). Certificada pelo EMDR Institute, EMDRIA e EMDR Ibero-America (2016). Certificada pelo Brainspotting Institute (2019). Certificada como aplicadora de neurofeedback pela Neurowork (2021). Certificada como aplicadora de TDCS pela Neurowork (2021). Certificada em Neuromodulação Não Invasiva pela Neurowork (2023). Pós-graduada em neurociências e tecnologias aplicadas (Faculdade de Brasília (FBr) 2024). Experiência com psicologia clínica há 16 anos.

Contatos
josigarbari.psicologa@gmail.com
Instagram: @josigarbari.psicologa
Facebook: https://www.facebook.com/psicologajosianegarbari
55 47 99905 2219

História

As doenças neurodegenerativas são aquelas que atingem milhões de pessoas atualmente no mundo todo. Estimativas da (Organização Mundial da Saúde) (OMS), por exemplo, indicam que existam 55 milhões de indivíduos vivendo com demência hoje no mundo – e são 10 milhões de novos casos a cada ano.

No caso da doença de Parkinson (DP), a organização estima que são 8,5 milhões de pessoas portadoras da doença. No Brasil, segundo dados da OMS, a estimativa é de que 200 mil pessoas tenham Parkinson. Atualmente é a causa neurológica que mais ocasiona incapacidade e morte. A DP não tem cura.

Portanto, é de fundamental importância estudar e procurar outras formas e recursos de tratamentos para DP, uma vez que é uma das doenças que mais incapacita pessoas no seu dia a dia. Por isso será abordado neste capítulo um tratamento inovador, o neurofeedback, que vem ajudando e transformando significativamente a vida das pessoas com DP.

Minha história com a DP vem por causa do meu padrinho, que descobriu a doença há alguns anos e vem tratando-a. Em 2021, fiz o curso de neurofeedback e descobri que esse tratamento poderia ajudar as pessoas com DP. Liguei imediatamente para meu padrinho e começamos o tratamento assim que retornei do curso.

Além disso, realizei e participei da evolução e transformação de mais dois pacientes. Compartilharei aqui minha experiência com a DP, seus sintomas, tratamentos, o neurofeedback e os resultados obtidos durante os tratamentos desses três pacientes com DP.

Neurobiologia da doença de Parkinson

A DP é uma doença neurológica que afeta principalmente os movimentos da pessoa. Causa tremores, rigidez muscular e desequilíbrio, além de afetar questões relacionadas à fala e à escrita.

> As doenças dos gânglios basais no homem são conhecidas como desordens do movimento. Estas podem ser expressas tanto pelo excesso de movimentos involuntários caracterizando as hipercinesias (como: hemibalismo, coreia, doença de Huntington, entre outros), quanto pela pobreza de movimentos acompanhada de rigidez identificando as hipocinesias, como a doença de Parkinson (CAIRASCO; PONZONI, 1995).

A DP é uma doença degenerativa, crônica e progressiva. A principal causa da manifestação motora na DP é a morte das células do cérebro (neurônios), em especial na área conhecida como substância negra, responsável pela produção da dopamina, neurotransmissor responsável, entre outras funções, por coordenar os movimentos do corpo.

É uma doença que acomete pessoas acima de 50 anos, mas pode acontecer de modo precoce em alguns casos. A DP também tem comprometimento cognitivo, depressão e problema do sono. As manifestações não motoras da doença, tais como hiposmia, constipação intestinal, depressão e transtorno comportamental da fase REM (*rapid eye movement*) do sono, podem estar presentes anos antes do surgimento das alterações motoras (SILVA, 2010). Em muitos casos, o pensamento torna-se comprometido ou desenvolve-se demência.

Principais sintomas

Os sinais e sintomas da doença de Parkinson se iniciam de modo gradual, quase imperceptíveis no início, e vão piorando com o tempo. Os principais são:

- *Tremores*: acontecem somente em repouso, ou seja, piora quando a pessoa está parada e melhora quando faz algum movimento. Geralmente, predominam em um lado do corpo, sendo mais presentes na mão, braço, pernas ou queixo.
- *Rigidez dos músculos:* ocorre uma dificuldade para se movimentar, dando uma sensação de estar endurecido, impedindo atividades como caminhar, abrir os braços, subir ou descer escadas. Assim, é comum que a postura

fique mais encurvada. Também pode acontecer o congelamento, que é quando a pessoa tem dificuldade para sair do lugar.

- *Lentificação dos movimentos:* a agilidade para fazer movimentos rápidos e amplos fica comprometida, de modo que tarefas simples, como abrir e fechar as mãos, vestir-se, escrever ou mastigar se tornam difíceis, situação chamada de bradicinesia.
- *Perda do equilíbrio e reflexos:* devido à dificuldade de controlar os movimentos, fica difícil se equilibrar e manter a postura, havendo grande risco de quedas, além de haver uma menor capacidade de reagir a estímulos, já que os movimentos estão comprometidos.

Para diagnosticar a doença de Parkinson, o neurologista ou geriatra deve avaliar a presença desses sinais e sintomas, além da história clínica e do exame físico, sendo necessário que pelo menos três deles estejam presentes.

Além de todos esses sintomas, os pacientes atendidos apresentavam mais alguns que também podem estar presentes na DP:

- Dificuldade para mastigar e engolir (engasgos).
- Desmaios frequentes.
- Dificuldades para pegar no sono, ansiedade e depressão.
- Diminuição de expressão do rosto.

Tratamentos e neurofeedback

O principal tratamento farmacêutico para pacientes com doença de Parkinson, referente aos sintomas motores, é a levodopa, que aumenta a estimulação dopaminérgica nos gânglios de base. No entanto, o uso prolongado do medicamento pode levar a discinesias (movimentos involuntários e descontrolados).

Outro tipo de tratamento é a estimulação cerebral profunda, em que eletrodos são implantados no cérebro do paciente. Esse tratamento é invasivo, pois precisa de uma cirurgia para acontecer, e corre-se o risco de complicações como hemorragia intracraniana, infecções e erosões cutâneas, além de efeitos colaterais indesejados como disartria, depressão, apatia e disfunção executiva.

O neurofeedback, também conhecido como EEG biofeedback, é uma técnica de treinamento cerebral não invasiva que se baseia na medição em tempo real da atividade elétrica do cérebro. Isso é alcançado por meio de eletrodos posicionados no couro cabeludo, que fazem um feedback de como o cérebro está funcionando. Esses sinais são, então, processados e apresentados em tempo real para o paciente ou cliente em forma de feedback visual ou auditivo. Com o uso de protocolos diferenciados e individualizados, pode-se treinar o cérebro para conseguir uma melhora cognitiva, motora ou emocional.

O tratamento utilizado com os três pacientes com DP foi o neurofeedback por EEG. Ao chegar para o tratamento, os três tinham sintomas muito parecidos: tremor involuntário, dificuldade na marcha, rigidez, dificuldade para mastigar e um deles tinha desmaios frequentes. No decorrer do tratamento, todos melhoraram a marcha, tendo uma melhora significativa nas caminhadas.

A rigidez corporal e a dificuldade para mastigar também diminuíram, conseguindo, assim, alimentar-se melhor e criar mais resistência e imunidade para enfrentar a vida. Em relação aos desmaios, eles cessaram com o tratamento. Além disso, houve também a diminuição do medicamento para dor e rigidez, melhorando muito as discinesias.

O que foi tratado: áreas do cérebro relacionadas com ansiedade (temporais T3, T4, T5 e T6), dificuldades no sono (occipital e parental O1, O2, P3 e P4) e questões motoras (tálamo C3, C4, CZ).

Gostaria de fazer um olhar especial para o treino SMR em CZ, que foi feito em todos os dias de treino, com duração de dez minutos. SMR é a atividade cerebral de *stand-by* das vias integradoras talâmicas somatossensoriais e sensório-motoras. São ondas de atenção dirigidas a um estímulo sensorial, em estado de relaxamento. Um baixo SMR está associado a distúrbios do sono, convulsão, habilidades motoras grossas e finas e integração sensorial.

Muitos neurologistas veem a área frontal do cérebro como uma extensão da área motora e as áreas parietais como uma extensão da área sensorial em termos de estrutura e funções. Isso faria da área sensório-motora o centro estrutural-funcional do córtex.

No caso dos três pacientes, eles tinham o SMR baixo; portanto, essa área cerebral foi treinada para obter uma melhora nas habilidades motoras, e isso foi alcançado de modo substancial. O que se observa quanto à duração dos resultados obtidos é que, como a DP é uma doença neurodegenerativa do cérebro, o paciente precisa ter sessões de manutenção, que se espaçam uma vez na semana ou até uma vez a cada quinze dias.

O neurofeedback é mais um grande aliado, junto com os vários tratamentos que o paciente com DP precisa realizar, para se ter uma melhor qualidade de vida. Ao finalizar os tratamentos, foi observada uma melhora significativa em vários aspectos do portador de DP. O envelhecer para esse tipo de paciente pode ser mais leve com o neurofeedback.

Referências

CAIRASCO, N. PONZONI, S. Neurobiologia do Parkinsionismo. *Arq. Neuropsiatr*, 1995.

SILVA, F. S. et al. Evolução da doença de Parkinson e comprometimento da qualidade de vida. *Revista de Neurociências*, Maringá, 2010.

SOUZA, C. F. M. et al. A doença de Parkinson e o processo de envelhecimento motor: uma revisão de literatura. *Revista de Neurociências*, Maringá, 2011.

STEIDL, E. M. S.; ZIEGLER, J. R.; FERREIRA, F. V. Doença de Parkinson: revisão bibliográfica. *Disciplinarum Scientia*, Santa Maria, 2007.

STURKENBOOM, I. H. et al. The impact of occupational therapy in Parkinson's disease: a randomized controlled feasibility study. *Clinical Rehabilitation*, Nijmegen, 2012.

33

INOVAÇÕES NA REABILITAÇÃO PÓS-AVE NO SUS

INTEGRANDO TÉCNICAS FÍSICAS E NEUROMODULAÇÃO

O texto destaca a importância da fisioterapia e da neuromodulação na reabilitação pós-AVE, apresentando técnicas para modular o sistema nervoso simpático, promover a plasticidade cerebral para recuperação motora e cognitiva, estimular mitocôndrias celulares, microcirculação cerebral e modular a neuroinflamação.

MARCIA MARIA KANATTO
AUGUSTO PERES

Marcia Maria Kanatto Augusto Peres

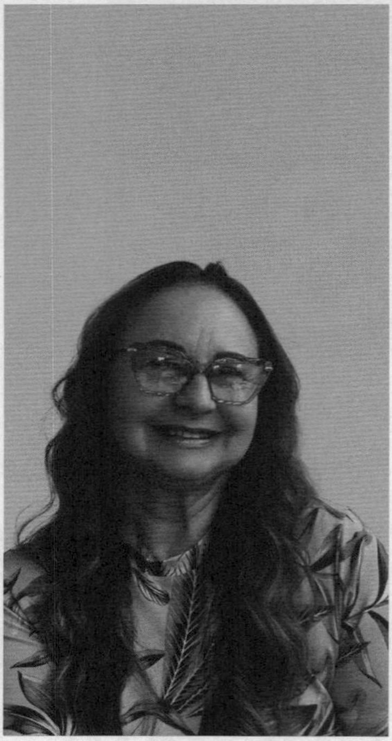

Fisioterapeuta, graduada pela Faculdade Unisalesiano de Lins, com pós-graduação em medicina esportiva. Atualmente, pós-graduanda em neuromodulação e técnicas aplicativas, com cursos na Neurowork, abrangendo tDCS, estimulação vagal, neurofeedback, ondas binaurais e fotomodulação. Ao longo da minha carreira, adquiri uma vasta experiência em diversos setores da saúde pública, iniciando na APAE e, posteriormente, atuando no Hospital Geral da cidade com o nome Miguel Martins Gualda, onde participei em todas as áreas em que a fisioterapia desempenha um papel fundamental. Desde o ano 2000, trabalho em atendimento ambulatorial na área de saúde básica.

Contatos
marciakanatto@yahoo.com.br
Instagram: @marciakanatto
Facebook: Marcia Kanatto
LinkedIn: Marcia Kanatto
14 99792 1001

De acordo com a Organização Mundial da Saúde (OMS), o acidente vascular encefálico (AVE) é uma das principais causas de morte e incapacidade em todo o mundo, sendo caracterizado em dois tipos:

- *Isquêmico*: quando um vaso sanguíneo leva sangue para o cérebro e é bloqueado por um coágulo de sangue (trombo) ou um objeto estranho.
- *Hemorrágico*: quando um vaso sanguíneo, no cérebro, se rompe causando um sangramento no tecido cerebral.

Após avaliação médica, o paciente é direcionado para o serviço de reabilitação a fim de iniciar o tratamento das técnicas de neuromodulação, sendo elas descritas a seguir.

TENS no nervo vago auricular

Técnica de estimulação nervosa transcutânea (TENS) aplicada no nervo vago auricular para estimular o simpático. O estímulo elétrico controlado nessa região específica visa atenuar as respostas autonômicas desreguladas, com benefícios para a ansiedade, hipertensão, distúrbios do sono; principalmente a redução da espasticidade, proporcionando maior conexão entre cérebro e corpo. Exemplificando em metáfora: "Eu comando, e meu corpo obedece". A espasticidade sempre presente é reduzida; o paciente demonstra melhorias com rapidez e evolução posteriormente.

Estimulação transcraniana por corrente contínua (tDCS)

Esta técnica emprega corrente elétrica suave para otimizar a reabilitação de pacientes que sofreram AVE. Sua aplicação direciona-se a áreas específicas do cérebro, oferecendo uma abordagem estratégica para influenciar a plasticidade cerebral. Possibilita ao cérebro adaptar-se e reorganizar-se, tornando-se vital na reabilitação.

Sincronizando a fisioterapia dirigida: ao aplicar essa técnica, conseguimos modular a reorganização cerebral de maneira específica. Além dos benefícios para a motricidade, implica a capacidade de recuperar funções mentais.

Os estudos sugerem a parceria entre a fisioterapia direcionada com essa técnica, juntas ou uma após a outra, ou feitas concomitantemente.

ILIB-laser fototerapia

A fototerapia com laser de baixa intensidade, conhecida como ILIB-laser, emerge como uma ferramenta no processo de recuperação pós-AVE. Sua aplicação feita na artéria radial, carótida ou tibial, com um feixe de luz e uma pulseira própria oferecida pelo aparelho em aplicação, busca não apenas estimular as mitocôndrias celulares, impulsionando a produção de ATP, mas também desencadeia uma série de efeitos benéficos que merecem destaque em sua relevância terapêutica.

A técnica aplicada é projetada para penetrar nas células cerebrais, estimulando as mitocôndrias, e visa potencializar a produção de adenosina trifosfato (ATP), a moeda energética das células, impulsionando, assim, processos metabólicos fundamentais para a recuperação celular e na microcirculação cerebral. Ao promover a vasodilatação e melhorar o fluxo sanguíneo local, contribui para otimizar o suprimento de nutrientes e oxigênio às áreas cerebrais afetadas, favorecendo um ambiente propício à regeneração e diminuindo o processo inflamatório cerebral.

Aplicações práticas no SUS

Visando tornar as técnicas propostas acessíveis no Sistema Único de Saúde (SUS), propomos o desenvolvimento de protocolos de tratamento que sejam econômica e logisticamente viáveis, que devem ser adaptáveis às diversas realidades e recursos disponíveis nas unidades de saúde, promovendo uma abordagem prática e eficiente.

A integração dessas técnicas inovadoras como complemento aos protocolos convencionais de reabilitação é fundamental, pois buscamos uma sinergia que potencialize os benefícios da fisioterapia tradicional, proporcionando uma abordagem eficaz no processo de recuperação pós-AVE.

Considerações éticas e limitações

No que tange à ética, salientamos a importância de avaliações regulares, preferencialmente diárias, para monitorar os efeitos e a progressão dos pacientes diante das intervenções propostas, com sistemas de registro e acompanhamento detalhados da resposta do paciente, permitindo ajustes personalizados nos protocolos de tratamento.

É crucial também refletir sobre as considerações éticas relacionadas à equidade de acesso a essas técnicas inovadoras no âmbito do SUS. Buscamos desenvolver estratégias que garantam igualdade de acesso a pacientes em diferentes regiões e contextos socioeconômicos. Isso visa minimizar disparidades no cuidado, promovendo uma abordagem justa e inclusiva para todos.

Contexto prático na reabilitação

Na rotina clínica, a integração das técnicas de neuromodulação, notadamente a aplicação de TENS no nervo vago auricular, tDCS e ILIB-laser, revela-se como uma abordagem robusta na reabilitação pós-AVE no âmbito do SUS. Exponho dois casos que encapsulam a efetividade dessas intervenções em pacientes com desafios distintos:

Primeiro caso clínico – Mulher de 59 anos, pós-AVE

Esta paciente residia a uma distância considerável de sua família, cerca de 450 km. Após ser hospitalizada devido a um AVE, recebeu os cuidados iniciais durante sete dias. Posteriormente, enfrentou um novo episódio, dessa vez afetando sua face e resultando em paralisia. Após a primeira fase, recebeu alta hospitalar e passou alguns meses na casa de amigos. Quando possível, retornou à cidade de seus familiares, onde exames de saúde básica revelaram o desenvolvimento de diabetes e foi prontamente assistida pelos profissionais de saúde.

Após um ano, mesmo com a situação controlada, a paciente procurou o serviço de reabilitação. O principal desafio estava na paralisia facial, impactando negativamente sua autoestima e seu autocuidado. Na avaliação, destacaram-se sintomas de depressão, tristeza, hipotonia muscular nos membros superiores e inferiores, rigidez articular, algia, dificuldade de deambulação e prostração, manifestando falta de ânimo para atividades diárias e sonolência.

O tratamento iniciou-se na área que mais incomodava a paciente: a face. Utilizou-se uma corrente estimuladora muscular, exercícios específicos para deambulação e força muscular, além de exercícios faciais. A primeira sessão incluiu o protocolo de tDCS para depressão, laser ILIB para estimular as células e aumentar a imunidade, reduzindo a fadiga.

Ao longo dos dias, e após cinco sessões, introduziu-se a estimulação auricular do nervo vago, realizada cinco vezes por semana, durante um mês. O resultado foi notável: a face recuperou a expressão anteriormente comprometida, apresentando músculos ativos, capacidade de mastigação, deglutição e um estado emocional de satisfação. Os membros superiores e inferiores responderam positivamente aos estímulos, permitindo à paciente retomar suas atividades diárias e até mesmo viajar, indicando uma recuperação significativa e uma avaliação autônoma de seu progresso.

Segundo caso clínico – Homem de 45 anos: superando as consequências de um ataque traumático

Em 2003, um homem de 45 anos desempenhava a função de segurança em casas noturnas em São Paulo. Após um dia de trabalho, foi seguido até sua casa, onde três indivíduos o abordaram de maneira violenta. Desferiram golpes em sua cabeça com um revólver, resultando em seu desmaio. Além disso, foi vítima de três tiros na cabeça, sendo que dois atingiram sua caixa craniana. Os agressores fugiram levando seu carro, acreditando erroneamente que o deixariam morto. Contudo, o paciente foi rapidamente socorrido e hospitalizado. Uma tomografia revelou o alojamento do projétil na região occipital.

Após uma junta médica na capital, decidiu-se que uma cirurgia de remoção não seria viável na época, deixando o paciente em estado de vigília e permanentemente acamado. Apesar da falta de intervenção cirúrgica, desenvolveu uma sequela de AVE, resultando em hemiplegia à esquerda. Após a alta hospitalar, frequentou sessões de reabilitação, recuperando a capacidade de deambulação e sendo dispensado do local.

Nos anos seguintes, aparentemente com visão normal, ele se inseriu em um novo setor profissional. No entanto, em 2017, ao perceber que sua condição estava se deteriorando, com desequilíbrios frequentes, procurou novamente os serviços de fisioterapia. Iniciou um novo ciclo de exercícios direcionados, recebendo alta do processo anterior.

Em 2022, retornou ao serviço de reabilitação, queixando-se de quedas constantes. Ao deambular, a velocidade variável e a falta de controle resultavam em tropeços frequentes. A desconexão entre o comando cerebral e a resposta do corpo causava quedas, acompanhadas por tonturas e dores corporais. A força muscular estava comprometida, e o membro superior permanecia imóvel, devido a uma espasticidade alta e incontrolável.

A avaliação detalhada permitiu a elaboração de um protocolo personalizado, considerando a dinâmica do projétil em um cérebro em constante mudança. Com a impossibilidade de usar tDCS, optou-se pelo ILIB e TENS no nervo vagal. O protocolo visava à diminuição do sistema nervoso simpático para redução da espasticidade. Notavelmente, a espasticidade diminuiu, permitindo à fisioterapia organizar o corpo e estabelecer uma conexão harmoniosa entre cérebro e corpo. O tratamento envolveu a conscientização corporal, a exploração de emoções e a melhoria cognitiva. As neuromodulações ocorrem duas vezes por semana, enquanto os exercícios direcionados pela fisioterapia são realizados em conjunto com outras atividades orientadas por profissionais de saúde. Atualmente, o paciente retomou suas atividades diárias, exibindo tranquilidade, domínio em seu circuito a pé e uma evolução positiva.

Conclusão

A sinergia entre a fisioterapia e a neuromodulação assume uma posição central nesta reflexão, destacando-se pela sua eficácia clínica na reabilitação pós-AVE. As avaliações servem como pano de fundo para ressaltar a integração dessas técnicas inovadoras. Muitas vezes, abordagens promissoras são subutilizadas, mas essa prática diária revela que, mesmo quando aplicadas de maneira mínima, as técnicas podem desencadear resultados notáveis. A dedicação integral a esse processo não apenas evidencia uma evolução emocionante, mas também lança luz sobre nuances muitas vezes subestimadas, que, para aqueles que obtiveram ganhos mínimos, representam verdadeiros tesouros.

A primeira técnica – TENS no nervo vago auricular – revelou-se uma intervenção promissora para modular o sistema nervoso simpático em pacientes pós-AVE. A aplicação controlada de estímulo elétrico nessa região específica atenua respostas autonômicas desreguladas e se integra aos protocolos de fisioterapia, proporcionando uma conexão eficaz entre cérebro e corpo. A cooperação sinérgica entre a fisioterapia e a modulação específica do sistema nervoso por meio do TENS resultou em avanços significativos na redução da espasticidade.

A segunda técnica – estimulação transcraniana por corrente contínua (tDCS) – revelou-se uma estratégia vanguardista na maximização da recuperação pós-AVE. A tDCS, ao potencializar a "plasticidade cerebral", oferece uma abordagem estratégica para influenciar a reorganização cerebral. Sua sincronização com a fisioterapia otimiza a recuperação motora e cognitiva. Além disso, a tDCS contribui significativamente para a reabilitação cognitiva, recuperando funções mentais fundamentais afetadas pelo AVE.

A terceira técnica – ILIB-laser fototerapia – introduziu uma abordagem inovadora na reabilitação pós-AVE. Ao estimular mitocôndrias celulares, melhora a microcirculação cerebral e modula a neuroinflamação. Assim, oferece uma perspectiva multifacetada para a recuperação com sua aplicação segura e acessível. Alinhada com a realidade do SUS, destaca-se como uma ferramenta valiosa, embora ainda careça de pesquisas mais aprofundadas para consolidar sua eficácia.

Em meio a desafios éticos, enfatizamos a importância da monitorização regular dos pacientes e da busca pela equidade de acesso às inovações terapêuticas propostas. Na prática clínica diária, a integração dessas técnicas mostrou-se robusta e eficaz, revelando casos clínicos emblemáticos, que ilustram os benefícios tangíveis para os pacientes.

Portanto, essa abordagem integrativa, reunindo técnicas físicas e neuromodulação, promete ser uma estratégia refinada e pertinente na reabilitação pós-AVE. Ao adaptar essas técnicas ao SUS, buscamos tornar a inovação acessível a todos, proporcionando uma recuperação abrangente que vai além da mobilidade, abraçando aspectos cruciais da função cerebral. Essa jornada, embora desafiadora, representa um passo significativo a uma abordagem mais inclusiva e eficaz na reconstrução das vidas daqueles que enfrentam as sequelas devastadoras de um acidente vascular encefálico.

Referências

BEAR, M. F.; CONNORS, B. W.; PARADISO, M. A. *Neurociências: desvendando o sistema nervoso*. Artmed Editora, 2017.

BONILHA, L. *et al.* Improved naming in patients with Broca's aphasia with tDCS. *Journal of Neurology, Neurosurgery & Psychiatry*, 2023.

FREGNI, F.; BOGGIO, P. S.; BRUNONI, A. R. *Neuromodulação terapêutica: princípios e avanços da estimulação cerebral não invasiva em neurologia, reabilitação, psiquiatria e neuropsicologia*. São Paulo: Sarvier, 2012.

KANDEL, E. *et al. Princípios de neurociências-5*. AMGH Editora, 2014.

QIAN, X. *et al.* Effects of acupoints-based TENS combined with tDCS on spasticity and motor function in ischemic stroke with spastic hemiplegia: study protocol for a randomized controlled trial. *Frontiers in Neurology*, v. 14, 2023.

SAPOLSKY, R. *Comporte-se: a biologia humana em nosso melhor e pior*. São Paulo: Companhia das Letras, 2021.

TEDLA, J. S. *et al.* Transcranial direct current stimulation combined with trunk-targeted, proprioceptive neuromuscular facilitation in subacute stroke: a randomized controlled trial. *PeerJ*, v. 10, p. e13329, 2022.

WEI, Y-Y. *et al.* Effects of transcranial direct current stimulation combined with neuromuscular electrical stimulation on upper extremity motor function in patients with stroke. *American Journal of Physical Medicine & Rehabilitation*, v. 101, n. 2, p. 145-151, 2022.

34

NEUROFEEDBACK COMO INSTRUMENTO DE TRATAMENTO APÓS OITO ANOS DE AVE

Neste capítulo, vamos conhecer os benefícios do neurofeedback para o tratamento de AVE (acidente vascular encefálico).Também é possível identificar como um cérebro comprometido há oito anos pôde se beneficiar com esse método, comparando resultados do antes e depois e entendendo como essa neuromodulação é eficaz para a reabilitação, minimizando o impacto do AVE e de suas comorbidades.

ANDRÉA CUSCAN FAVARETO DA SILVA

Andréa Cuscan Favareto da Silva

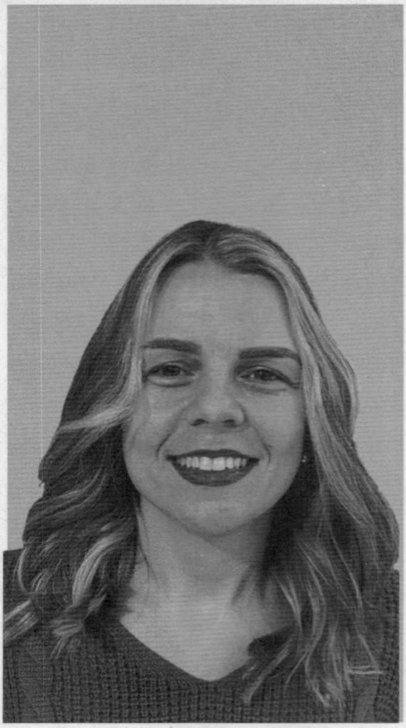

Psicóloga graduada (2007) e pedagoga graduada (2015). Pós-graduada em psicologia geral nas organizações (2010) e terapia cognitivo-comportamental e transtorno borderline (2022). Formação em biofeedback e neurofeedback (2022) e estimulação transcraniana por corrente contínua (tDCS) (2023). Coautora do livro: *Os desafios da maternidade — do desejo à realidade*. Profissional com mais de 15 anos de experiência, dedicando-se, atualmente, ao atendimento clínico de crianças, adolescentes, adultos e idosos em psicoterapia e neuromodulação com neuroterapia por neurofeedback e estimulação transcraniana por corrente contínua (tDCS) em São Paulo.

Contatos
www.cuscan.com.br
andrea@cuscan.com.br
andreacuscan.psi@gmail.com
Facebook: Andréa Cuscan Psicóloga
Instagram: @andreacuscan.psicologa
11 94883 8298

Foi por curiosidade; assim conheci o neurofeedback (NFB), um método de tratamento de neuromodulação não invasiva que tinha por objetivo melhorar o funcionamento do cérebro pelo uso de um aparelho de eletroencefalograma (EEG), um treinamento cerebral que poderia potencializar o cérebro, e, mais do que isso, poderia tratar diversas patologias, inclusive uma das que mais me intrigava: o acidente vascular encefálico (AVE).

Em 2022, o AVE foi considerado a principal causa de morte e de incapacidade no Brasil, segundo dados do DATASUS. Diante dessa situação, vê-se a importância da busca de estratégias multidisciplinares no processo de reabilitação, os diversos impactos decorrentes da doença. Segundo Le Franc *et al.* (2022), "O AVE é um grave problema de saúde pública, e a recuperação motora após o AVE continua sendo um desafio importante no campo da reabilitação". É uma das principais causas de incapacidades adquiridas em adultos, sendo que mais da metade dos indivíduos acometidos apresenta lesão motora grave e persistente, o que compromete as atividades de vida diária e a autonomia. A reabilitação pode auxiliar a reaprender essas habilidades e melhorar a qualidade de vida. E, neste ponto, entra a neuromodulação.

Inúmeras revisões sistemáticas e meta-análises sobre NFB têm mostrado resultados interessantes sobre a recuperação motora a curto e longo prazo na população crônica pós-AVE (CARVALHO; DIAS; CERQUEIRA, 2019; BAI *et al.*, 2020; BANIQUED *et al.*, 2021). Além disso, (RENTON, TIBBLES; TOPOLOVEC-VRANIC, 2017) demonstrou ganho no desempenho cognitivo, como aumento na habilidade da fala, memória de curto prazo, redução dos sintomas da ansiedade e depressão, aumento da capacidade de rastreamento visual e capacidade de foco, redução de zumbido, melhora no humor, melhora na concentração, dentre outros, após tratamento de neurofeedback.

E, por isso, quanto mais estudava sobre o método, mais estava convicta sobre seus resultados, até confirmar minha experiência ao tratar um cérebro comprometido por oito anos após sofrer o trauma.

O primeiro passo para iniciar o trabalho com neurofeedback é conhecer o funcionamento cerebral, tanto a anatomia quanto seu funcionamento elétrico, ou seja, conhecer as ondas cerebrais; saber identificar características como poder, frequência, coerência e balanceamento, além dos prejuízos que podem estar associados diante dos desequilíbrios. Para saber o comportamento das ondas cerebrais, é fundamental realizar um mapeamento cerebral; por meio desse processo é possível analisar o que está em excesso, o que está faltando, a incoerência e o desbalanceamento. Dentro de um quadro de AVE, no qual há perda neuronal, o cérebro realiza uma compensação para tentar ter autonomia e não perder suas funções. Muitas vezes a neuroplasticidade natural não é suficiente, sendo necessária uma estimulação, um treinamento cerebral para obtenção de maiores resultados, e é aí que entra o NFB. E como funciona? Le Franc *et al.* 2022 explica: "O NFB, como parte de uma interface cérebro-computador, é uma técnica de modulação da atividade cerebral usando feedback on-line, que provou ser útil na reabilitação motora para a população de AVE crônico, além das terapias tradicionais". O NFB com base nas neurociências, conjuntamente com a psicologia comportamental, consiste nesse treinamento cerebral, que com êxito utiliza a tecnologia para proporcionar um tratamento inovador e contribuir para favorecer a reabilitação. Segundo Masahito *et al.* (2021), NFB é uma técnica de neuromodulação, na qual um paciente aprende como regular a atividade neural usando a atividade cerebral com feedback. Vilou e colaboradores, no artigo de revisão "EEG-Neurofeedback as a Potential Therapeutic Approach for Cognitive Deficits in Patients with Dementia, Multiple Sclerosis, Stroke and Traumatic Brain Injury", de 2023, definiu o neurofeedback como uma técnica de biofeedback para treinar pacientes com distúrbios neurológicos e psiquiátricos a alterar a atividade cerebral por meio do condicionamento operante. Dessa forma, o sujeito aprende a aprimorar e inibir parâmetros eletrofisiológicos específicos por intermédio do processo de aprendizagem. A modificação da resposta comportamental do indivíduo é possível por meio de feedback e reforço positivo. Apesar de os fatores neurofisiológicos não estarem totalmente esclarecidos, são considerados dois tipos de neuroplasticidade envolvidos: a plasticidade hebbiana e a plasticidade homeostática.

Mapeamento cerebral

Paciente, sexo feminino, E. C. F., 71 anos; oito anos após AVE isquêmico na área fronto-insular-temporal direita, com sequelas de paralisia no membro inferior e superior esquerdo, distúrbio moderado a grave da marcha. Foram identificados sintomas depressivos, ansiedade, dificuldade de interação, com consequente redução nas relações sociais, bem como dificuldade de comunicação. Mantém sessões de fisioterapia três vezes por semana, com exercícios de reabilitação, treinos de marcha, treinamento muscular livre e alongamento. Tem queixa de cefaleia recorrente.

No primeiro mapeamento cerebral realizado em 13/02/2023 foi possível verificar excesso de ondas rápidas que estão relacionadas à hipervigilância, e outras características que estavam relacionadas com as queixas trazidas na entrevista inicial.

Foi elaborado um protocolo específico e personalizado, com o principal objetivo de proporcionar qualidade de vida, melhora da marcha, redução dos sintomas depressivos, de ansiedade e cefaleia; além disso, era necessário reorganizar a atividade neural, balanceando as ondas que estavam desconectadas devido ao AVE.

Resultados

Inicialmente, foi realizado o balanceamento na área temporal, mas, devido à inquietação apresentada, foram incluídos em conjunto protocolos de ritmo sensório motor (SMR), que têm por objetivo reduzir o comportamento agitado e o controle do impulso. Na sequência foi possível aplicar protocolos de aprimoramento da atenção, processamento de informação, integração, regulação emocional, calma e habilidades motoras finas. Foram evidentes as melhoras nas funções motoras, como a estimulação de membros paralisados que apresentaram espasmos e mobilidade, a qual não existia. Os resultados superaram as expectativas.

A região frontal também foi alvo do treinamento, sendo que, como resultado, observou-se aumento da motivação, regulação emocional, redução da apatia, dos sintomas depressivos, aumento do entusiasmo e da capacidade de planejamento do futuro.

Além disso, os treinamentos de NFB proporcionaram controle da irritabilidade, desenvoltura na interação social, redução do medo, melhora no processamento lógico, na compreensão da linguagem, na expressão, no entendimento verbal e na construção do sentido, na solução de problemas e na resolução de problemas espaciais, a qual foi uma das áreas que também auxiliaram na melhoria da sua marcha.

Ela adquiriu estabilidade de humor, especialmente na emoção tristeza, ganho de memória, comunicação e redução de ansiedade, o que trouxe melhora na qualidade de vida.

Outra observação de melhora clínica é que a inquietação inicial do tratamento, à qual a paciente não demonstrava nenhum controle inibitório, foi melhorando à medida que o treinamento cerebral foi evoluindo. Após cinquenta sessões de treinos de NFB foi constatado que a paciente adquiriu controle inibitório.

Não foram mais relatadas queixas de cefaleia após o início da neuromodulação.

Segundo Angerhöfer *et al.* (2021), o treinamento de NFB baseado em BCI (as interfaces cérebro-computador) é adequado para promover a recuperação neural e funcional na reabilitação precoce. Notavelmente, a evolução dessa paciente vem se concluindo, ainda que esteja longe de terminar; afinal, a reabilitação de um AVE após oito anos se solidifica com inúmeros desafios, mesmo que, para a neuromodulação, não existam desafios impossíveis. A paciente está mais confiante com os resultados do tratamento e esperançosa para as próximas conquistas.

Como o neurofeedback mudou tudo

Quando conheci a neuromodulação, especialmente o neurofeedback, tive contato com um mundo de diferentes possibilidades, entre essas, uma alternativa de trazer qualidade de vida para os pacientes, principalmente para aqueles que tinham diagnósticos sem prognósticos. O AVE era um desses, e o mais desafiador foi o tempo em que essa lesão tinha ocorrido nessa paciente em específico. Afinal, oito anos é considerado um tempo grande para tentar algum tipo de evolução; nesse tempo, o quadro e as sequelas estão mais estabelecidas.

Porém, impactada pelo método tão benéfico de neuromodulação, me desafiei no tratamento. Algumas dificuldades foram encontradas como a própria mobilidade da paciente até o consultório e a inquietação que apresentava, características que só demonstravam o quanto ela precisava desse cuidado e da possibilidade de melhora dos seus sintomas.

Eu sabia que estava no caminho certo, e perseverando, com muito cuidado; estudando, realizando supervisões, discutindo caso, pude ter a oportunidade de colher frutos e saber que toda dedicação resulta na felicidade e bem-estar da paciente.

Foi por curiosidade, mas uma grata curiosidade! Desde que o neurofeedback entrou na minha vida, pude viver um crescimento pessoal e profissional. E mais do que isso, um método que muda pessoas, transforma famílias e traz esperança em diagnósticos que impossibilitam tanto, como o AVE. Tenho a minha eterna gratidão por viver e ser parte dessa transformação por meio do neurofeedback!

Referências

ANGERHÖFER, C. *et al.* Post-stroke rehabilitation of severe upper limb paresis in Germany–toward long-term treatment with brain-computer interfaces. *Frontiers in Neurology*, v. 12, p. 772199, 2021.

BAI, Z. et al. Immediate and long-term effects of BCI-based rehabilitation of the upper extremity after stroke: a systematic review and meta-analysis. *Journal of neuroengineering and rehabilitation*, v. 17, p. 1-20, 2020.

BANIQUED, P. D. E. et al. Brain–computer interface robotics for hand rehabilitation after stroke: A systematic review. *Journal of neuroengineering and rehabilitation*, v. 18, n. 1, p. 1-25, 2021.

CARVALHO, R.; DIAS, N.; CERQUEIRA, J. J. Brain-machine interface of upper limb recovery in stroke patients rehabilitation: a systematic review. *Physiotherapy Research International*, v. 24, n. 2, p. e1764, 2019.

LE FRANC, S. *et al.* Toward an Adapted Neurofeedback for Post-stroke Motor Rehabilitation: State of the Art and Perspectives. *Frontiers in Human Neuroscience*, v. 16, 2022.

MIHARA, M. *et al.* Effect of neurofeedback facilitation on poststroke gait and balance recovery: A randomized controlled trial. *Neurology*, v. 96, n. 21, p. e2587-e2598, 2021.

RENTON, T.; TIBBLES, Al.; TOPOLOVEC-VRANIC, J. Neurofeedback as a form of cognitive rehabilitation therapy following stroke: A systematic review. *PloS one*, v. 12, n. 5, p. e0177290, 2017.

VILOU, I. *et al.* EEG-Neurofeedback as a Potential Therapeutic Approach for Cognitive Deficits in Patients with Dementia, Multiple Sclerosis, Stroke and Traumatic Brain Injury. *Life*, v. 13, n. 2, p. 365, 2023.

35

ESTIMULAÇÃO COGNITIVA NEUROFEEDBACK/ NEUROMODULAÇÃO NA REABILITAÇÃO NEUROPSICOLÓGICA PÓS-ACIDENTE VASCULAR ENCEFÁLICO (AVE)

O presente capítulo acompanha o caso clínico de reabilitação neuropsicológica de um paciente com AVE (acidente vascular encefálico isquêmico), durante procedimento cirúrgico. Tem como objetivo destacar o avanço da ciência tecnológica na área da saúde, que possibilita a neuropsicologia e áreas afins despertarem um novo olhar sobre o cérebro humano, além de apresentar resultados parciais e com ganhos significativos no decorrer do tratamento.

LUCINEIDE SANTANA

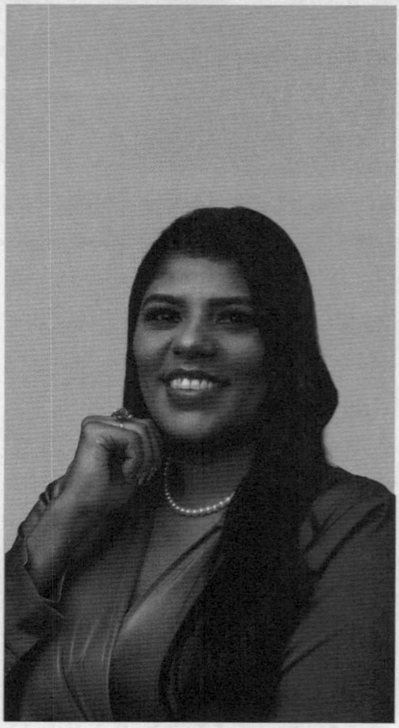

Lucineide Santana

Empresária, escritora, fundadora do Instituto COGNITTIVAMENTE, graduada em psicologia; especialista em: neuropsicologia clínica, análise do comportamento aplicada (ABA), terapia cognitivo-comportamental e psicomotricidade. Experiência como docente universitária e coordenação de pós-graduação do curso de psicologia. Apaixonada pela neurociência, dedica-se a estudar o cérebro e o comportamento humano e a interface cérebro x máquina (neuromodulação). Capacitação em biofeedback/neurofeedback e terapia transcraniana por corrente contínua (tDCS). Coautora do livro: *Um norte para a psicologia: estudos psicossociais na Amazônia Ocidental* e autora de outras duas obras: *Líderes do século XXI* e *Lugar de mulher é onde ela quiser*.

Contatos
santananeidepsi@gmail.com
Instagram: @cognittiva_mente

Estimado leitor, convido-o a conhecer, nas próximas páginas deste capítulo, um caso clínico de AVE (acidente vascular encefálico) e os resultados atingidos com as técnicas de reabilitação neuropsicológica/neuromodulação.

Relato de caso

Aos três dias do mês de março de 2022, fiquei sabendo pelo meu noivo que Martins (nome fictício), um colaborador de sua empresa, havia passado por uma cirurgia e teve complicações. Ao ver seu desespero por não saber como ajudar na situação, me senti tocada e ao mesmo tempo desafiada em ajudá-lo; e assim foi: após sua alta hospitalar (10/03/2022), visitei Martins e confesso que meus olhos brilharam e tive a certeza de que com o meu conhecimento poderia ajudá-lo.

Martins é um homem de 39 anos, residente em uma pequena cidade do interior do Estado de Rondônia, casado, trabalhador, técnico autoelétrico; tem ensino médio completo. Há um tempo vinha sentindo fortes dores de cabeça, o que o levou a fazer alguns exames clínicos, em que foi constatado um aneurisma cerebral no hemisfério direito e esquerdo, de origem hereditária. Após passar por avaliações com especialistas (neurocirurgião), o paciente optou por realizar uma cirurgia, na tentativa de sanar as dores de cabeça e evitar o agravamento futuro de seu quadro clínico.

Em 3 de março de 2022, foi realizado o procedimento cirúrgico para aplicação de *stent*. Foram nove horas de um procedimento que deveria durar apenas duas, de acordo com sua esposa. A esperança de dias melhores tornou-se um "pesadelo" e uma luta diária. Infelizmente houve complicações durante o processo cirúrgico, com a presença de coágulos sanguíneos, dificultando a passagem de sangue para o cérebro, o que levou à falta de oxigenação, ocasionando o acidente vascular encefálico (AVE), com morte de células, causando danos cerebrais e inúmeras sequelas, como déficits motores, déficits na fala e déficits cognitivos.

Após alta hospitalar, foi constatado que Martins apresentava um quadro de afasia de Broca global. A afasia é considerada um "distúrbio de linguagem adquirido após lesão cerebral, que afeta algumas ou todas as modalidades de linguagem: expressão e compreensão da fala, leitura e escrita" (ALTMANN; SILVEIRA; PAGLIARIN, 2019).

Avaliação, tratamento e resultados parciais

Em 12/03/2022, foi o início de tudo. Começamos com atendimento (*home care*), quando foi realizada a observação clínica e uma "simples avaliação" de funções cognitivas (questionários neuropsicológicos com familiar para coleta de informações, além de materiais impressos e objetos, a fim de traçar o perfil neuropsicológico e comportamental do paciente). Nesse momento não foram utilizados testes neuropsicológicos. O objetivo foi analisar funções mentais, tais como memórias, raciocínio, orientação, atenção, linguagem e velocidade de pensamento, para darmos início ao tratamento e planejar sessões futuras.

Demos continuidade com atividades terapêuticas planejadas para a necessidade do paciente, com o uso de exercícios impressos, jogos, atividades de memorização e atenção, dentre outros). O quadro clínico de Martins era considerado grave; houve paralisia dos membros inferiores e superiores (mão direita e pernas, deixando-o em cadeira de rodas), alteração no comportamento (como apatia e desatenção), afasia de Broca (dificuldade para pronunciar as palavras, não pronunciava nenhuma palavra), dificuldade em organizar o espaço, comprometimento cognitivo (atenção, memória, velocidade de processamento e pensamento), perda da capacidade de reconhecer objetos (quando solicitado que pegasse um objeto, como uma chave que estivesse ao lado de outros três itens, o paciente pegava o lápis), não reconhecia números, letras do alfabeto, não se alimentava nem se vestia sozinho. Devido à paralisia e à dificuldade de locomoção, algumas sessões foram realizadas em domicílio, conforme supracitado; no entanto, foi elaborado um plano de tratamento que exigia espaço adequado, então decidimos levá-lo até a clínica COGNITTIVAMENTE, da qual sou proprietária, onde contamos com espaço amplo e equipe multidisciplinar. Deu supercerto; apesar da distância (42 km), Martins se mostrava comprometido com o tratamento e sempre deu o seu melhor, bem como teve auxílio de sua esposa; vou chamá-la de M (exalto suas qualidades e positividade, isso faz toda a diferença no tratamento). M é uma esposa muito dedicada e comprometida, sempre estava presente nas terapias com assiduidade, além de auxiliar com as atividades terapêuticas em casa. É importante destacar que nosso cérebro se desenvolve o tempo todo e não somente em ambiente clínico; nesse sentido, todo e qualquer tratamento tem mais resultados quando trabalhamos em conjunto.

Vinte e oito dias depois da cirurgia (31/03/2022), após observação clínica e análise do quadro clínico, iniciaram-se as terapias com a técnica de neurofeedback, decisão tomada entre terapeuta e familiar, pois acreditamos que o paciente iria se beneficiar com esse tratamento, uma vez que a ciência aponta eficácia e efetividade para diversas disfunções neurológicas. Nesse sentido, iniciou-se o tratamento duas vezes por semana, com duração média de 45 minutos cada sessão.

Primeiramente, foi realizado um mapeamento cerebral (EEG – Eletrobots – amplificador de 4 canais da Neurowork), com o objetivo de apontar padrões de ondas cerebrais e testes neuropsicológicos específicos, a fim de mensurar e descrever o perfil de desempenho cognitivo e possíveis alterações cognitivas, bem como análise futura de prognóstico do paciente. É importante ressaltar que, durante o tratamento com neurofeedback, enquanto o aparelho/sensores está na cabeça do paciente, ele também realiza atividades específicas, definidas pelo terapeuta, como ver vídeos, programas de memória e atenção, leitura, dentre outros. Martins já está em tratamento há 21 meses (teve alguns intervalos, por exemplo, férias e feriados); durante o tratamento, foram aplicados testes neuropsicológicos, conforme supracitado, com o objetivo de avaliar/quantificar a evolução do quadro clínico de Martins. Vejamos, a seguir, alguns testes neuropsicológicos e resultados do paciente.

Teste Figuras Complexas De Rey – Teste de cópia e reprodução de memória de figuras geométricas complexas.

> As Figuras Complexas de Rey objetivam avaliar as funções neuropsicológicas de percepção visual e memória imediata, isto é, em duas fases, de cópia e de reprodução de memória; seu objetivo é verificar o modo como o sujeito apreende os dados perceptivos que lhe são apresentados e o que foi conservado espontaneamente pela memória" (OLIVEIRA; RIGONI, 2010, p. 15).

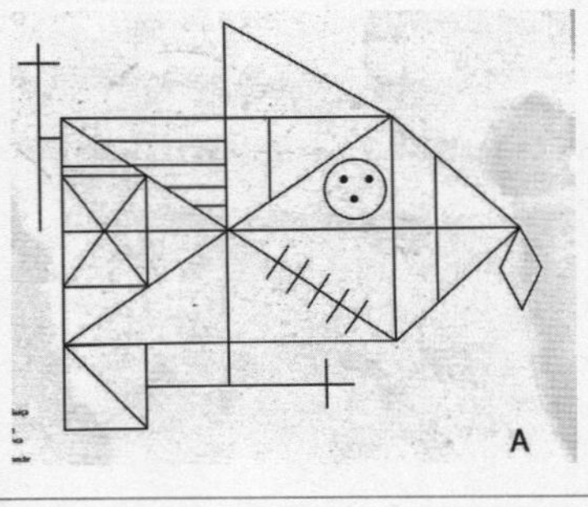

Figura 1 Imagem real – retirada do teste.
Fonte: adaptada de Oliveira e Rigoni (2010).

Avaliação inicial (maio de 2022) – resultado do paciente

O primeiro desenho (primeira etapa) refere-se à cópia do modelo, ou seja, o paciente reproduz o desenho olhando o modelo da página anterior; já no segundo desenho, ele deverá reproduzir de memória a figura copiada (não visualizando o modelo), após pequena pausa de três minutos.

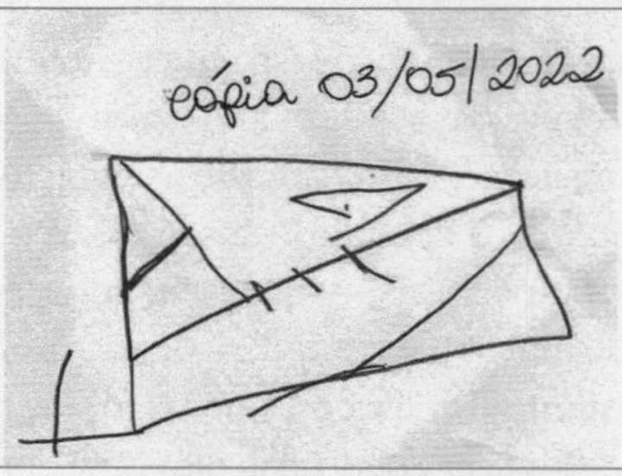

Figura 2 Imagem real feita pelo paciente.

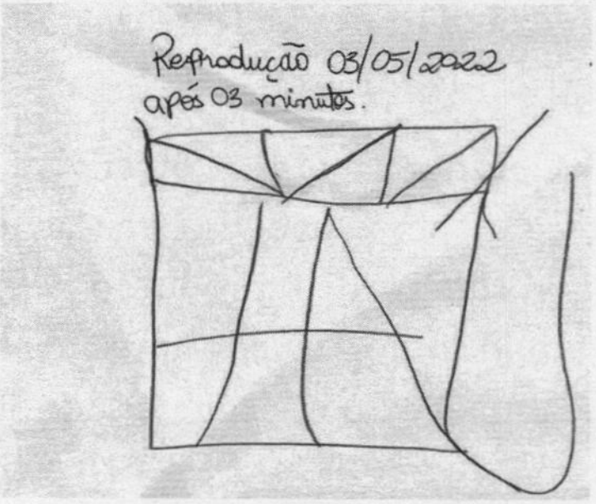

Figura 3 Imagem real feita pelo paciente.

Avaliação (dezembro de 2023) – resultado do paciente

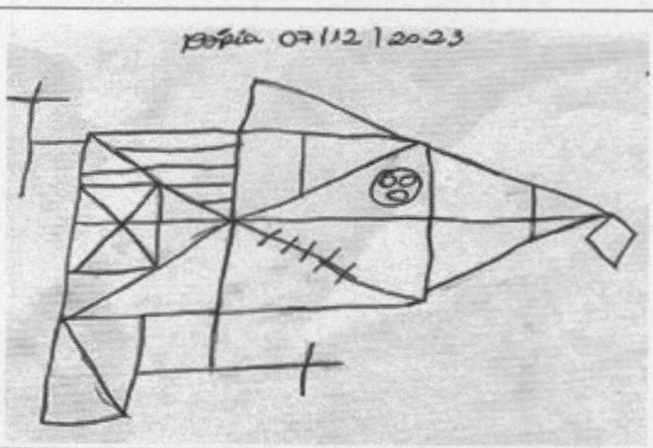

Figura 4 Imagem real feita pelo paciente.

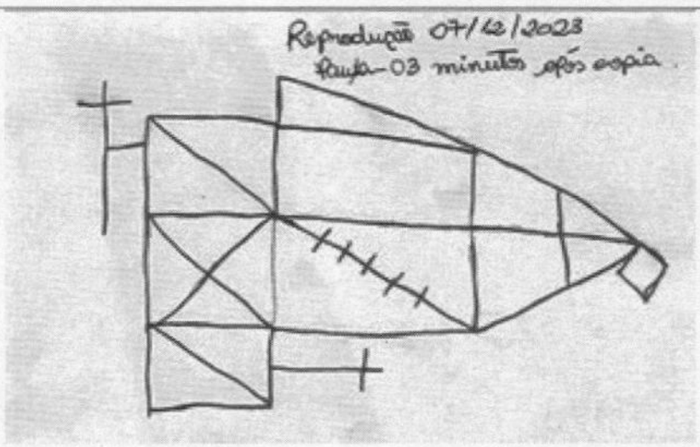

Figura 5 Imagem real feita pelo paciente.

BPA (bateria psicológica para avaliação da atenção) – Tem como objetivo realizar uma avaliação da capacidade geral de atenção, assim como uma avaliação individualizada de tipos de atenção específicos, quais sejam; atenção concentrada (AC), atenção dividida (AD) e atenção alternada (AA).

Avaliação inicial (maio de 2022)

Teste	Pontos brutos	Erros	Omissões	Autocorreções	TOTAL
Atenção concentrada - AC	8	11	14		-17
Atenção dividida - AD	5	9	13		-17
Atenção alterada - AA	4	18	6		-20
Atenção geral	17	38	33	0	-54

Escolaridade							
Manual		Tabela de conversão					
Percentil	Classificação	Média	Desv. Pad.	Z-Score	Ponder	Percentil	*Classificação (Guilmette)
< 1	Inferior	88,51	20,89	-5,051	-5,15	0,00	Deficitário
> 1 E < 10	Inferior	65,96	30,52	-2,718	1,85	0,33	Deficitário
< 1	Inferior	83,63	25,27	-4,101	-2,30	0,00	Deficitário
< 1	Inferior	238,1	62,81	-4,651	-3,95	0,00	Deficitário

Avaliação (dezembro de 2023)

Teste	Pontos brutos	Erros	Omissões	Autocorre-ções	TOTAL
Atenção concentrada - AC	55	0	0		55
Atenção dividida - AD	47	3	1		43
Atenção alterada - AA	60	0	5		45
Atenção geral	152	3	6	0	143

Escolaridade							
Manual		Tabela de conversão					
Percentil	Classificação	Média	Desv. Pad.	Z-Score	Ponder	Percentil	*Classificação (Guilmette)
< 1 e < 10	Inferior	88,51	20,89	-1,604	-5,19	5,43	Limitrofe
> 10 e < 20	Inferior	65,96	30,52	-0,752	7,74	22,59	Média inferior
> 1 e < 10	Inferior	83,63	25,27	-1,529	-5,41	6,32	Limitrofe
> 5 e < 10	Inferior	238,1	62,81	-1,514	-5,46	6,50	Limitrofe

Em ambos os resultados dos testes aplicados, observam-se ganhos significativos em todas as áreas avaliadas, quando comparadas com a avaliação inicial. Atualmente, o paciente consegue entender de fato os comandos quando solicitados e como deve proceder; consegue ter mais foco nas atividades. Observou-se, durante o teste, que o paciente, em alguns momentos, conseguiu perceber quando assinalava o estímulo invertido e o mesmo verbalizava que havia errado, "poxa vida, anotei errado", "não era essa". Martins verbaliza algumas frases, já come e se veste sozinho; e com menos de três meses voltou a andar (com dificuldade); também realiza algumas atividades domésticas, profissionais, e dirige seu automóvel. Ele teve ganhos expressivos em atenção, memorização, equilíbrio e força, velocidade de processamento de uma informação e velocidade de pensamento, controle inibitório, dentre outras habilidades avaliadas. Vale ressaltar que, devido a sequelas pós-AVE, o paciente perdeu o movimento da mão direita e ainda não o recuperou totalmente; no entanto, realizou todos os testes com a mão esquerda; então, podemos inferir que, se estivesse usando a mão de domínio, poderia ter tido resultados ainda melhores, uma vez que foi observado que teve dificuldade de assinalar e necessidade de apoiar o outro braço (pouco movimento) sobre a prancheta para ter mais firmeza. Diante do exposto e dos achados clínicos, podemos concluir que a neuromodulação é um tratamento eficaz e que pode auxiliar pacientes de diversas patologias, dentre elas, os casos de AVE, uma vez que os comprometimentos/sequelas afetam a capacidade cognitiva e as funções executivas de ordem superior, como a memória de trabalho, flexibilidade cognitiva, atenção, controle inibitório, planejamento, resolução de problemas e raciocínio. Nesse caso clínico relatado, o paciente teve morte de neurônios e, de acordo com estudos dos autores de Muratori e Muratori (2012), o neurofeedback é uma técnica que proporciona ao paciente resultados positivos por atuar diretamente sobre a "atividade elétrica neural e, assim, sobre o metabolismo cortical e, consequentemente, sobre a neuroplasticidade". Vejamos:

> Neurofeedback na Reabilitação Pós-AVC. Alguns estudos demonstram a eficácia da técnica do neurofeedback, sua potencial capacidade de atuar sobre o cérebro e trazer benefícios em casos de lesões cerebrais. Quando há uma lesão cerebral, uma das alterações percebidas no EEGQ é um aumento da amplitude das frequências mais baixas, o cérebro fica mais lento. O treinamento consiste em reduzir a amplitude das ondas lentas, o que resulta em um aumento em funcionalidade. Foi investigado o uso do neurofeedback com a finalidade de aumentar a atividade das ondas alfa para melhorar o desempenho cognitivo, baseando-se na existente relação entre a amplitude das ondas alfa e das ondas teta com a funcionalidade cognitiva. Faixas mais baixas de alfa têm sido associadas a distúrbios de atenção e grande amplitude na faixa teta tem sido associada com disfunção na memória de trabalho. Os resultados mostraram melhor desempenho em uma tarefa mental se o indivíduo fosse capaz de aumentar a potência em alfa por meio de neurofeedback. (MURATORI; MURATORI, 2012, p. 6-7).

Os resultados percebidos no decorrer do tratamento com Martins são positivos, assim como demostram os achados na literatura; é nítida sua evolução, tanto na fluência verbal quanto na memória de trabalho, psicomotora, atenção, dentre outras habilidades. O EEG biofeedback ou neurofeedback pode trazer mais qualidade de vida aos pacientes e, desde que foi introduzida essa técnica em meus atendimentos psicológicos/neuropsicológicos, observam-se ganhos acima da média. Em alguns casos, por exemplo, de depressão, ansiedade, insônia, associado a psicoterapia, notam-se melhoras já nas primeiras sessões, além de resultados duradouros. A técnica de neurofeedback "está se configurando como uma grande promessa para a reabilitação da atenção, processamento da linguagem e memória de trabalho" (MURATORI; MURATORI, 2012). Assim, embora tenhamos estudos com comprovação científica sobre os benefícios do neurofeedback/neuromodulação, concluo com um singelo pedido de que novos psicólogos ou profissionais da saúde possam se dedicar a estudar e fazer pesquisas para que essa ciência se propague ainda mais e que, futuramente, consigamos auxiliar tantas outras vidas que necessitam de nosso olhar e trabalho.

Referências

ALTMANN, R. F.; SILVEIRA, A. B. da; PAGLIARIN, K. C. Intervenção fonoaudiológica na afasia expressiva: revisão integrativa. *Audiology-Communication Research*, v. 24, 2019.

MURATORI, M. F. P.; MURATORI, T. M. P. Neurofeedback na reabilitação neuropsicológica pós-acidente vascular cerebral. *Revista Neurociências*, v. 20, n. 3, p. 427-436, 2012.

OLIVEIRA, M. da S.; RIGONI, M. dos S. *Figuras Complexas de Rey: teste de cópia e de reprodução de memória de figuras geométricas complexas*. São Paulo: Casa do Psicólogo, 2010.

REY, A. *Figuras complexas de Rey: teste de cópia e de reprodução de memória de figuras geométricas complexas*. São Paulo: Casa do Psicólogo, 1999.

VELLINHO, H . *Teste Bateria Psicológica de Avaliação da Atenção* (BPA), v. 2, 2017.

36

PSICOTERAPIA PÓS-PANDEMIA

O QUE FOI PRECISO MUDAR NA CLÍNICA, EXPANDINDO CONHECIMENTO PARA UM ATENDIMENTO MAIS COMPLETO NO *SETTING* TERAPÊUTICO

Neste capítulo, você encontrará evidências do resultado do processo de psicoterapia no tratamento de *burnout* e entenderá como a base da neuromodulação com neurofeedback transformou minha prática clínica pós-pandemia.

MÔNICA CIRINO

Mônica Cirino

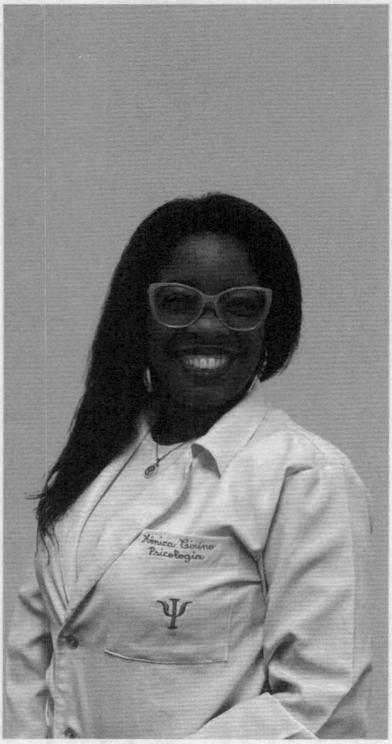

Psicóloga graduada pelo Centro Universitário Celso Lisboa (2014), com pós-graduação em TCC (terapia cognitivo-comportamental), também pelo Centro Universitário Celso Lisboa, entre outros. Terapeuta em EMDR pelo EMDR Institute, AIBAPT e EMDR Treinamento & Consultoria; hipnoterapeuta pelo Instituto IBND; pós-graduanda em Neuropsicologia e Reabilitação pelo Centro Universitário Celso Lisboa. Neuroterapeuta em Neurofeedback e tDCS.

Contatos
monica.cirino.psi@gmail.com
Instagram: monica_psi
LinkedIn: Mônica Lourenço Cirino
21 99204 0150

Desde os meus nove anos eu já sabia qual seria a minha profissão. Eu ainda não sabia o nome dela, mas tinha certeza de que queria entender o que significava "pensamentos", algo que as pessoas tanto falavam (e eu fazia isso pensando...). Não compreendia a explicação que alguns familiares me davam quando eu perguntava. Mesmo usando vocabulários simples, na tentativa de me explicar, eu não entendia.

A minha curiosidade era saber de onde vinham e como os pensamentos formavam-se dentro de nossas cabeças. Esses questionamentos infantis me acompanharam durante os anos seguintes, e foram o motivo para que me tornasse psicóloga.

Após anos de atuação, e os desafios impostos pela pandemia, minha prática clínica vivenciou um marco, iniciando uma nova maneira de atuar.

Minha mãe (*in memoriam*) sempre me dizia: "Minha filha, se você acredita que existe algo mais, vá até o fim. Estude. Estudar não ocupa espaço na mente; pelo contrário, expande. Estudar abre portas!". E eu acreditei nisso.

A pandemia de covid-19 nos trouxe diversas anormalidades cognitivas

Nunca, e sob nenhuma hipótese, poderíamos imaginar que o mundo se transformaria.

11 de março de 2020, quando a Organização Mundial da Saúde (OMS) anunciaria o que mundo temia: estávamos diante de uma pandemia.

Mesmo após o anúncio de *lockdown*, não deixei de atender presencialmente no consultório, deparando-me com uma triste realidade: as queixas já não eram mais as mesmas. Novos padrões de pensamento e comportamentos apareciam diante de mim, iniciando-se também o adoecimento coletivo com o excesso de informações e desinformações que chegavam pelos diversos meios de comunicação.

Presenciei de perto o conceito do *inconsciente coletivo* trazido por Carl Jung (1875-1961), que explica o fenômeno que faz parte de nossa mente se comunicar, ressonar, absorver conteúdo do grande coletivo, possibilitando adoecimento psíquico (JUNG, 2013).

Diante dessa realidade, percebi que o cérebro que se apresentava me pedia mais dedicação e estudo; à medida que a tensão se espalhava pelo mundo, crenças e paradigmas eram cada vez maiores do que as queixas que já estavam em curso antes da pandemia. A preocupação com a perda de emprego, moradia, saúde e baixa renda era o que mais aparecia.

Acompanhei a transição dos comportamentos e padrões cerebrais, indivíduos com aceleração ou lentificação de pensamentos; e tais comportamentos já não correspondiam tão bem às ferramentas de que eu fazia uso. O manejo precisava mudar.

Se não fosse a pandemia e seus desafios, certamente eu levaria mais tempo para buscar ferramentas que me ajudassem a conhecer o funcionamento do cérebro dos "novos humanos", surgindo assim a neuromodulação com o neurofeedback em minha prática clínica.

A primeira coisa que aprendi com o início dos estudos e análise do mapeamento com neurofeedback foi escutar os relatos dos pacientes com "outros ouvidos".

Passei a levantar mais hipóteses, a preparar mais os pacientes, no sentido de entender a importância da regularização do sono, dieta e atividade física, mudanças de hábitos importantíssimas para o bom desenvolvimento do tratamento.

Me empenhei em preparar mais protocolos personalizados para trabalhar com base em uma completa anamnese.

Desenvolvendo o olhar clínico com dados da neuromodulação não invasiva

Quando relacionamos a demanda do cliente com determinadas áreas do cérebro, ganhamos um norteador e algumas hipóteses já podem ser criadas, correlacionando queixas a determinadas regiões cerebrais, podendo estar muito ou pouco ativadas.

Por exemplo: em casos de insônia ou dificuldades no sono, podemos deduzir uma possível alteração na região posterior do cérebro, ou seja, região occipital, área de integração.

Usando como base e investigação de excessos e faltas de ondas cerebrais, temos como referência as seguintes velocidades: delta (2-4Hz), teta (4-8 Hz), alfa (8-12 Hz), beta lenta (13-18 Hz), beta rápida (19-38 Hz) e gama (38-42 Hz).

Com os estudos em neuromodulação e a fala do cliente, ficou possível entender melhor algumas demandas como depressão, TAG (transtorno de ansiedade generalizada), síndrome do pensamento acelerado, queixa de hipervigilância, em que, possivelmente, encontraríamos uma alteração contendo excesso de ondas beta rápida nas regiões da parte de trás do cérebro, conhecidas como O1, OZ e O2 (Occipital).

O marco do meu crescimento pessoal e profissional: conhecer as áreas do cérebro e relacioná-las ao comportamento

Inicia-se a mudança na direção de análise da queixa do cliente, com os novos conhecimentos de neuromodulação, fazendo a integração do uso do protocolo outro da terapia cognitivo-comportamental (TCC), meditação, protocolo de terapia EMDR, ressignificação de crenças, estilos de apego seguro e inseguro, o que eu tinha a oferecer era muito maior do que eu havia prospectado.

Nessa altura, dados da história de vida dos pais do cliente, estrutura familiar, desenvolvimento da gestação, planejamento, presença de seus progenitores do nascimento ao crescimento, histórico de traumas e doenças psiquiátricas familiares, dificuldades na hora do parto, passaram a ser dados importantíssimos na montagem do protocolo.

Informações iniciais nos ajudam a compreender melhor todas as partes do indivíduo e sob quais influências as regiões do cérebro dele se desenvolveu, em especial a região posterior, pois, mesmo depois do nascimento, essa região continua em desenvolvimento.

Conhecendo as áreas cerebrais sem a realização de mapeamento

Alguns pacientes potenciais para o tratamento com neurofeedback já estavam sendo atendidos pela TCC; sendo assim, a maneira que pude integrar essa ferramenta como potencializador da minha prática clínica foi aguardando a finalização do processo psicoterapêutico, a fim de comprovarmos a eficácia do trabalho realizado por meio do mapeamento, que nos nortearia sobre ainda haver conteúdos a serem trabalhados e/ou potencializados com a técnica.

A eficácia do trabalho do tratamento, tanto da psicoterapia clínica quanto do neurofeedback, está baseada no relato da remissão dos sintomas observados pelo cliente, e o objetivo nunca será obter uma prova física diante de quaisquer ferramentas utilizadas. Somos seres subjetivos.

Seguem as áreas em análise:

- Região P3, PZ, P4, (parietal).
- Responsável pela parte sensorial. Na coleta de dados iniciais junto com o paciente, traçamos um plano de tratamento.
- Regiões T6 e P4 (temporal e parietal)

Áreas temporais são responsáveis pela linguagem e a central e percepção somatossensorial; sendo assim, alguns pacientes após internação por covid-19 apresentavam dificuldades na fala e na pronúncia de algumas palavras. Audição alterada também foi algo perceptível.

É a área do medo, pode ser um indicador de ansiedade por ser uma área responsável por reconhecer padrões agradáveis em que busca se sentir tranquila e em paz.

Região: FP1, F7, F3 (frontal)

Paciente com depressão geralmente não se sente com disposição para buscar tratamento. O desafio muitas vezes é trazer o paciente para a proposta terapêutica, pois o que falta é energia. Para trabalhar com pacientes depressivos, a necessidade de ir com calma é ainda maior devido à quantidade de ondas lentas nessa região.

- Região Frontal F3, F4, F7, F8

Área responsável pelas funções executivas, processamento lógico, inflexibilidade e rigidez, área de vigilância e dificuldades motoras finas e grossas.

Essas áreas descritas são regiões que encontraremos no exemplo de atendimento realizado em um período de dois anos de psicoterapia.

A importância do que é apresentado na coleta dos dados serve também para comprovar a eficácia da psicoterapia na vida do indivíduo, não somente na fala, mas na estrutura física.

O mapeamento gera um documento feito pelo equipamento de EEG (eletroencefalograma), tendo como prova alterações reais na estrutura do cérebro após o processo psicoterapêutico, saindo da subjetividade da psicologia para algo real e possível de ser visualizado em um relatório.

Para ilustrar, vou apresentar um caso recebido em 2020:

Paciente do sexo masculino, 40 anos, engenheiro, casado, pai de um filho de três meses. Perdeu o pai por causa de covid-19, trabalhando em *home office*, sem horário para iniciar e finalizar o trabalho.

Motivo da busca pela psicoterapia: *burnout*.

Não dormia, pouca conexão com a família, irritabilidade e frustação, desenvolvimento de TAG, medo de infartar devido à taquicardia, medo de morrer pelo vírus.

Foram dois anos de tratamento e a proposta do mapeamento veio com a finalização do processo psicoterapêutico; assim, juntos, poderíamos comprovar a eficácia de tudo o que trabalhamos em sessões e também se haveria necessidade de treinamento com neurofeedback.

Expliquei a ele que, se desejasse treinar e potencializar esse cérebro, também poderíamos.

Esse mapeamento foi feito com o propósito de me nortear ao que foi trabalhado correlacionando com a fala do cliente, que relatava estar sem sintomas de TAG, um homem mais conectado com a família e um engenheiro com limites.

Acesse o QR code abaixo para visualizar o mapeamento dele ao final de dois anos de psicoterapia:

Explicando cada imagem representada nas três cabeças (acessar QR code):

A primeira cabeça representa a quantidade esperada de frequências baixas (delta e teta), na segunda, quantidade de frequências médias (alfa e beta lenta) e na terceira, frequências altas (beta rápido e gama); e as áreas em cinza são o que esperamos encontrar.

O objetivo de os pontos estarem com coloração vermelho-escuro no occipital desse paciente, na primeira e segunda cabeça do gráfico representado, não significa uma desordem.

No P4 observamos vermelho-claro, mas esse paciente apresentou muitos problemas no ouvido quando criança.

O que precisamos levar em conta não é a cor e sim o relato do paciente e, de acordo com ele, o sono estava altamente regulado, não fazia mais uso de medicamentos e nenhum outro sintoma do que foi relatado no início existia ainda. Ou seja, essa é a maneira como o cérebro dele funciona!

Nesse mapa, o quadrado que apresenta vermelho-escuro representa que a área está em excesso de atividade, o vermelho-escuro aponta uma boa quantidade naquela região. Já o azul-escuro representa muito abaixo do esperado ou nenhuma atividade, e azul-claro, abaixo do esperado.

Essa tecnologia pode nos mostrar com gráficos e pontos específicos no mapeamento o que a subjetividade da psicoterapia é capaz de fazer; e ainda vou além, para aqueles que não acreditam que a psicoterapia pode alterar regiões no cérebro, quando trabalhamos históricos de traumas com a terapia EMDR, ressignificação de crenças limitantes e tipos de apegos seguros e inseguros, por exemplo, com a coleta dos dados do equipamento de EEG, conseguimos, em alguns casos, acompanhar o antes e depois da evolução do tratamento. Mesmo que o objetivo não seja oferecer um diagnóstico, o mapeamento visa ser um norteador para o terapeuta trabalhar.

Com a explicação do que trabalhamos em consultório e junto com o mapeamento, o paciente, que não acreditava nem aceitava psicoterapia, agradeceu a oportunidade de participar dessa experiência.

Ainda percebo uma grande diferença entre a clínica antes e depois da pandemia. Hoje, percebo uma grande pressa do cliente em obter resultados rápidos, muitos com discursos que aprenderam nas redes sociais. A população está cada dia com mais pressa, em uma corrida contra o tempo em obter resultados. Baixa resistência em lidar com a frustração, tudo para não sentir "dor".

É como se tivéssemos nos transformado em "novos humanos", cada vez mais sensíveis e incapazes de enfrentarmos o ócio e as dores emocionais. Tudo dói.

Dói ter que esperar a comida ficar pronta ou preparar o próprio alimento, recorrendo aos *fast-food*; dói assistira a um episódio de série por vez, tendo a necessidade de maratonar todos os capítulos em uma única noite; dói não respeitar o processo de emagrecimento, recorrendo às pílulas mágicas e cirurgias plásticas; dói postar uma foto nas redes sociais e não receber a recompensa dos chamados *likes*, conforme o esperado...

Estamos sempre sob pressão, correndo tanto para chegar aonde?

Enquanto isso, as estruturas do cérebro estão se transformando, aprendendo que o normal não é estar aqui. O "normal" é estar sempre lá.

Enquanto isso, novas tecnologias estão sendo desenvolvidas a fim de ajudar a compreender e tratar essa estrutura tão incrível que é o cérebro humano. Nosso cérebro tem capacidades ainda não descobertas e, enquanto isso, seguirei sempre atenta ao que se refere ao entendimento do funcionamento cerebral.

Em suma, minha missão segue sendo continuar acompanhando a evolução da psicologia clínica, crendo que o diagnóstico não é sentença e nem tudo é medicalização. Se temos uma ferramenta não invasiva capaz de potencializar tratamentos das mais diversas patologias, colocando em ordem o funcionamento das ondas cerebrais, estejam certos de que estarei sempre atenta ao trazer o que há de melhor para quem a mim confia suas vidas. E isso é o que vim fazer aqui.

Referências

BOWLBY, J. *Apego: a natureza do vínculo*. São Paulo: Martins Fontes, 2002.

JUNG, C. *Arquétipos e o inconsciente coletivo.* Petrópolis: Editora Vozes, 2013.

SHAPIRO, F. *Terapia de dessensibilização e reprocessamento por meio dos movimentos oculares: princípios básicos protocolos e procedimentos*. São Paulo: Amanauense, 2020.